# Pharmacovigilance
## Critique and Ways Forward

I. Ralph Edwards
Marie Lindquist 編

# ファーマコビジランス
## 論評、そして進展

監訳　野村 香織
編集　ファーマコビジランス＆リスクマネジメント研究会

じほう

## ファーマコビジランス&リスクマネジメント研究会（50音順）

| | |
|---|---|
| 小原　拓 | 東北大学病院薬剤部／東北大学東北メディカル・メガバンク機構 予防医学・疫学部門 |
| 木村直子 | アステラス製薬株式会社 ファーマコヴィジランス部 |
| 小林誠司 | アステラス製薬株式会社 ファーマコヴィジランス部 |
| 滝口瑛子 | アステラス製薬株式会社 ファーマコヴィジランス部 |
| 田村典朗 | 塩野義製薬株式会社 医薬開発本部 薬事部 |
| 野村香織 | 東京慈恵会医科大学疫学研究部 |
| 細沼　睦 | 武田薬品工業株式会社 ファーマコビジランス部 |
| 政田さやか | 国立医薬品食品衛生研究所 生薬部第二室 |
| 松田真一 | 中外製薬株式会社 安全性リアルワールドデータサイエンス部 疫学グループ |
| 宮崎　真 | MSD株式会社 グローバル研究開発本部 ファーマコビジランス安全対策部 薬剤疫学課 |
| 目澤秀俊 | 国立成育医療研究センター 研究所 エコチル調査メディカルサポートセンター |

（他，計19名）

---

Translation from the English language edition:

*PHARMACOVIGILANCE*
*CRITIQUE AND WAYS FORWARD*

edited by **I. Ralph Edwards and Marie Lindquist**

**Copyright © Springer International Publishing Switzerland 2017**
**This Springer imprint is published by Springer Nature**
**The registered company is Springer International Publishing AG**
**All Rights Reserved**

Japanese Copyright © 2018 by Jiho, Inc.
Japanese translation is arranged with Springer International Publishing AG.

# はじめに

　1960年代初めのサリドマイドによる悲劇が抱える課題に対する解決策として，世界保健機関（WHO）は医薬品関連の問題の早期発見を目的とした国際共同プロジェクトという概念を承認した。これは影響力の大きい瞬間だった。各国は，共に参加し，安全性の問題を開かれた協調的な方法で議論し，医薬品による被害疑いについて収集された報告の世界的情報集積を構築できると気づいた。

　1968年からは10カ国が積極的に開発に携わり，Jan Venulet教授の指導の下，後に1970年にWHOの国際医薬品モニタリングプログラム（PIDM）になった。このような中，「ファーマコビジランス」として数年後に看板をつけ替えた医薬品安全性に関する初期の開拓者は，WHO本部のHasns Halbach博士とBruce Royall博士であり，国際的症例報告書を照合整理するという基本的な考えを初めに持っていたDavid Finney教授であり，Ed Napke博士の「ピジョン・ホール・システム」は蓄積された医療経験に基づく兆候（シグナル）を見つけるために今日使用されている不均衡性の

---

WHO Programme for International Drug Monitoring
Founding members：

*Australia*（headed by Dr. Anette Welshe）
*Canada*（Dr. Ed Nakpke）
*Czechoslovakia*（Prof. O. Smahel）
*Germany*（Dr. G. Homann）
*Netherland*（Dr. Leo Cauta）
*Ireland*（Dr. A. Scott）
*New Zealand*（Dr. G. McQueen）
*Sweden*（Dr. B. Westerholm）
*UK*（Dr. W. Inman）
*USA*（Dr. A. Ruskin）

## はじめに

手法の先駆けであった。

1978年までに，この事業活動はジュネーブ（WHO本部）から，スウェーデンのウプサラに設立された国際医薬品モニタリングWHO協力センターに移管された。この設立がウプサラ・モニタリング・センター（UMC）になり，以降，データベースの保守とファーマコビジランスに関する科学技術の確立を担ってきた。

1985年あるいは1990年に至るまでの初期の年々は，世界の医薬品安全関連の問題を議論するとともに，手段／道具と業務を調和させ標準化する最善の方法を常に検討しつつ，科学的かつ実践的な発展に大きく関わっていた。国の代表者は，WHOが主催する年次総会で会合を開き，協力センター基金の業務を議論し合意した。どの国も，資質の基本的基準を満たすことで，国際医薬品モニタリングプログラムの参加一員となるべき国のファーマコビジランスセンターを指定できた。

製薬業界がグローバルな視点でファーマコビジランスに積極的に関わったのは1980年代半ばだった。2つの難しいファーマコビジランスの課題，プラクトロールと乾性結膜炎・硬化性腹膜炎，ベノキサプロフェンと腎／肝不全による持続的な皮膚光過敏症，に部分的に責任を負っていた。製薬業界および規制当局の国際的関与は不可欠であり，ファーマコビジランスはいくつかの相補的な時に異議を唱える団体で取り上げられた。国際医科学団体協議会（CIOMS）と業界が支援した規制調和国際会議（ICH）の両方ともが，業界と規制当局が意見とアイデアを共有するための舞台として機能した。当初両者（業界および規制当局）はお互いに疑念をもっていたが，効率的で費用対効果に見合った手順を実現するためには，標準の策定と遵守すべき取り決めが必要であることに合意した。

国の大規模データベースのいくつかが拡大し，報告の（データベースへの）入力が増えたため，各報告の最初の慎重な臨床的評価はあたかも遠隔で鑑別診断を行うかのようで，過度な負担となった。実のところ，このことが，米国において医薬品安全に対する公衆衛生的疫学的アプローチがますます増える方向へ導き，個々の症例報告の詳細評価に臨床の人材をあてるのではなく，照合されたデータに対する観察研究を行うための薬剤疫学を要求することにつながった。そして科学的専門知識を結集するために，国際薬剤疫学会（ISPE）が設立され，初年度はほとんどすべて米国の参加者だった。

ヨーロッパでは，同じ課題に取り組むために，作業負荷を分散させるために各国内に地域センターを設立した。この地域の臨床の発展はフランスで最も進歩したものであった。科学的な会合，特に臨床と薬理学の合同会合への自然な欲求によって，1984年のフランスで開催された年次総会から欧州ファーマコビジランス学会に発展し，

2000年にはついに国際ファーマコビジランス学会（ISoP）になった。

　このことから，どのようにして2つの主要なグループがファーマコビジランス分野において形成されたのかを知ることが容易になる。公衆衛生・疫学の視点をもつ人々と臨床分析により関心のある人々，前者は，ファーマコビジランスが観察研究と公衆衛生の観点に基づいて真実の最善の近似を提供してくれると頼りにする。後者は，臨床事例の収集を検討し，個々の症例診断を行い，安全性の問題に関するデータの臨床評価を行う。

　論理と経験から，どちらのアプローチもそれぞれの立場に立っていることがわかる。これまで知られていなかった医薬品関連の安全性の問題の早期の徴候が迅速に特定されるという先駆者たちが描く理想像は，仮説を設定し評価するためのさまざまな手法を活用することによってのみ実現できる。

　薬剤疫学的手法の利用は，見かけ上の頑健さのために規制当局および製薬業界双方に普及してきた。薬剤疫学は，明確で正確な数値的相対的確率を与え，その確率とは事象の発生は偶然によるものではなく，医薬品への曝露群と非曝露群の間で異なり，実際の差の蓋然性は一般に0.05または0.01以下で許容される。こうした慣例は小さな効果量（effect size）では解釈が難しく，誤差／過誤の可能性があるため稀な（統計学上の）効果を除外することは不可能である。重要な疑問は，「容認できるリスクのレベルとは何か，また，医薬品の有害性によるリスクの蓋然性を確認するためのリソースの投入をいつ止めるべきか」である。

　あまりにも長い間，事例報告は「最低の証拠レベル」または「ただの逸話」であるという考え方が支配的だった，大部分の仮説や規制措置の決定がそのような証拠に基づいており，また，副作用の疑いの95％が報告されていないにもかかわらず，だ。

　専門家グループが，医薬品による1つまたは複数の副作用の有害性が有用性よりも大きいとみなす場合，その医薬品は公共的な利用または公的資金提供の仕組みから排除される可能性が高い。そのような行為は時に有益であることは明白であるものの，どのくらい頻繁に，また，どの程度で有益であるかはほとんどわかっていない。

　とりわけ，ISoPは，はるかに異種混合な集団における非常に異種混合な患者群に対する医薬品の利用可能性についてトップダウンで意思決定を行う仕組みに重大な限界がある可能性が高いとの見解を示している。公衆衛生の知見に焦点を当てた医療従事者や患者に対する規範的な情報は，教育的価値が限られていることもまた十分に立証されている。

## はじめに

　ISoP会員は，治療に対する患者と医療専門家との間の相互交流を最適化することによってファーマコビジランスにおける公衆衛生の最善の結果を達成することができて，その達成のために，信頼性・患者に力を与えること（empowerment）・良好なコミュニケーションの実践だけでなく治療のあらゆる側面を考慮することが必要である，という見方である。

　したがって，科学的評価とリスク評価の結果を，医療専門家と患者の意思決定に本当に役立つ実践的な情報や知識に変換（翻訳）することにはるかに多くの労力をかける必要がある場合，方法論に重点を置きすぎることはかえって非生産的である。

　ファーマコビジランスは初期の頃以来，最初の焦点であった新たな好ましくない反応（adverse reaction）の兆候の検出から，世界中の合理的な治療実施の改善という方向に進化してきた。全般的な公衆衛生を改善するためには，改善された臨床的な患者の安全性が主要な基本方針となるべきである。この最終的な目的を達成するためには，科学としてのファーマコビジランスのさらなる発展だけでなく，コミュニケーションと教育の分野でも努力が必要である。

Uppsala, Sweden

I. Ralph Edwards<br>
Marie Lindquist<br>
Hervé Le Louet

# 緒言

　この本は，国際ファーマコビジランス学会（ISoP）の理事メンバーと歴代会長とがISoPの将来を語るために2012年にベルリンで開催された戦略的計画会議における一連の議論から派生したものである。

　ベルリンの会議では，一般社会および特に製薬業において，ファーマコビジランスの実践に影響を与える動きがあるという共通の見解があった。症例報告の補完として，より豊かなデータソースの利用から，偽造防止対策への対応，評価と意思決定の両方の透明性の必要性など，今後の課題とすべき長いリストが確認された。

　特に過去10年間で，医薬品の安全性の問題に対するメディアの注目が大幅に増加してきた。また，安全性の幅広い側面に積極的に関心を持つ利害関係者が増えており，誰もが，現行の制度は臨床現場での治療法の改善を適切に行えていない，という見解を示している。

　医薬品の本質的な問題に集中することは，医薬品使用におけるリスクとベネフィットのより全体的な見方を必要とする患者ケアを改善することに十分な意識と活動が注がれていないことを意味し，それは恐らく重大な懸念である。

　将来のより良いファーマコビジランスの実践を履行するために必要な作業や変化が大規模であることについては，疑いの余地がない。他方では，全体として高水準にある医原病に対処しなければならないことは間違いなく，また，薬剤の問題に一部起因する医療費の増加に満足している人もいない。

　公衆衛生のやり方の大部分をファーマコビジランスに当てはめることに対しては，何人かのISoPメンバーが批判してきた。それは患者のニーズと願いを尊重しない，個々の患者に最善の治療を施そうとして多くの苦労や責任を取っている高度に訓練され過度に熟練された専門家も尊重しない，上意下達の方法である。

　そこで，この本のアイデアが生まれた。ファーマコビジランスがどこに向かわなければならないのか，そして何を（少なくとも部分的に）置き去りにせざるをえないの

かについて，ISoPメンバーに見解を聞いてみようではないか，ということである。

われわれと話をしてアイデアやサポートを提供してくれたすべてのISoPメンバーに感謝している。特にわれわれと意見を共有してくれたISoPの前会長および理事メンバーに感謝している。何よりも，筆者らは，将来どうしたらファーマコビジランスがより良くなるかついての彼らの考えを表現する勇気と想像力を持ち，そしてすべてを執筆して（多かれ少なかれ）期限を守ってくれた各章の著者に感謝している。

ISoP運営の中心人物であるSophie Spence氏に特別な感謝の意を表する。われわれ全員を喜んでベルリンに招集し，すべてのやりとり，いくつかの催促（！），全体的な組織化など，われわれを根気強く支援してくれた彼女の努力がなければ，すべてが混乱と無駄になっただろう（少なくとも筆者らにとっては。IRE）。

著者らの提供した章はその長さと文体が異なることに気づくだろうが，それは意図したものである。筆者らは制限的であることを決して望んでおらず，この本が進歩への貢献を与えるより多くの個人や団体を呼び込むような対話の始まりに過ぎないことを願っている。本書のWeb版を通じて，臨床上の利益の向上と害の回避のために，本書が今後も生き続けることを期待する。

最後に，われわれに本書を頑張るよう励ましてくれた明るくて外交的で強力な協力者に，もちろんNitin Joshi氏のことだが，感謝の意を表する。Nitin氏は，Springer社の優れた出版チームと共に活動するようわれわれに提案した後でさえ，外野にて本書に強い情熱をもっていてくれた。われわれはまたチームのPrasad Gurunadham氏，Ellen Blasig氏，Cameron Wright氏に心から感謝する。彼らはわれわれを製本に向けた真っ直ぐな狭い道に留めて，また，われわれの作業を苦痛のないものにしてくれた。Springer社のDavid Elek氏も陰で支えてくれており，筆者らはこのプロジェクトに対する彼の全般的な支援に感謝する。

Uppsala, Sweden

Marie Lindquist
I. Ralph Edwards

# 訳者を代表して

　ファーマコビジランスとは，ファーマコ（薬）＋ビジランス（警戒・注意を払う）という語源が示すように，医薬品の使用が与えるさまざまな影響について注意し対策を立てることも含みますが，それらの活動は患者を守るという視点から出発したものです。日本では「医薬品安全性監視」と呼ばれ，国際合意に基づきさまざまな対応が規制当局から企業に対して求められています。その基本的な業務として，副作用の恐れのある事象の情報収集や，最近ではソーシャルメディアから得られる情報，介入あるいは観察臨床研究等の学術情報を収集することがあります。収集された膨大な逸話やデータの中から，さらに検討が必要なことを見つけ出し，検討し必要に応じて安全対策を講じます。

　本書はInternational Society of Pharmacovigilanceの中心的メンバーたちが執筆し，2017年に出版されました。特徴として，ファーマコビジランスについて特に膨大なガイドラインを示している欧州に対する，やや皮肉的な視点を含んでいる点があります。また，本書は，規制の具体的業務を解説しているものではなく，むしろ規制のためのファーマコビジランスから真に患者・医療のためのファーマコビジランスとするためにどのような課題があり，どのような方向に進むべきかを，各章の著者の独自の考えとして語っています。編者のDr.EdwardsとDr.Lindquistが緒言で述べているように，教科書的ではない読み物だといえます。したがって，単に安全性業務の担当者がファーマコビジランスをより深く考えるための本にとどまらず，今後の人材育成や企業方針を検討する際の一つのアイデア集として読むことができます。その内容は，既存の副作用報告の情報収集や評価から，ecopharmacovigilanceという日本ではまだ馴染みの薄い話題も含まれます。

　なお，私たちも精一杯翻訳に取り組みましたが，各著者の独自の語り口（英語表現）のために，訳がややわかりにくい箇所も残っているかと思います。その点は皆様の寛容なお心持ちにてご容赦いただければ幸いです。

訳者を代表して

　最後に，ファーマコビジランスに関心をよせ本書を手にとってくださった皆様が，本書から少しでも何か新しい発見を得られ，それが最終的に患者視点に立った医療の貢献へと繋がることを祈念いたします。

2018年9月

野村香織

# CONTENTS

| | | |
|---|---|---|
| 第0章 | 監視はどこへ向かうのか？ | 1 |
| 第1章 | 大学におけるファーマコビジランス教育 | 25 |
| 第2章 | 規制において失われたもの | 35 |
| 第3章 | ファーマコビジランスの未来<br>未来を可能な限り素晴らしいものとする方法<br>副作用の表現型を「明確」にする | 49 |
| 第4章 | ファーマコビジランスの将来に関する<br>その他のアイデア | 63 |
| 第5章 | 現在および将来における<br>安全性のベスト・プラクティス | 67 |
| 第6章 | EMAによる医学文献モニタリングサービスに<br>メリットはあるか？ | 85 |
| 第7章 | 医薬品安全性データベースと<br>臨床データベースとの統一化 | 91 |
| 第8章 | 舞台裏：ファーマコビジランスの実践と判断に<br>影響を及ぼす'沈黙の因子' | 107 |
| 第9章 | ファーマコビジランスにおける<br>文化とコミュニケーションを一新する | 123 |

第10章　医薬品安全性の未来のために必要な
　　　　ファーマコビジランスの指標 …………………………………… 145

第11章　今後のファーマコビジランスに対する見解：
　　　　さらなるWeber効果 ……………………………………………… 163

第12章　効果的な治療は重要：
　　　　ファーマコビジランスの活性化 ………………………………… 171

第13章　ファーマコビジランスの範囲を拡大する ……………………… 183

第14章　植物薬と伝統薬，現在と未来 …………………………………… 199

第15章　「健康」という概念 ……………………………………………… 215

第16章　RMPとPSURの相互関係が
　　　　照会手続きに与える影響 ………………………………………… 229

第17章　医薬品安全性をモニタリングするための
　　　　その他の情報源：現状と今後の展望 …………………………… 237

第18章　環境保護の視点のファーマコビジランス ……………………… 253

# 第0章
# 監視はどこへ向かうのか？

## 序章

　　この章では，ファーマコビジランスの現在および将来の発展について検討した。考え方のいくつかは筆者のものであるが，本章の主な目的は，概念を紹介し，異なる章の著者らを取り巻く枠組みとそれぞれの章の内容を示すことである。筆者は寄稿者たちのすべてのアイデアを現実的に正当化することはできない。あなた自身のために本書すべてを楽しんで読むことを強く推奨する。

　　Eugene van Puijenbrookユージーン ファン パーヘンブルークとLinda Harmarkリンダ ハーマークは，医薬品に関連する有害な作用に関するより広い考察について語っている。彼らは，危害（harm）の報告にまつわる詳細情報，患者がリスクについて考えていること，そして治療とそのリスクに関する新しい知識を得るために患者がどのように関わっているのか，についてより多くを知ろうとしている（第13章）。

　　Elizabeth Storzエリザベス ストーツとWillibert Franzenウィルベルト フランツェンをみてみると，これら両章では，EUにおける現在の官僚主義下の業務管理において直面している実務的な困難さを論じている（第6章，第16章）。

　　Pia Caduffピア カダフは，ファーマコビジランスを改善するために行われた正当な科学的業務について述べているが，トップダウンによる公衆衛生上のアプローチとその周辺の官僚制度の限界を指摘している（第2章）。

　　Ronald Meyboomロン メイブームは，ファーマコビジランスの発展と必要性，そして過度の官僚主義が科学的発展に及ぼす制限的な影響について話し，すべて

1

の医療行為におけるビジランス（警戒・監視）の一般的な必要性を指摘している（第11章）。

Marco Tuccoriマルコ ツコーリとMagnus Wahlbergマグナス ワールバーグは，ICSR（Individual Case Safety Report：個別症例安全性報告）と観察研究の評価に関連する問題を説明している。彼らは現在行われている業務を再検討し，将来に向けて提案する（第17章）。

Giovanni Furlanジョバンニ フーランは，安全問題の管理と分析における労力の重複を減らすためにできる改善策について述べている（第7章）。

Bruce Carletonブルース カールトンは，薬物治療の個別化の重要性と表現型と遺伝子型に関するより多くの情報とその活用の必要性について語っている（第3章）。

Ulrich Hagemannウルリッヒ ハガマンは，新薬や科学的進歩の影響とともに，医療および医薬品の販売と供給網の環境を含むファーマコビジランスの概念と活動の「周辺」について語っている（第8章）。

Emmanuel Okoro エマニュエル オコロは，臨床の場について述べ，流通問題と医学的状況その他の要因がファーマコビジランス，特に資源の乏しい環境において，どのように影響するかについて語っている（第12章）。

Alfonso Carvejalアルフォンソ カルベハルは，患者の焦点に合わせたファーマコビジランス活動の世界的な調和のさらなる試みだけでなく，防止策に向けてファーマコビジランス分野で働く人々の自律性についても強く提言している（第4章）。

Bruce Hugmanブルース・ハグマンは，ファーマコビジランスの行動様式とより大きな活動力の必要性を熟考している。彼は，外に向けたコミュニケーションは内的文化の状態を反映していると主張している（第9章）。

Shirley-Anne van der Spuy シャーリー ファン ダ スピュイは健康の一般的概念から始めて，政治は健康の権利とその一部としてのファーマコビジランスを促進すべきだと述べている。主要な利害関係者は患者であるが，他にも重要な利害関係者がいくつかある。その相互の関係構築はやりがいのある困難なものであるが，彼女は前へ進む方法を提案する（第15章）。

Souad Skalli スワド スカリーは，ファーマコビジランスが代替医療に対しても同様に重要であるという点を指摘しつつ，伝統的な薬草療法の使用について述べている（第14章）。

Giampaolo Velo ジャンパオロ ヴェロは，環境への影響を懸念している。医

薬品の負の影響は，感受性を示す患者に直接認められるだけでなく，廃棄物または排泄物として環境中に出現することによっても認められる。リスクは直接的かつ間接的である（第18章）。

　Brian Edwardsブライアン エドワーズは，医薬品の使用に関連した患者の安全のさまざまな側面について論じている。彼は，「安全」とみなされるものの多くの不一致を指摘する。彼は，おそらくわれわれの基本的な考え方や手順が不明瞭であるために，われわれはこれまでのところ，不明瞭で機能不全である実務を混乱させてきたと主張している（第5章）。

　Luis Alessoルイス アレッソとRaquel Herrera Comoglioラケル エレラ コモグリオは，医療従事者や一般の人々の教育について述べている。前者に関して，ある特定の医療環境に関連するであろう学部および大学院教育を対象としている（第1章）。

　Ambrose O. Isahアンブローズ イサーとIvor Ralph Edwardイボー ラルフ エドワードはファーマコビジランスの未来のために必要な指標について述べている（第10章）。

## ファーマコビジランスの目的

> **ファーマコビジランスの定義**
> 　好ましくない効果あるいはその他の医薬品に関連した問題の検出，評価，理解および予防に関連する科学および活動。[WHO, 2002]

　ファーマコビジランスの第一の目的とは何か？　初期の頃以来，ファーマコビジランスは，新しい副作用シグナルの検出についての臨床的焦点から，世界中の合理的な治療行為を改善する方向へと進化してきた。これを受けて，一般的に，治療の実践の改善と医薬品使用に関連する問題の全体的な負担の軽減に注力するファーマコビジランスには，公衆衛生上の主要な側面が当然存在する。これらの公衆衛生目標を達成するためには，データ収集，分析，コミュニケーションのための持続可能で費用効率の高い体制を構築し，維持するための政治的意思と適切な資金が必要であり，これらの体制は堅固な法規と規制の枠組みによって支えられる必要がある。

　公衆衛生の観点は重要であり，適切な資源と支援を投じなければならないことにわれわれは同意しているが，ファーマコビジランス体制は決してそれで終わり

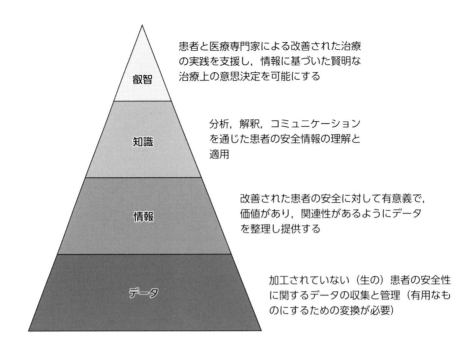

にすべきではない。個々の患者のための改善された医療をファーマコビジランスの第一の目的とすべきであり，ファーマコビジランス活動の結果が個々の患者とその医療従事者のニーズを満たし，それぞれの治療状況における最善の意思決定を支援する場合にのみ，公衆衛生において実質的かつ永続的な影響があるだろう，というのがわれわれの見解である。

すべての患者と医療従事者に権限が与えられ，医薬品の使用において賢明な治療上の意思決定を下すことができるような世界観を達成するためには，質の高いデータが必要だが，それは第一歩に過ぎない。鍵となる取り組むべき課題は，データを治療の際に有用で適時に入手可能な知識に変換する自身の能力である。

この章では，科学的・方法論的な課題と先にある展望に焦点を当てるが，今後の方向性を提案するにあたっては，開かれた建設的な議論と，利害関係者のグループや境界を越えて共に活動するという真の意思があれば，ファーマコビジランスは大いに発展するという点についても論じる。

## 出発点

われわれには，患者の治療中に起こる異常な臨床的特徴を判断するための情報が必要である。こうした情報によって，治療の問題の診断，管理および予防に最

終的につながる可能性のあるあらゆる種類の知識を集約し，製品の実際の臨床用途（適応外使用を含む）をより詳しく学ぶことで有用なリスク情報が治療上の決定を導くよう願っている。

症例データを収集し照合した後，偶発性なのかその他の疑わしい関連性の可能性があるのかを判断するために因果関係の評価を行い，薬物療法に関連するかもしれない害についての仮説を立てる必要がある。そのためには，治療と臨床事象との因果関係の性質と強さを判断する必要がある。このような因果関係は確実性ではなく蓋然性を示すことが多い（ごくわずかな薬と臨床事象の関係のみが〔他と比べて〕確からしいと推定され得る）。

本質的に，因果関係の評価は，ベッドサイドでの臨床診断の過程と同じである。違いは，診断を再評価する人が有する専門知識は，医薬品による因果関係についてより精通しており，総合的な情報を確認するための時間と設備が平均的な医療従事者または患者よりも多く持っている可能性がある，ということである。一方，元の診断を行っている医療従事者は，患者のすべての側面に関して直接の情報を持っている。

いずれの状況においても，個々の診断は，以下を踏まえる。

- 病態生理学的診断を示すために見つけられた徴候，症状，それらの進展および調査といった一連の集合体の相対的な蓋然性
- 患者集団内で起こり得るさまざまな競合する診断の相対的な蓋然性を踏まえる。

明らかに重篤な障害についての臨床診断は，通常，ピアレビューの繰り返しであり，時には，徴候や症状，見解の相違，裏付けとなる調査を再評価する，など長期的フォローアップを伴う。さらに，

- 診断過程全体の性質，特に感度と特異度に対して，ファーマコビジランスは十分な注意を払っていない。
- 疑わしい副作用が報告されない理由や症例報告の数と質を向上する方法を持ち合わせていない。

臨床事例の評価に加えて，危害の可能性による広範な公衆衛生への影響を決定するために，医薬品 - 危害の発生率を定量化する必要がある。使用される通常の手法は，以下の4つのグループを少し変化させたものが多い。それぞれには長所と短所があり，それぞれの状況で必要に応じて使用されるべきである。

1. 前向きの対照群のある介入研究：
   (a) プラセボ対照二重盲検臨床試験
   (b) 市販後比較研究
2. 対照群のある前向き観察コホート研究：
   (a) 前向き自己対照研究
3. 後ろ向き症例対照研究：
   (a) 後ろ向き自己対照研究
4. 対照群として後ろ向きに収集された集団データのある観察された継続的な曝露コホート

　これらは，効果の発生率を定量化するためのアプローチであるとともに，危害（harm）についての仮説を立てるための基本的なアプローチであり，競合する確からしさとして臨床効果の因果的な特質を理解するための最初の分析である．

　薬剤疫学は，シグナル（兆候）を見つけること（仮説を立てる），それらを検証すること（仮説を確認する）の両方が可能であるという見解が出てきた．この点は批評的に検討されなければならず，特に疫学研究の曝露群の人数や疫学と因果関係の本質と照らし合わせて熟考されなければならない．

　臨床試験でのヒトへの曝露とその期間に依存するものの，1000分の1以上の頻度で発生する恐れのあることは臨床試験においてたびたび見つかり評価される．曝露群において1000分の1〜10000分の1またはさらに稀なリスクの場合，自発報告は最初の兆候を発見する主要な方法であり，しばしばリスクを評価する唯一の方法となる．これは，効果（effect）の稀少性（他の考えられる原因：交絡要因に対して）と，曝露状況および他の必要な詳細情報（例えば，傾向スコアリング）がよく文書化された十分な人数の患者を集めるという難題があるためである．

　新しい仮説が偶然とはいえ，疫学研究の結果によってもたらされることは明らかであるが，しかし，そのデータの質が高く，データ量が豊富で，研究の観察者が新しい可能性に注意を払っているかどうかに依存する．全体的にも，観察研究において曝露された被験者の人数というのは，あまりにも限定されすぎて5000分の1程度より少ない頻度で起こる危害を見つけることができない．研究が仮説を確認するためのものであれば，研究に使用するデータはその目的のために選択される．すべての観察研究は，臨床医の通常業務中にデータが収集されるという点で，自発報告と同様にデータの品質に課題がある．つまり，診断データ

は不正確かつ不完全であるかもしれず，特に研究の焦点に合っていない可能性がある。

よって，われわれは統計的有意差に頼るべきではない。市販後の医薬品の副作用（adverse reaction：好ましくない（有害な）反応）は，相対的に見てかなり稀なものである。縦断的な患者の医療記録は，この状況を改善する可能性を秘めているものの，適切な対照群の収集は依然として難題である。また，その過程は短くないため，重大な副作用が関与する場合には，最初に気づいた時点から公衆衛生上の対応までにかかる懸念がある。

リスク確率分布（変動範囲）の端として表されるより稀な状況では，多くの副作用は（たいてい重篤なものであるが）検出力不足のために「立証できない」ままになる可能性が高い。そのため，絶対標準として統計的確率のみを確認しようとするのではなく，Bradford Hillの提案を用いて因果関係を考察することにより努力を払って因果関係を論理的に議論するべきであり，稀な因果関係をそれのみでは証明できない統計学の結果を待つべきではない。そうしたことから，あらゆる有用性（effectiveness）-リスク（risk）評価には信頼限界があり，それを介護者や患者に常に知らせなければならないのである。

## 現在の課題および何をする必要があるのか

### データと方法論

本書の各章では，特異的な公衆衛生の業務としてのファーマコビジランスの現状を確認しており，そこでは薬剤疫学がより高いレベルの証拠とみなされ，合理的な決定に不可欠だとみなされている。製薬企業と規制当局の意思決定の根拠となっていた（そして実際にはしばしばいまだにそうである）収集された臨床的経過と臨床的疑いは，単なる「臨床逸話」として軽視されている。さらに重要なこととして，本書は「臨床逸話」の収集と分析を取り巻く広範な段階にわたる官僚主義の存在を認めている。

実際に起きた薬による危害の症例報告は，さらなる注意または規制措置のための「シグナル」とみなされるよりも前に評価される必要があると通常考えられている。この過程には普通，報告された[薬と害との]関連性の妥当性と信頼性の評価が含まれる。

European Medicines Agency（EMA）はガイダンスで，「シグナルの検証」（validation）と「シグナルの確認」（confirmation）という概念を説明した。しか

し,「検証されたシグナル（兆候）」が正確に何を意味するのか，そしてそれが「シグナル（兆候）」とどのように異なるのかを理解することは容易ではない。ある「シグナル」はシグナルではなく，仮の／潜在的なシグナルと解釈すべきか？また,「検証済み」シグナルと「確認済み」シグナルの違いは不明瞭である。「シグナル確認」が「30日以内にEPITTを介して情報伝達すること」を意味する場合，あるコンセプトから別のコンセプトに（「検証済み」から「確認済み」に）移行されたわけではなく,「検証された」シグナルが〔EPITTへ〕提示され利用可能になっただけではないか。

> **[シグナル管理に関するEMAガイダンスQ＆Aからの抜粋]**
> 
> シグナル検証は，新たな可能性のある因果関係や既知の因果関係についての新しい側面があることを示す十分な証拠を，利用可能な文書が示していることを認証するために，検出されたシグナルを裏づけるデータを評価する過程である。シグナルの臨床的な意義，以前からの気づき，生物学的かつ時間的確からしさ，因果関係を支持するその他の関連情報，といったことが考慮される。EMAあるいは加盟国によって検証されたシグナルは欧州ファーマコビジランス課題追跡ツール（European Pharmacovigilance Issue Tracking Tool：EPITT）に登録される。EPITTは，EMAによって開発されたデータベースで，EMAと加盟国間のファーマコビジランスおよびリスク管理の課題について連絡のやりとりを促進するためのものである。検証過程が，新しい潜在的な因果関係または既知の因果関係についての新しい側面を支持しなかった場合は，EPITTに登録されない。
> 
> シグナル確認とは，ラポーター[*1]，主要加盟国または各国規制当局が，検証されたシグナルが確認されたのか，あるいは確認されなかったのかを，シグナルを受信して30日以内に，EPITTを介して連絡することを意味する。確認されたシグナルは，Pharmacovigilance Risk Assessment Committee（PRAC）によって分析され，優先順位がつけられることになる。
> (http://www.ema.europa.eu/docs/en_GB/document_library/その他/2013/09/WC500150743.pdf，2016年4月4日アクセス)
> 
> [*1] 訳者注　Rapporteur：EUの中央承認制度における医薬品を評価する医薬品ごとの主担当者のこと。承認前はCHMPが承認後はPRACが指名する。

これらはファーマコビジランスがどのように機能するかを下支えする非常に基本的な問題である。もし誤解がこの段階である場合，その混乱が〔後のプロセス

に〕続くというリスクは明らかである。

　情報の源となっている報告される臨床経験の量と質の向上にほとんど，またはまったく取り組まないのであれば，業界から規制当局への「臨床逸話」報告および臨床経験が報告されないままの状態で仮説を策定するという官僚主義は，逆説的であり奇妙でさえある。さらに，業界から規制当局への通常の評価業務と報告業務および適切かつ合意された基準の導入の遅さにまつわる官僚主導は，混乱のもとであり非生産的であり，業界の安全性業務における努力の著しい非効率と作業負荷の増大を招いてきた。

> 例えば，Elizabeth Storz と Willibert Franzen。これら両章では，EUにおける現在の官僚主義下での業務管理において直面している実務的な困難さを論じている。

> Pia Caduff は，ファーマコビジランスを改善するために行われた正当な科学的業務について述べているが，トップダウンによる公衆衛生上のアプローチとその周辺の官僚制度の限界を指摘している。

> Ronald Meyboom は，ファーマコビジランスの発展と必要性そして過度の官僚主義が科学的発展に及ぼす制限的な影響について話し，すべての医療行為におけるビジランス（警戒・監視）の一般的な必要性を指摘している。
> 　Marco Tuccori と Magnus Wahlberg は，ICSR と観察研究の評価に関連する問題を説明している。彼らは現在行われている業務を再検討し，将来に向けて提案する。

　また，業界と規制当局双方における市販前後の部門間の機能が分離されている状態は，データとリソースの重複を引き起こすもので，非効率的である。

> Giovanni Furlan は，安全問題の管理と分析における労力の重複を減らすためにできる改善策について述べている。

　報告されないことはICSRの課題である。ICSRと観察研究ともに良質なデータを得ることは困難である。観察研究に影響を及ぼすデータの質およびさまざまなバイアスおよび交絡の問題を克服するための多くの試みがなされてきた。多くの改良がなされたが，研究の検出力は依然として課題である。観察研究は大規模で，扱いにくく，時間がかかり，費用がかさむものであり，またそうでなければ

より一層稀に起こる副作用疑いを評価できない。観察研究による証拠は稀な危害の原因の医薬品をもちろん除外できない。

これらの分野は，非常に多くの学術グループや学際的グループによる継続的な再検討と改善が行われている。

> Marco TuccoriとMagnus Wahlbergは，ICSRと観察研究の評価に関連する問題を説明している。彼らは現在行われている業務を再検討し，将来に向けて提案する。

異なった情報源からのデータを照合して管理し新たな知識にするために，データを分析するための新しいツールや手法を開発する必要がある。以下に課題のいくつかが示され，またいくつかの章でも言及されている。

- 多くの危害は，〔薬が使用される〕環境や組織の要因によるものかもしれない投薬過程に関連している可能性がある。
- 多剤併用療法および相互作用（これは，分析された実際の症例とは別の場所で報告されている可能性がある）（例えば，食物相互作用および珍しい薬物相互作用）。
- 投薬装置の問題（輸液器具や吸入器など）。
- 遺伝子型／表現型の違い。
- 標準化されていない，偽造の，誤った表示のついた，改ざんされた模倣された製品（SSFFC）。
- ジェネリック医薬品（報告の混乱の原因となる可能性があり，賦形剤および活性成分，例えばバイオ後続品，に化学的に重要な違いがある）。

こうした新しい知見は，WHOの定義の2点目にある「その他の可能性のある薬物関連の問題」という要件を満たす新しい種類のシグナルになる。

> Bruce Carletonは，薬物治療の個別化の重要性と，表現型と遺伝子型に関するより多くの情報とその活用の必要性について語っている。

上記のリストは，医薬品の安全な使用に影響を及ぼす重要な懸念事項として提起された最近の分野に対する注釈になっている。病院への入院に至るような重篤な副作用の約半分が，古くから使われている薬や投薬ミスおよび前述の問題に起因することを考えると，将来，大きな注目を集めるだろう。

医薬品に対する副作用を発見するために現在世界的に実施している収集，照合

および分析はもちろんのこと，医療現場でより広範な安全性の問題に携わっている人々との密接な協力が必要になるだろう。また，どのような医薬品が危害を引き起こすのかや，どのようにそれを排除し最小化できるのかを理解するためには，われわれの現在の視線を，単なる医薬品データや通常の使用方法から他のデータ（例えば，薬物中毒，誤用，適応外使用および偽造品）へ広げる必要がある。

医薬品の安全性の問題に関する重大な情報が記録され，調査されている場所は数多くある。より多くの情報を得るためにこれらのデータ源を使用するべきである。以下のような例がある。

- 毒物管理センター（ヒトにおける毒性学および薬物動態の詳細について）。
- 医薬品情報サービス（多くの副作用が，医薬品に関する問い合わせ理由になっている）。
- 電子的な患者／健康記録には患者の臨床状態に関する多くの情報が含まれており，適切な集合化アルゴリズムと有用な時系列データによって患者が使用した医薬品に関連づけられる。
- ウェブ上に投稿されたソーシャルメディア／データ（まだ検証されていないものの，患者の懸念と医薬品が人に与える影響は重要な情報である）。
- 市販前の毒性学（毒性学とファーマコビジランスの関連性はその価値からさらに探求されるべきである）および臨床試験データ，医療専門家および患者団体の私的領域における多くのデータ源，など。

> Eugene van Puijenbrook と Linda Harmark は，医薬品に関連する有害な作用に関するより広い考察について語っている。彼らは，危害の報告にまつわる詳細情報，患者がリスクについて考えていること，そして治療とそのリスクに関する新しい知識を得るために患者がどのように関わっているのか，についてより多くを知ろうとしている。

### 要点

- どのような方法がどのような状況で機能するかを知る：
  - 良質の症例報告の重要性
  - 薬剤疫学的方法の役割
- 新しいデータの組み込み：

－ワクチン，投薬ミス，SSFFC，患者報告データ，電子診療録，能動的モニタリング研究など
・安全な使用を特定するために利用可能なデータを分析する：
　－人口統計，医薬品の組み合わせ，疾患，および状況による影響
・考慮すべき「シグナル（兆候）」の再定義：
　－新しい種類のデータ
　－ほとんどの問題はADRそれ自体ではなく医薬品の使用に関連している
　－患者の転帰（影響，持続時間，用量，利益）

## リスク管理と意思決定支援

### バランスのとれた評価

　個々の患者と公衆衛生の両方について決定を下すためには，薬が提供できる良い面が悪い面を凌駕していなければならない。筆者の見解では，適正な釣り合いについての説明は次のとおりである。

・有効性（efficacy）は，医薬品が有用な薬理学的効果を有することを示すヒトおよび動物ならびに試験管内の試験における薬理学的前臨床検討過程の結果であり，危険要素（hazard）は，臨床実務での危害の可能性を示唆する毒性学的および早期臨床試験結果である。
・有用性（effectiveness）は，実際の臨床実務における有用な効果の臨床的実証であり，リスクは，ICSRおよび日常的な医薬品の臨床使用における観察研究から評価される危害（harm）の可能性である。
・恩恵（benefit）は，個々の患者が決定した医薬品の価値であり，危害は，医薬品が直接的に引き起こした副作用またはその使用や誤用の側面から，医薬品が患者に与えるであろう負の側面である。これらの要因は，さまざまなアウトカム研究によってのみ判断できる。
　－病気の現象論と，その問題が人々の生活や意思決定に与える影響。これらは，患者のケアを改善する上で重要な要素であり，患者およびその介護者に意思決定支援を提供する可能性がある。
　－生活の質（QOL）の測定は，患者の監視に不可欠な手法であるが，これまでのところ，実在するどのような物や現象に個々の患者が最も価値を感じているかを判断するための作業はほとんど行われていなかった。こうした方法

の開発がありうる，すなわち
- 現象論による実存主義的自己評価。
- 自己評価ツールは，アウトカム研究に携わる他のグループと協力して開発する必要がある。

　これまでの意思決定は，広範な公衆衛生上の問題に関する専門家グループと患者にとっての臨床医個人による価値判断の結果であり，危害に重点を置いてきた。公衆衛生上の決定の根拠は不明確であり，あるいは確かに，容易に利用可能になっていないし十分議論されてもいない。一部の試みがなされている（例えば，英国のNICE[*2]と米国の公聴会）が，比較を厳密に行うような努力はほとんどされていない。効果は依然としてリスクと比較されており，その全体をしばしば「ベネフィット・リスク評価（assessment）」と名付けている。いったん医薬品の良い点悪い点の基本的な理解がより合理的に行われれば，より良い決定が可能になり，優れたツールが考案されて，完全にまたは大部分において専門家の意見と価値観に基づいていた判断から〔そうしたツールに基づく判断に〕取って代わるだろう。

　いわゆる「リスク・ベネフィット」評価（evaluation）は確定的なものではなく，医薬品間の比較が最新で新しい知見や新しい治療法が組み込まれていることを確実にするために反復的に行わなければならないことも理解する必要がある。
　一般の人々が医薬品の「リスク・ベネフィット」についてよりよく教育されることは重要になるだろう（そして今までもそうであった！），そうして彼らは何を期待できるのかを学ぶことができる。このような評価は誰にとっても関係のあることなので，学齢期から教えることを望む人もいるかもしれない。医薬品の安全性に関する問題についての良いコミュニケーションは，特にメディアを使用する場合，最も重要である。

> 　Eugene van PuijenbrookとLinda Harmarkは，医薬品に関連する有害な作用に関するより広い考察について語っている。彼らは，危害の報告にまつわる詳細情報，患者がリスクについて考えていること，そして治療とそのリ

---

[*2] 訳者注　National Institute for Health and Care Excellence：英国立医療優良性研究機構（日本では「医療技術評価機構」という名称で知られているが，実際には医薬品等の評価だけでなく，医療の質の標準化や健康向上のための医療向け・社会向け・国民向けガイダンスを発信するのが主目的）

> スクに関する新しい知識を得るために患者がどのように関わっているのか，についてより多くを知ろうとしている。

**要点**
- 恩恵（の可能性）＞危害（の危険性）かどうかを決定する方法の改善
- シグナルに対する行動とコミュニケーションのための意思決定支援の開発 –「実行可能な」シグナルとは何か？
- 進化する問題に対処するための傾向分析戦略とツールの実装
- リスク評価の概念をよりよく理解するためのコミュニケーション戦略の策定

## 副作用の管理と予防

### 診断と管理

多くの要因が診断，処方，医薬品使用の失敗を引き起こしている。これらの失敗がその後の管理にどのように影響しているだろうか？ 患者が副作用を被った場合，医薬品投与計画が変更されれば解決するのだろうか？ そして薬物療法を止めた場合，代わりとなる治療法があるのだろうか？ それによる弊害は少ないのか？ 医薬品の適応外使用はまた別の調査領域である。適応外使用はどのくらいの頻度で危害を引き起こすのか？ どのくらいの頻度で新しい効能に関する有益な情報を提供しているだろうか？

各患者にとって最良の治療選択肢を支援する信用できる知識の基盤を確立するためには，患者の危害についてより多くより良質の証拠症例を収集するだけでなく，うまく機能したこととは何か，それはなぜなのかを知ろうとすることが必要であると筆者は考えている。

> Ulrich Hagemannは，新薬や科学的進歩の影響とともに，医療および医薬品の販売と供給網の環境を含むファーマコビジランスの概念と活動の「周辺」について語っている。

> Emmanuel Okoroは，臨床の場について述べ，流通問題と医学的状況その他の要因がファーマコビジランス，特に資源の乏しい環境において，どのように影響するかについて語っている。

> Eugene van Puijenbrook と Linda Harmark は，医薬品に関連する有害な作用に関するより広い考察について語っている。彼らは，危害の報告にまつわる詳細情報，患者がリスクについて考えていること，そして治療とそのリスクに関する新しい知識を得るために患者がどのように関わっているのか，についてより多くを知ろうとしている。

## 防止

ファーマコビジランスおよび医薬品規制が大いに発展したにもかかわらず，医薬品の不法行為は依然として社会における死亡，罹患率および財政負担の主要な原因である。入院を引き起こす副作用の約半分はもしかすると回避可能であり，よって回避可能な患者の危害の典型例であると考えられてきた。投薬過誤や医薬品間の相互作用（DDI）は防止可能な副作用のよく知られた原因ではあるが，患者の苦しみと医療制度に対する費用という両点について，問題の大きさはまだ十分に研究されていない。

防止可能な副作用は，資源の乏しい国々においても急速に拡大している課題となっている。より良い医療へのアクセスはより多くの医薬品へのアクセスをもたらすが，投薬過誤およびDDIとその防止に関する不適切な知識は，健康上の恩恵を低下させる。これはSSFFCの影響によって悪化するが，すでに健康弱者に最も打撃を与えており世界的に問題は拡大している。

この領域は，データが欠如し，方法論が確立されておらず，さらには影響についてのデータが乏しい状態で，非常に重要な領域である。筆者は，教育とコミュニケーションは，医療専門家のすべての水準において，また一般の人々にとっても非常に重要だと考えているが，回避可能なことを実際に防止するためには，はるかに多くのことを行い学ぶ必要がある。

> Alfonso Carvejal は，患者の焦点に合わせたファーマコビジランス活動の世界的な調和のさらなる試みだけでなく，防止策に向けてファーマコビジランス分野で働く人々の自律性についても強く提言している。

> Eugene van Puijenbrook と Linda Harmark は，医薬品に関連する有害な作用に関するより広い考察について語っている。彼らは，危害の報告にまつわる詳細情報，患者がリスクについて考えていること，そして治療とそのリ

> スクに関する新しい知識を得るために患者がどのように関わっているのか，についてより多くを知ろうとしている。

### 要点
- 患者および投薬管理を支援するために，比較可能なリスク特性を描く方法を開発する。
- 危害を軽減する方法や代わりの治療法について，データや医療専門家，患者から成功事例を収集し，伝達する。
- 防止可能な副作用と回避方法についてより深く研究するためのツールを確立する。

## 規制と影響評価

　過去10年間に，新医薬品への迅速なアクセスに対する政治的および公的な要求が高まったため，より積極的で反復的な安全管理の必要性が規制当局および製薬業界で認識され，規制の手順と通常作業の改善の努力がなされた。

　資源の乏しい国では，かつては医薬品へのアクセスが制限されていたが，伝染病の風土病に苦しむ大勢の人々が今や医療の無償提供のおかげで治療可能である。安全性と有効性の両面での医薬品使用の即時観測（real-time monitoring）〔の活用〕は，画期的な新薬や，元々の承認内容とは非常に異なる設定や集団で使用される薬に対して特に重要な，最優先事項である。

　市場からの医薬品の撤退は，他の医薬品で代替するかまたは治療しないことにつながる。このような規制措置が，問題なく医薬品を服用して恩恵を受けている人々へ与える悪影響について，われわれはほとんど知らない。代用薬の治療成果があったかどうかについても，われわれはほとんど知らない。規制当局間のコミュニケーションは最適ではないとわかっているが，現状で行われている規制の変更が効果的であるという示唆はほとんど得られていない。

　投薬に関連する有害事象によって引き続き大きな問題が生じることを考慮すると，ファーマコビジランスの影響は有用性（effectiveness）のために監査されることが不可欠である。実務での不足点を特定し医療を改善するための戦略を推進することに関して，アウトカム研究が担う役割は存在感を増しており，諸組織，政府，業界にとってますます重要なものとなっている。

ファーマコビジランスの注目度が上がり，その役割は世界中で精査され，再評価されている。WHOとUSAID*³の両方から資金提供された健康管理科学（Management Science for Health：MSH）は評価指標を開発し，それにより患者の安全を確保するという視点から医療制度の全レベルでの国別および世界的な，ファーマコビジランスの状況や活動，その影響の評価を可能にする手法を提供した。この指標等はこれから必要に応じて導入され，細微に調整されるべきであり，特定された〔国ごとの〕格差に対処するべきである。

> IsahとEdwardsはファーマコビジランス実施指標という考えを提示している。

> Pia Caduffは，ファーマコビジランスを改善するために行われた正当な科学的業務について述べているが，トップダウンによる公衆衛生上のアプローチとその周辺の官僚制度の限界を指摘している。

**要点**
- ファーマコビジランス〔体制を測定する〕指標を用いて，日常的な評価を確立し，評価し，発展させる。
- ADRの発生率の変化，実務の変更，医療従事者および患者から報告された転帰等の影響についてデータを収集し調査する。
- ファーマコビジランスと医療実務の間のフィードバックの繰り返しを行うためのツールと戦略を開発する。

## コミュニケーション

### 患者へのアプローチ（コミュニケーション）

ファーマコビジランスの関係者間の教育とコミュニケーションは極めて必要性が高い。過去，そして現在において，秘密を守ることや患者のプライバシーの問題についての過剰な懸念がみられる。それは，患者のプライバシーが最大の関心事だから保護されなければならないということではなく，主要な当事者が完全に匿名化されたデータの共有を否定する口実を見出そうとする場合の言い訳として

---

*³ 訳者注　United States Agency for International Development：米国国際開発機構

利用されている。

こうした行動の背後にある理由は，政治的統制に関連しているようであり，専門家（将来同じ薬を投薬されるかもしれない人への安全性を向上するという唯一の目的をもつ）とデータを共有することで助けられるはずの患者の利益のためではないようである。

安全に関する知識の共有を妨げる競争的動機を有する，規制当局，業界，その他の団体との間のむしろ皮肉な争いのようであり，数十年間のファーマコビジランスの発展を妨げていた。今こそ，真の思慮深いコミュニケーションと教育を始める時であり，それは世界中の患者にとって最良の治療法のために世界的な協力関係として前進するという最も重要な方法である。

> Luis Alesso と Raquel Herrera Comoglio は，医療従事者や一般の人々の教育について述べている。前者に関して，ある特定の医療環境に関連するであろう学部および大学院教育を対象としている。

**要点**
- コミュニケーション手段と戦略を発展させて，
  - メディア，一般市民，意思決定者を引きつけて：
    - ファーマコビジランスの注目と地位を高める
    - 公開の対話を可能にする
    - 資金を調達する
  - 可能な限り最良の情報と知識を，すべての関係者にとって利用可能であり，有用でかつ使用に適したものにする。

## われわれは次に何をするだろうか？

### ファーマコビジランスと合理的な治療

一般の人々が（メディアを介して）懸念している多数の安全性の問題への対応において，規制当局は規制の遅れについて批判され，業界は言い逃れをしていると批判されている。こうしたことに起因して，安全性問題の報告や社会への開示の効率を高めるために，より官僚主義的になっている。

その結果，患者の報告のために民間企業グループが設立され，患者団体はますます活発になった。インターネット上では，のぞき見ることはできるが慎重に評

価して使用する必要のある医薬品安全性の問題について，ますます多くの情報源が提供されている。非常に多くの患者が，自分自身の懸念事項を登録して，伝えている活発な利用者である。ウェアラブル観測装置の使用も爆発的になり，医薬品の使用や反応に関する有用な情報を追加する可能性のある膨大な量の患者から派生したデータをもたらしている。

同時に，安全性だけでなく有効性の面からも，その医療費と医療提供について大きな懸念がある。上記のように，これらの課題への対応として，アウトカム研究事業がますます実施され，患者安全の事業とモニタリングはより広範に行われ，個々のグループによって頻繁に実施されている。現在以上により良いものとも，そうでないともいえない手順や方法を用いているが，しかし，こうした手法を調査し調和させて，有用な知識を生み出すために情報の照合方法を見つけ出すことが大いに求められている。

特に，すべての関連データを使用し，かつ，臨床医学と公衆衛生の両方の決断に有用な結果を提示して，有効性と危険要素，有用性とリスク，恩恵と危害，のバランスをどのように測定するかを検討する必要がある。

これは，薬理学的および医学的知識の増加が分類困難な治療法の進展につながっている場合に，特にそうである。幹細胞治療は「薬物」なのか？ 生物由来製品なのか？ 投薬に使用される機器はどう考えるか？ それらは個々の患者においてどのように相互作用するのか？ それぞれが最も効果を発揮する患者は誰で，最適な併用療法はどのようなものか？ 治療法の組み合わせの負の側面は何であるか？ こうしたことは臨床医が毎日直面している問題である。

> Ulrich Hagemannは，新薬や科学的進歩の影響とともに，医療および医薬品の販売と供給網の環境を含む，ファーマコビジランスの概念と活動の「周辺」について語っている。

> Ronald Meyboomは，ファーマコビジランスの発展と必要性，そして過度の官僚主義が科学的発展に及ぼす制限的な影響について話し，すべての医療行為におけるビジランス（警戒・監視）の一般的な必要性を指摘している。

成功した治療と良好な患者の転帰については，患者の認識と期待についても加味するべきで，それは患者自身の視点とは異なる見方をしている医療従事者や規制当局の認識や期待とはまったく異なるか，あるいは時には非合理的かもしれな

い。

　治療が患者にどのように影響するかについての全体的な評価では，もっと多くの質疑応答をする必要がある．例えば，患者は治療から何を期待しているか？最善の治療法は何か？　それは薬か？　手術か？　理学療法か？　鍼か？　植物薬か？

　医薬品は，医療専門家が最も頻繁に使用するものではあるが，治療における単なる1つの様式である．その他の治療法は，その有用性とリスクについて薬より良い評価が求められる．ある1人の患者にとって，治療法同士の間に良くも悪くも相互作用があることを，例えば，副作用を経験した人の表現型および遺伝子型を評価することを通じて，さらによく理解する必要がある．

> 　Souad Skalliは，ファーマコビジランスが代替医療に対しても同様に重要であるという点を指摘しつつ，伝統的な薬草療法の使用について述べている．

> 　Bruce Carletonは，薬物治療の個別化の重要性と表現型と遺伝子型に関するより多くの情報とその活用の必要性について語っている．

　ファーマコビジランスは，より安全な医療のための最も古い連続性のある監視体制であり，そのような警鐘または警戒は，概して，安全な医療の持続的かつ不可欠な一部でなければならない．ファーマコビジランスは患者安全の向上の一環として行われているが，その方法論は非常に多様である．医療のすべてが責任と専門分野を重複して有することを考慮し，すべての分野においてより調和のとれた警戒〔監視〕へと変化するべきである．

　継続的に収集された診療の成果（healthcare outcome）に関するデータを収集および保存するために，関連性がなく互換性のない多くのシステムを持つことは非常に非効率であろう．現在の患者の医学的治療とファーマコビジランスから何かをわれわれは決定できるだろうか？

　ファーマコビジランスでは，薬物治療の否定的な側面に関する情報を得るための手段をよく開発して，良好な結果が増えているところであるが，同じ方法論を一般的な治療の監視に利用することができる．われわれがファーマコビジランスで行うことの範囲を拡張し，患者が何かしらの治療法から経験した良い結果と悪い結果を記録し始めるのが賢明ではないだろうか？　それは疾患管理に臨む合理的な方法ではないだろうか？　アウトカム研究が継続的にそのような方法で実施される必要があるのではないか？　そして，ファーマコビジランス分野にいる

われわれは多くの手法や手段を持っており，疑わしい危害についての第一報から証拠を集めることと，より決定的な研究に向けての指針を示すことにおいて，それらは大きな違いをもたらすのではないか？

> Ronald Meyboomは，ファーマコビジランスの発展と必要性，そして過度の官僚主義が科学的発展に及ぼす制限的な影響について話し，すべての医療行為におけるビジランス（警戒・監視）の一般的な必要性を指摘している。

上記のすべてが理想主義的であり，われわれの手の届かないところにあるように思えるが，そうではない。技術が，われわれがこのすべてを可能にすることを助けてくれる。治療に関する問題の早期警告のための世界的体制に関するDavid Finney氏とWHOのアイデアを再現・開発することを求め，世界中の患者の幸福（well-being）を改善するためにできるだけ早く行動することは，人類の意志である。このような協調的な体制は経済的であり効率的である。

> Eugene van PuijenbrookとLinda Harmarkは，医薬品に関連する有害な作用に関するより広い考察について語っている。彼らは，危害の報告にまつわる詳細情報，患者がリスクについて考えていること，そして治療とそのリスクに関する新しい知識を得るために患者がどのように関わっているのか，についてより多くを知ろうとしている。

> Ulrich Hagemannは，新薬や科学的進歩の影響とともに，医療および医薬品の販売と供給網の環境を含む，ファーマコビジランスの概念と活動の「周辺」について語っている。

> Emmanuel Okoroは，臨床の場について述べ，流通問題と医学的状況その他の要因がファーマコビジランス，特に資源の乏しい環境において，どのように影響するかについて語っている。

## なぜ国際共同作業が必要なのか

本書の各章は，現状に批判的なのではなく，ファーマコビジランスを前進させることを目的としている。過去10〜15年の間に，あらゆる分野の医療専門家だけでなく公衆の間でも，医薬品の安全性への関心が高まってきたことは非常に明

白である．その結果，多くの新しい利害関係団体が存在し，その中には幅広い関心を持つ団体もあれば特に着目している点を持つ団体もある．WHO，CIOMS，ICHの世界的な取り組みの枠外の団体によって，多くのファーマコビジランス作業が現在行われている．

患者の治療／管理についての長期的かつ継続的な監視（oversight）の要求事項には多くの重複があり，手法の調和が必要である．このすべてを行うには，あらゆる分野の専門家が使用できる調和のとれた方法で，治療の転帰，特に安全性を評価するための世界的な連続性のある体制が必要である．これは現在の世界的な組織からは提供されていない．

問題の疑問点を見つけて調査し，適切な措置を講じるには，世界的な協力が不可欠であると思われる．WHOプログラム開始時がそうであったように，世界的協力が今必要である．世界的データとそれを調査する異なった複数の方法が必要である．もしわれわれが危害を排除または軽減するべきならば，世界中の患者とその医療従事者に力を与えるために，われわれはすべての有用な情報を利用可能にして，関連する知識を導入することを確実に行う必要がある（第4章を参照）．

患者の治療の有効性とリスクを懸念している団体の世界的な調整は，大幅に増大する医療費支出を制限するために，将来不可欠になるだろう．

### 要点

国際的な協力が必要である，すなわち
- 異なる能力と資源の活用を最適化する：
  - 迅速かつ開かれた情報交換の可能性．
  - 共通の目標に向かって働くことは人々を結びつける．
  - お互いの経験から学ぶ．
  - 業務の分担．
- 国々／地域にわたる結果を解釈するための理解と能力を高める
- 取組みの重複ではなく，結果を統合する

## 結論

われわれの世界は，事実上すべての人間の知識についてさまざまな質のデータが豊富であるが，データ＞＞＞＞情報＞＞知識＞知恵への過程は複雑である．最初の，おそらく最も広範で費用のかかる段階は，データを意味のある情報に変換す

ることである．WHO，CIOMS，ICHおよびさまざまな官民協力関係の作業によって（完全な合意ではないが）合意された有用なデータセットを構築するために，ファーマコビジランスのためのデータ収集を問題なく自動化することが可能であることが示されており，そしてそのデータの中から知識を見つける方法もある．

　しかし，近年，多くの新たな利害関係者がファーマコビジランスに関心を持ってきており，そして利用可能となっている患者から派生したデータと報告された転帰に関する大量の情報を伴うデータ革命がある．これまでの国際標準化作業の経験をふまえると，すべてのデータを収集，管理，分析するための単一の工程または様式に関する完全な世界的な合意が得られるとしたら，驚くだろう．新しい臨床データセットと安全性の目的のために何十年もかけた作業を繰り返すことは，それはファーマコビジランスと何らかの関係はあるが，無駄であろうことを示唆している．

　知識基盤を拡張するより良い方法は，データと情報源の面でより高いレベルでの異質性を受け入れて，知識探索ツール（いくつか調整が必要かもしれない）の代わりに協働の努力に集中することであり，意思決定支援のより良い手法，および，知識がわれわれに示すこととそれをわれわれが賢く使うことについて，開かれた建設的な議論を，筆者は提案する．

### 要点
- すべての集団においてより安全な医薬品の使用は可能である．
- 新しい方法とデータ源は，堅固で科学的に妥当な評価過程に統合する必要がある．
    - データ評価のための何にでも対応できる汎用可能なものはないが，データ管理，結果の監視，データ分析支援の技術は共通である．
        - 幅広い健康の転帰に対する監視の良い事例がある．
- データと収集手順の標準化にわれわれが没頭しないで，患者とその医療従事者に伝えられる有益な知識の最適化を急ぐことがわれわれには必要であり，そうすることで，人々の生活を向上する賢明な決断を下すだろう．
- 開示性，良好なコミュニケーションの実践，そして相互に利益のある国際的な協力が成功のために不可欠である．

Uppsala, Sweden　　　　　　　　　　　　　　　　　　　　　　　Marie Lindquist
　　　　　　　　　　　　　　　　　　　　　　　　　　　　　　　　Ralph Edwards

# 第1章
# 大学におけるファーマコビジランス教育

Raquel Herrera Comoglio and Luis Alesso

　ファーマコビジランス（Pharmacovigilance：PV）の目的は，個人と社会の両方のために，医薬品による有害作用をできる限り避けることである。ファーマコビジランスは，医薬品による有害作用や投薬ミスに関する研究だけでなく，過量投与，乱用や誤使用，不良医薬品または偽造品の使用による害も対象とする[1]。大学においてファーマコビジランス教育を行うことは，患者や社会に対する医薬品の有害作用の検出・評価・防止を推進するうえで，必須の活動の1つである。

　ファーマコビジランス，すなわち"医薬品に関連する有害な作用やそのほかの問題の発見，評価，理解と予防に関する科学と行動"は，学際的な科学である[2]。ファーマコビジランスへの貢献に必要な知識の伝達やファーマコビジランス活動に必要なスキルの習得には，さまざまな視点からのアプローチが必要となる。ファーマコビジランス教育の内容は，薬理学，薬剤学，分子生物学，臨床講義，薬剤疫学，規制・法令情報学，公衆衛生，植物療法など多岐にわたる[3]。医療制度がどのように機能しているかを総合的に理解することが投薬ミスの特定と検出につながる。医薬品による治療，リスクの認知，医薬品の有害作用の受容性もまた社会学的な側面を含む。現代社会において，これらの側面は時に非常に複雑で，行政措置や教育的介入だけでなく，幅広いコミュニケーション戦略，そして

---

R.H. Comoglio (✉) ・ L. Alesso
Pharmacovigilance Service, Hospital National de Clínicas,
Universidad Nacional de Córdoba, Córdoba, Argentina
e-mail: raquelherreracomoglio@gmail.com

©Springer International Publishing Switzerland 2017
I.R.Edwards, M.Lindquist (eds.), Pharmacovigilance,
DOI 10.1007/978-3-319-40400-4_1

メディアなどのさまざまなコミュニケーション戦略によって強く影響を受けやすい。

ファーマコビジランスの手段には，自発報告や情報の抽出や分析を行うための時に複雑な手段がさまざまに存在する。すべての事象が報告されるわけではないこと，定量化が不可能であること，比較可能な対象が欠損していることなどの限界があるにもかかわらず，医薬品による有害作用（Adverse Drug Reactions：ADRs）の自発報告は，市販後医薬品の安全性評価において最も効果的かつ臨床的な方法として位置付けられており，主にシグナルの検出や仮説の生成などを行う医薬品安全性評価プロセスの基盤の1つである[4]。この状況は，自発報告の本質的な要素が何であるかをわれわれに考えさせるものだ。自発報告には，カルテや調査から多かれ少なかれ読み取られうる客観的なデータ（診断や裏付けとなる検査結果を含む数値と事実）だけでなく，客観的でない情報も含まれている。自発報告は，医療従事者や患者の認知に基づくものであり，ファーマコビジランス体制（報告の構成，完全性，選択性，妥当性：情報の伝達），業務環境や個人の能力（医薬品や薬理学に関する知識，時間的余裕，業務負荷）の両方に依存する。医薬品による有害作用の受容性に関する主観的な個人の認識は，医薬品で快楽を得ようとする薬物乱用，病気の重症度，医薬品の利用可能性や入手可能性によってさまざまである。医薬品による有害作用の程度や有害性に関する社会の認識は，経済的基盤，教育水準，政治的かつ組織的な安定性，患者や医療従事者におけるファーマコビジランスに関する教育および知識に依存する。これら自発報告の主観的かつ社会経済学的要素は，副作用が伝達される程度や，ファーマコビジランスの基本的な要素である自発報告の完成度，すなわち質の高い報告の数に重要な役割を果たしている。このことは，規制当局による措置や学会による推奨やガイドライン全体に対し，ファーマコビジランスがどのくらい医薬品による有害作用を回避するために有効に働くかに強く影響を与える。

したがって，ファーマコビジランス教育が多くの側面に焦点を当てうることや，ファーマコビジランス内容の複雑さや網羅性においてさまざまなレベルがあることは明らかである。企業や規制当局のスタッフは通常，特定の定期的なトレーニングを受けるが，これらのコースについては本章では考慮しない[3]。本章は，アカデミアの視点，主に医学教育における視点に基づいて書かれており，米国でも欧州でもない国における経験に基づいて記載されている。

学問的な世界，学部および大学院教育におけるファーマコビジランスの導入の目的は多岐にわたり，それらはすべてとても重要である。*シグナルの生成や評価*

などの医薬品に起因する疾病の発見には，臨床医学の専門的知識が重要な役割を果たすため，医学教育においてファーマコビジランス教育を行うことは必要不可欠である．ファーマコビジランスは患者の安全にとって非常に重要であり，医薬品による有害反応（副作用）を認識することは望ましくない医薬品の作用を回避するうえで重要である．ファーマコビジランスは医療を効率化させる．すなわち，不必要な合併症の回避，入院や入院の長期化の予防による医療費の削減，患者の予後の改善，につながる．ファーマコビジランスは副作用がいつどのように発生するのかに関する知識を提供してくれる．しかしながら，経済レベルやファーマコビジランス制度の成熟状況にかかわらず，多くの国の大学におけるファーマコビジランス教育（そして臨床薬理学の教育でさえ）は，積極的に関わる医療従事者に支えられた効果的な市販後医薬品モニタリングシステムを維持するのに最低限必要なレベルに達していない．

　ファーマコビジランス活動や実績は国や地域によってばらつきが大きい．さらに，医薬品の利用可能性や品質は世界中で同じとは言えず，国の経済状況や技術の差に起因する薬物治療の利用可能性，そして規制も各国で異なる．住民もまた環境，健康度，リテラシーの点で異なる．このように，健康の優先順位や一般的と言われる状況は，大陸，国，地域によって異なる．

　したがって，大学におけるファーマコビジランス教育プログラムを作成する際，対象とする国や地域におけるファーマコビジランスの優先順位を見極める必要がある．医薬品による（いくつかまたはすべての）有害作用が見過ごされていないか？　人々が回避可能な副作用で苦しんでいないか？　医療従事者がそれらを報告するような文化があるか？　特定の地域における医薬品の使用を考慮したうえで，報告は'許容できる'レベルであるか？　医療従事者による報告が効果的であったとして，その報告がどのように規制当局の意思決定に寄与しているか？　報告の公表は一般的か稀か？　稀な場合，何件の症例または症例集積が公表されてきたか？　またその公表は地域レベル，国レベル，国際レベルか？

　医師や薬剤師が医薬品による有害作用を認識し，報告や公表を通してそれぞれの知見を共有し，不必要な医薬品使用の回避や有害作用の防止などを通じて，患者の薬物治療の質を部分的にでも向上させられるようになるために，教育システムが自発報告の手順から薬剤疫学研究の実施までのファーマコビジランス全体に関わる専門知識を十分に提供できているかが根本的な課題である．この*最初の重要なステップは，患者の安全とファーマコビジランスの影響力を最大化するために，関心が高くかつ意欲のある専門家たちを集めることである．*

各訓練の主な目標を特定するためには，参加者に彼らなりの関心をもたせるために，地域や国ごとの優先順位を考慮して，各プログラムに地域的に意味のある内容を含める必要がある。海外のカリキュラムを導入することは，興味深いものでかつ海外ではとても効果的であったとしても，〔自国の〕専門家や学生のニーズに合致していない危険性がある。

大学におけるファーマコビジランス教育の基本的な目的は，副作用が頻繁に起こることを学生や専門家に認識させることである。副作用は，不均一で，ある疾患に似ていたり多種多様な症状や兆候を通して表現されたりすることがあり，患者に投与された医薬品の既知の特性とこれらの有害な兆候を関連付けることが難しい場合もある。

医療の専門家は，ほとんどの副作用が回避可能なものであることを知る必要があり，この回避可能性は，新しい知見と診断方法によって向上していく概念であることを認識しておく必要がある。学生や専門家は，効果的な方法で投薬過誤[*1]を回避するのに十分な知識をもつべきであり，適切でかつ独立した医薬品情報の検索に関する訓練を受けるべきである。また，彼らは，投薬過誤の頻度を減らし，重症度を下げるための戦略を探すことに対して非常に意欲的であるべきである。医師および薬剤師は，ファーマコビジランスの手順および患者安全への積極的な参加者となるべく，国内や海外の報告制度を認識し，質の高い情報を通常の方法で随時報告できるようになるべきである。科学的な知識や臨床上の経験・知識は，副作用に気づく力を高めるための基礎であり，この一連の流れが個人と社会の両方において整備されるべきである。

## 1.1 大学の教育において，ファーマコビジランスを教えることの意味

医科大学のカリキュラムの内容は，主として，既知の病理学的疾患の診断および治療に焦点が当てられている。解剖学に加えて，生理学（器質的な系がどのように働くか），病態生理学（器質的な系がどのように異常をきたすか）や，これらの異常の原因（病因）については，通常早期に学習する[*2]。その後，学生たちは，実験・画像・機能検査による診断基準が明確で主に頻度の高い疾患の診断を学ぶ。カリキュラムの中には精神障害に関しても含まれており，大学での講義を

---

[*1] 訳者注：原文ではmedication errorとなっているが，ここではヒューマンエラーというよりも安全性情報の認識不足という意味合いだと考えられる。
[*2] 訳者注：海外の話である。

終える頃には，医師は頻度の高い精神障害・行動障害・気分障害については，客観的な根拠が十分でなくとも，診断・治療することができるようになる。

　疾病は，薬物治療，外科的治療，生活習慣の助言とカウンセリング，生理学的治療（理学療法と運動療法），心理学的治療など，いくつかの選択肢で治療することができる。薬物治療はより一般的になりつつあり，例外ではなくむしろ標準的な治療である。ますます多くの積極的な利用に関する指針が臨床現場に導入されている。しかしながら，医薬品情報が充実してきているにもかかわらず，大学における医学・薬学のカリキュラムでは，ファーマコビジランスどころか薬物治療そのものに関する教育に十分時間が割かれていない。例えば，英国におけるごく最近の薬科大学におけるファーマコビジランス教育に関する横断調査によると，ファーマコビジランス，特に自発報告へのかかわりに関する薬学部生への教育時間が，4年間で4時間未満であると回答した薬科大学は54％を占め，4〜8時間が38％，一大学だけが20時間と回答した。全体の23％の薬科大学がファーマコビジランス教育をカリキュラムに組み込むことすらしていなかった[5]。

　医薬品の有益性と有害作用に関する情報は常に更新されなければいけない。新たな懸念や発見は，新薬だけでなくいわゆる古い薬や二剤以上の併用に関しても，常に生じる。しかしながら，*薬学や医学の教科書では，この情報は固定された状態で改訂され，明らかに不完全で適切でない状態のまま，ただ新版になるだけである*。製薬企業は，医薬品情報を通じた臨床家経由で直接的に，研究者会および専門学会経由で間接的に，または学術会議への参加などを通して，処方医に対する教育活動を行っている。製薬企業による影響は，卒後教育だけでなく学生教育レベルの内容にも及んでいる。


　いわゆる本質的に'良い'製品としての医薬品に対する経済的関心の影響や，一般社会的な認識は，一般化された過剰処方医薬品の処方につながる。加えて，多くの医療システムにおいて，患者は多様な専門医を受診し，それぞれの専門医は専門領域の疾患や症状を治療する傾向があり，医師は他の専門医が処方した医薬品を変更することを嫌う。患者とは，異なる病理学的な診療科ごとの疾患によって成り立っているという概念は，医学における学生教育と卒後教育によって支えられている。その結果，総合的な患者治療の必要性や要求というよりはむしろ過剰な処方につながることがしばしば起こる。

　ファーマコビジランスは合理的な処方も扱う。過剰な処方は医療のすべての領域に影響するが，特に精神状態に対して敏感な問題をはらんでいる。時に，いわ

ゆる正常といわゆる病的な心理状態の間の境界はあいまいで，薬物治療は，個人の健康のためではなく，それらの機能を社会的規範に沿わせることを優先させるために行われる。ある感情は病的と判断されるがその境界は必ずしも客観的ではない。悲しみや感情の落ち込みはいつうつになるであろうか？ 悲嘆はいつ病的になるであろうか？ 不安や不眠や抑うつに対する長期薬物治療には，副作用という観点と個人または社会の両方に対して，副作用という観点から費用が発生する。ADHDという疾患は，ストレスの多い環境または活動的な環境に対する反応を反映しているはずで，言うことを聞かない子どもを指しているわけではないはずである。もしそうなら，それは常に薬物治療の対象になるのであろうか？高齢者，とりわけケアホームにいる人は，特に過剰な処方や向精神薬の処方を受けている。

　ファーマコビジランス教育を行う際，医学および臨床業務の両方の教育における高度に階層化されたピラミッド型の構造が，学術的な領域においても十分機能するものとして認められている必要がある。しかしながら，確立された処方や保守的または経験豊富な指導者の助言に反論したり無視したりすることは，学生や若い専門家には特に難しい。したがって，理想的には，最初は指導的スタッフや柔軟な経験を持つ専門家と働くことが望まれるが，残念ながら必ずしもそれがかなうわけではない。

### 1.1.1　大学では，誰にどのようにファーマコビジランスを教育すべきか？ 大学で，誰に，どのようにしてファーマコビジランスを教えるのか

　学部生あるいは大学院生はどうか？　ファーマコビジランスの学部生教育は必須である。学生は，多種多様な副作用，既知の副作用の頻度，投薬の過誤を考慮すれば副作用はもっと多いという事実に気づくべきである。薬物−薬物相互作用または食物−薬物相互作用に関連する投薬過誤は回避することができるが，もし軽視してしまえば，〔薬理学的な機序による〕タイプA副作用の頻度が増大する。投薬過誤についてより多く学ぶことは，患者に安全な治療を提供するための医療従事者の能力を向上させるだろう。

　学生に対するファーマコビジランスの授業は，通常，非常に参加型で熱心なものである。これはおそらく，学生が処方したり調剤したりすることを許可されておらず，よって責任を負わないためである（状況によっては，報告に対する臨床医の消極性を部分的に説明することができる）。学生が臨床医になり，患者の治療において自分たちが最も責任あるパートナーである（またはそう感じている）

時になってファーマコビジランスへの熱意が冷め切ったのを，われわれは何度も見てきた。したがって，ファーマコビジランス教育の本質的な部分は，医薬品の安全な使用を繰り返し行う中での[副作用]報告の重要性を強調しつつ，[副作用]報告の主観的要素を強化することである。医療体制と専門教育の改善の出発点としてすでに取り組まれている投薬過誤の本当の価値を，もし投薬過誤がのちのち認知され避けられるのであれば，主張することも重要である。法的，専門的，さらには感情的な側面（恥や後ろめたさなど）についての議論を促進することは，医薬品の安全な使用を促進するうえで非常に重要である。

　臨床医は，彼らが処方している医薬品についてや，その他の患者の処方薬または一般用医薬品との相互作用について，十分な知識と理解がないため，ファーマコビジランス分野の大学院トレーニングが必要である。

　医師にとっては，一連の規制手続きや分類としてのファーマコビジランスを学ぶことにはあまり関心がない。製薬業界や規制当局で勤める人または関心がある人を除いて，ファーマコビジランスの規制について学ぶことに利点はない。病院にファーマコビジランス部門を設置することは規定されていないため，臨床現場では必要ないし，実際，ほとんどの国ではそのような病院は稀である。

　医師の関心が欠如していること，または医師がファーマコビジランス活動に熱心に取り組んでいないことを説明できるもう1つの重要な理由は，前述のとおり，医師の責任にある。ファーマコビジランスに関する有益な話が臨床医に与えられ，製品の不具合に話が及ぶと，聞き手は通常，熱狂的に反応して，生き生きとした説明や実際の症例を示す。もちろん，製品の不具合が副作用の原因となった場合，責任は規制当局や医薬品の購入手続きなどに移るが，医師による不備や過誤が発生した場合には（医薬品の相互作用や患者の感受性要因を考慮しなかった），名声を喪失する潜在的な原因として感じられ，自己評価を損なう可能性すらある。そして，医療従事者に対して，報告する意欲を脅かす可能性のあるものを克服するためのファーマコビジランス体制に対する信頼と，実践的な戦略の両方を与える必要がある。

　病院および地域の薬剤師は，自分の専門分野における医薬品の安全性のアドバイスを適用しようとする際の難しさが伴う。地域の薬剤師は時に医療上の処方の矛盾に関する不快な役割に直面し，売り上げや顧客を失う危険を伴う。病院の薬剤師は必ずしも流暢に医療スタッフと対話できていない。

　*適応設計*　内容と教育戦略の両方に適応するデザインは学習と学生の参加を促す。

*聞き手* 聴衆の均一性，あるいは逆に，聴衆の混在には長所と短所がある。同種の聞き手に対しては，より均一に話す内容を選択できるが，例えばそれは医師，薬剤師，歯科医師，または看護師ごとに異なる。異種の聴衆（例えば，地域社会や病院の薬剤師や医師など）では，異なる物の見方および活用されるべき豊富な経験の情報源を交換するという点で非常に興味深いものである。学生が異なる専門教育水準（看護師，救急医療士）である場合，同じ内容で別のセクションを作成することが望ましく，学生の過去の訓練に応じてより理解されやすい言葉や説明を用いる。

- 対象となる聴衆のために特別に用意されたカリキュラムを構築する。他所から導入したカリキュラムには地域のニーズを満たしていない危険が伴う。
- 内容は柔軟でなければならず，授業の活動とデザインは学生（聞き手）の必要度や見識に適応させる必要がある。
- 1つまたは複数の特定のトピックの出発点として，学生／参加者から提供される事例を扱う。
- 学生／参加者に医薬品安全性情報を積極的に検索し，ファーマコビジランスセンターへの相談を促進するよう指導する。
- ［副作用等］報告を促進し，国家ファーマコビジランスセンター（National Pharmacovigilance Centers）との緊密なコミュニケーションを促進する。
- ファーマコビジランス報告の客観的要素と主観的要素の両方に取り組む。

## 1.2 まとめ

医学は過去70〜80年で驚くほど発展し，進歩した。薬物療法はこの発展において中心的役割を演じ続けており，引き続きその役割を果たしている。しかし，産業や経済の発展があるレベルに達してしまい，さらなる効果が有益となるよりも有害となるのと同じように，薬理学的治療の広範な普及は否定できない進歩であるというだけでなく，母集団や個人の健康にとって現実的にあるいは少なくとも潜在的な害であるとみなされる。今や，新しい治療法（および医薬品の扱いについて医療従事者が教えられた使用方法）は効果的にこの進展を持続できるかどうかを問うときがきた。そして重篤であれ非重篤であれ副作用によって生み出される害の実際の範囲には，最も脆弱な者，高齢者，小児，重症患者の人々が特に含まれており，また，彼らだけに限らない。

本章のタイトルは「教育」である。しかし，ファーマコビジランスを「教える」ことはできるとは誰も想定していない。すべての授業，あらゆる議論は，たとえ非公式であっても，活発で刺激的な挑戦であり，患者や健常人における薬の影響についてより多くの情報を見つけ出すための論証のやりとりである。利用可能な科学知識の増加と革新という性質のために，ファーマコビジランスは研究され学ばれるべきであり，まさに「製品の全ライフサイクル」と「われわれ専門家の全ライフサイクル」の両方を通じて，ファーマコビジランスを教わるといってしまっていいだろう。これを持続可能にするためには，モチベーションを維持すべきであり，このような持続性は個人がファーマコビジランスという科学への貢献の価値を確信している場合にのみ可能である。

Ronald Meyboom氏の次の言葉で締めくくりたい。「現実の医療／医薬品の実践は，ファーマコビジランスにおいて必要とされるデータと情報の源である。迅速性，信頼性，関連性の観点からのファーマコビジランスの質は，報告者や実践者が提供するデータに依存する。教育とコミュニケーションは明らかに，ファーマコビジランスを強化し，さらに改善するための主要なツールである」。

**謝辞**：著者はDr. Brian Edwardsの査読と彼の貴重なコメントに感謝する。

### 参考文献

1. Meyboom R, Egberrs A. Gribnau F, Hekster Y (1999) Pharmacovigilance in perspective. Drug Saf 21 (6)：429-447
2. Uppsala Monitoring Centre. Vigilancia de la suguridad de los medicamentos. Guia para la instalacion y puesta en funcionamiento de un Centro de Farmacovigilancia
3. Beckmann J, Hagemann U, Bahri P, Bate A, Boyd IW, Dal Pan GJ, Edwards BD, Edwards IR, Hartigan-Go K, Lindquist M, McEwen J, Moride Y, Olsson S, Pal SN, Soulaymani-Bencheikh R, Tuccori M, Vaca CP, Wong IC (2014) Teaching pharmacovigilance：the SHO-ISoP core elements of a comprehensive modular curriculum/ Drug Saf 37(10):743-759. Doi:10.1007/s40264-014-0216-1
4. Edwards IR, biriell C (1994) Harmonisation in Pharmacovigilance. Drug Saf 10(2):93-102
5. Smith MP, Webley SD (2013) Pharmacovigilance teaching in UK undergraduate pharmacy programmes. Pharmacoepidemiol Drug Saf 22(3):223-228.doi:10.1002/pds.3311, E@ub 2012 Jun 29

# 第2章
# 規制において失われたもの

Pia Caduff-Janosa

　医薬品の安全性に関する規制の目的は，関係者（規制当局，販売承認取得者，医療関係者（関係する場合））の法的責任を可能な限り明確化し，施行するとともに，関連する義務をどのように遵守すべきかの指針を規定することである。公表されたガイドラインは関係者のコンプライアンスと達成度を決定することとなるため，その根拠法自身と同様，その成果に大きな影響を与える。

　われわれは，ファーマコビジランスに関する規制が事実上存在しない状況[1]から，想定できるすべての不測の事態に関して可能な限り詳細を明らかにするため，良かれと思われてなされたことであるものの，膨大な文書を収集するという現在の状況へと発展する姿を見てきた。その意図は，好ましくない事象から患者を保護するため，前臨床試験（preclinical）[*1]からライフサイクルを通じた医薬品に対する切れ目ない安全性監視を確保することであるが，今日までわれわれが

---

[*1] 訳者注：ヒトに投与する前に行うべき非臨床試験。非臨床試験は臨床での開発段階以降にも行われることがある。

[1] 20世紀半ばまで医薬品規制は主に，製造と販売に焦点が当てられており，今日では基本となっている有効性に関する文書は要求されなかった。医薬品は，既知の毒性物質により汚染されている場合に安全でないと考えられたが，有効成分自身がある患者に対して害になりうるとの概念は一般的ではなかった。

P.Caduff-Janosa
Uppsala Monitoring Centre, Uppsala, Sweden
e-mail:Pia.Caduff@who-umc.org

©Springer International Publishing Switzerland 2017
I.R.Edwards, M. Lindquist (eds.), *Pharmacovigilance*,
DOI 10.1007/978-3-319-40400-4_2

得ていないものは，広範かつある意味脅迫的なほどの規制が，より安全な医薬品，医薬品のより安全な使用，そして究極的には患者の安全に，実際につながっているという証拠である。

## 2.1 サリドマイドのおかげでうまくいっているのか？

サリドマイドは，現在においても先天性奇形をもって生まれた1万人を超える子供たちとその家族にとっての悲劇だ。ヨーロッパにおいては，販売承認を与えたこと，アザラシ肢症の突然の増加の原因に対する認識の遅れ，問題調査と措置に係る規制当局の及び腰な対応，医薬品と副作用の因果関係の認識，被害者，医療関係者，国民との開かれたコミュニケーションができなかったことといった，その全般にわたっての失敗の典型である[2]。

サリドマイドの悲劇は，既存規制の強化に対する強い必要性および，新薬承認プロセスの大幅な改善への警鐘となった。また，そのほかの要因も医薬品の安全性への関心を高めた可能性がある。医薬品による多くの副作用とは異なり，〔サリドマイドによる〕先天的な異常はつぶさに視覚的に確認できる障害であり，か弱い集団（この場合，新生児）に影響を与える医薬品の服用が原因の可能性があると考えることができる。このことが専門家のみならず医薬品を使用する一般の人々の間においても，医薬品の使用はリスクがないわけではないとの認識を高め，より良い医薬品監視への求めにつながったのかもしれない。結局，規制当局を動かしたのはマスコミ報道であった。

急速な科学と技術的な進展は，有効性，安全性，品質におけるより信頼度の高い研究の実施を支え，ある医薬品の販売承認の許可を与えるか否かの判断の際に，より良いデータを提供してきた。1968年に設立された世界的なファーマコビジランスネットワークであるWHO国際医薬品モニタリング制度（WHO Programme for International Drug Monitoring）[3]は，あらゆる情報源からの副作用報告を収集，蓄積，評価することにより関連のある事項を速やかに特定する手段を提供した。業界が有する安全性情報データベースは，それぞれの企業の製品

---

[2] 米国FDAは安全性に関する懸念からサリドマイドを承認しなかった。その当時，安全性に関する問題を示したデータがあったことを示している。

[3] このプログラムは，1968年，医薬品による副作用報告の共有を求める10カ国で始まり，2015年9月17日現在，121の正会員国と29の準会員国からなる。詳細は以下参照。
https://www.who-umc.org/global-pharmacovigilance/members/who-programme-members/

に限られるものの,より包括的なものになっていった。そうしたデータベースは,販売開始前,販売開始後の包括的な安全性データを有するが第三者がアクセスすることはできない。

サリドマイド事件の後は,うまくいっているといえるのか? とてもそうではない。それから50年経った今も,なんらかの規制措置が講じられる前に多くの患者に重大な被害を引き起こした医薬品がその長いリストに付け加えられ続けている。

## 2.2 現在の規制は機能するか

現在の規制要件やその実施が医薬品による被害がより少なくなる安全な医薬品使用に実際につながっていることを示す根拠を探してみると,こうした疑問にはまだ答えられていないという現実にすぐに気づく。

医薬品開発における規制の影響は2007年,MarchettiやShellens[1]により検討され,また,米国FDAのSentinel Initiative（URL：https://www.sentinelinitiative.org/）において米国FDAの規制措置の影響を評価するため,それまでにどのような研究が行われてきたのかを調査するパイロット研究が実施された。研究者は施策の成果ではなく,施策の影響を評価するための手法に焦点を当てたため,規制措置がどのような影響をもたらしたのかという問いにはまったく答えていない。

2012年,Nkengら[2]はリスク管理に関する規制関連ガイダンスの公表に関連して2000-2009年のリスク最小化介入（Risk Minimization Interventions（RMIs））について論評した。その研究はICH地域に限られたものであったが,米国においてのみガイダンス発出後にRMIの数の顕著な増加が認められた。しかしながら,この研究においても,患者視点での成果に対するRMIの実際の影響については評価されていない。

Bouvyら[3]はヨーロッパにおける生物学的製剤のPSURについて費用に見合う有用性（cost-effectiveness）が確認できるかを検討し,この種の分析が実施可能であり,またされるべきと結論したが,現在の規制実態下において〔PSURが〕より安全な医薬品の使用につながっているとの証拠は示されていない。

Pacurariuら[4]は,PRAC[*2]設立後18カ月（2012年7月から2013年12月まで）の間に当該組織に提出されたシグナル[*3]ならびにこの新たなプロセスの効率性の評価について報告した。18カ月という調査期間はおそらく,PRACの勧告が

実際に患者に対する安全性への効果を評価するうえでは，効果が仮にあったとしても，短すぎる。ゆえに，われわれは過去に規制がないことによる影響を経験してきたものの，現在の規制がより良い結果に結びついているとの証拠を現在のところ得ていない。もし，われわれが患者の安全性を大きく改善するための規制を必要とするのであれば，現在の規制が有効であるかを確認する必要がある。もし有効でないのであれば，われわれは時間とリソースの無駄遣いをやめ，われわれのゴールを達成するためにより良い方策を検討する必要がある。

## 2.3 調和：ビジネスのグローバル化と安全性のグローバル化はイコールか

規制はそれぞれの国のものであるが，ビジネスはグローバルである。そのため少なくとも業界の観点からは，規制要件の国際的な調和が求められている。国際的な企業は，製品が上市されている，または臨床試験を実施しているすべての国の規制に従う必要がある。異なる規制要件は業務負担の増大，業務の重複，コンプライアンスを担保するための時間・リソース両面での膨大な投資の増大につながる。医薬品規制調和国際会議（ICH）は日米欧の規制当局と業界団体の代表からなる組織体で，有効性，安全性，文書フォーマットに係る基準や規制要件の共通化に向けて1990年から活動している[*4]。この組織は17カ国，世界人口の約15％を代表する組織で，WHO，カナダ，欧州自由貿易連合（EFTA）がオブザーバーとなっている。ICHガイドラインは，いくつかの非ICHの規制当局においても採用されており，事実上，ヨーロッパ，アメリカ，日本はそれぞれの域外の規制にも間接的に関与していることとなる。

同等な内容，共通の様式，期限等の予定は，医薬品の安全性にとって根本的な情報の交換に役立つ。

ICHガイドラインは科学的に適切であり，それが作られた国や地域において共

---

[*2] 訳者注：Pharmacovigilance Risk Assessment Committee. 欧州医薬品庁（European Medicines Agency）の委員会の1つ。ヒト用医薬品の安全性に係る評価，モニタリングを行っている。
[*3] 訳者注：シグナル：それまで知られなかったか，もしくは不完全にしか立証されていなかった薬剤と有害事象との因果関係の可能性に関する，さらに検討が必要な情報（World Health Organization. 2002）。1つあるいは複数の情報源（観察および実験を含む）から派生した情報で，新たな潜在的な因果関係や，介入と事象あるいは介入と一連の関連事象との間にある既知の関連性（有害か有益かにかかわらない）についての新たな側面を示唆するもので，検証的行動を正当化するのに十分な確からしさがあると認められたもの（Commission Implementing Regulation (EU) No 520/2012）。
[*4] 訳者注：ICH：主に新薬開発に関して各地域の医薬品承認審査の基準の合理化・標準化が必要となり，1990年4月，日本・米国・ヨーロッパの各医薬品規制当局と業界団体の6者によりICHが発足した。現在は，スイス法人として再出発を果たし，その他の地域の国々も参加可能となっている。

通の基準を構築するという目的を果たすものとされている。しかしながら，それらは低・中所得国を除く先進国の業界や規制当局により構築され，主に先進国の見解を反映したものである。ICHガイドラインは影響力のあるICH国において標準にするべき基準とされており，それらを世界的に導入するという圧力がある。非ICH国へのICH基準の拡大は，世界的な情報交換を活性化することを通じたファーマコビジランスの"グローバル化"の1つの手段であるかもしれない。しかしながら，その決定過程から除外され，それらガイドラインによって彼らの懸念やニーズが解決されないと考えている国々にとっては，それらを採用することには消極的であるかもしれない。

ICH外の多くの国々はヨーロッパやアメリカに相当する医薬品規制システムを有しており，それ以外の国ではそうした規制システムは成長，成熟の途上にある。ある国においては適切に機能するファーマコビジランス体制構築の困難さに加えて，すでに限界に近い行政当局のリソースに，追加的な負荷となる政治的な不安定さ，戦争，自然災害で苦しんでいる。そのような状況のもとではICH国との規制要件の調和にリソースを使うことは，優先事項とは見なされにくい。ICHガイドラインは，それらが適用される国のニーズを満たすとしても，低・中所得国にとって必ずしも適切なモデルではない。特に，綿密に監視されうる地元の医薬品業界がない国や，医薬品がvertical program*5で供給されている国，同じように規制が不十分な市場から医薬品が輸入される国の場合がそうである。さらに，使われている医薬品に加え，基礎疾患，医療構造，予算を別途考慮する必要があるかもしれない。どの医薬品が使えるか，どのようにそれらが使用可能な状態になっているかはさておき，重要な地政学的差異に関する明らかな事例としては，栄養状態や異なる集団の遺伝的表現型がある。

非ICH国には，わが道を進む国もあれば，ICH国からの（規制上の）推奨やガイドラインを取り入れることを選んだ国もある。アラブ諸国向けのGVPガイドライン（532ページに及ぶ）[5]は異なる地域でEU GVPが取り入れられた一例である。確かにEU GVPガイドラインは包括的かつ象徴的なものではあるが，その事実があるからといって異なる地域においてGVPガイドラインが有用になるであろうか。適切な一般原則が最良の形でその国で採用されるための余地（あるいは勇気）があるべきではなかろうか。

世界的なファーマコビジランスの観点から，世界中に適用，また受け入れ可能

---

*5 訳者注：医療制度全般の整備が遅れている国等において，特定の疾患に対してその国等以外の資金により医薬品等が提供される仕組み。

な共通の基準を構築する必要がある。このことは，その議論や決定過程において低・中所得国が常任の対等なパートナーとして含まれることのみにより実現可能である。われわれは共通する規制要件がその国で採用されるための余地を見出し，許容しなければならない。

## 2.4 規制ガイダンス：手助けなのか，障害か

　規制そのものは，本来悪いものでも不必要な負担でもない。業界の理想像や理念は別のことをわれわれに信じさせたいのかもしれないが，製品は慈善のためでなく利益のために上市されるものである。高収益が見込まれる場面において，品質，有効性，安全性において近道をする誘惑は大きい。もし，医薬品市場がそれほど利益につながらないのであれば，医薬品の偽造や違法取引は今よりもっと小さな問題であろう。高い倫理基準に基づき働く多くの人々の努力と関与にもかかわらず，残念ながらわれわれは，医薬品に限らず業界の倫理に無条件に頼ることはできず，規制は問題発生の抑制に貢献しているものの，すり抜けられるし，実際そうされている。Temafloxacinは販売承認取得者と米国FDAが生命を脅かす副作用[4]により市場からの撤退を議論している中でもその販売が推し進められた[6]。また，最近明るみに出たディーゼル車における排ガス試験ソフトウェアを不正操作したフォルクスワーゲンは，非常に多くの企業不正の最近の事例だ。規制は必要だ，しかし問題はわれわれが正しい方向に進んでいるかだ。

　ICH地域での法的な規制要求は概して同等であるが，それらを遵守するためのガイダンスの量も種類も大きく異なる。合わせて約50ページである米国FDAのGVPとその計画に関する業界向けガイダンスは，その内容と方法に関して実務上の助言を提供している。当該文書は義務ではない推奨事項を含んでおり，したがって，実際的な解決法への余地を残しているということが説明されている。EUのGVPガイドラインのセクションⅣB（米国FDAの業界向けガイダンスにおけるCharacteristics of a Good Case Report[*6]に相当）[7]において，質の高い

---

[4] Temafloxacinは1991年の終わり，ヨーロッパとラテンアメリカで承認された。1992年2月の米国FDAによる承認の直後，血液，肝臓，腎臓を含む多臓器疾患を呈する重篤な，いくつかの例では致死的な副作用が警報に値する頻度で報告された。米国FDAとの複数回の協議後，1992年6月5日，販売承認取得者はその医薬品を市場から引き上げることに合意した。その2月から6月の間，販売担当者は，規制当局との協議について知らされなかったのみならず，その医薬品の継続的な販売を強く求められた（J. O'DonnellのDrug Injury. Liability, Analysis and Prevention, 2001年第1版による）。市場からの引き上げ後，米国において法的な不正による死亡と傷害に関して数件の裁判が提起され，1997年になって決着した。

ICSRの最も重要な要素が明確に説明されている。それが，規制当局が受け取ることを明確に期待しているものであり，規制当局がGVPへの遵守状況を確認するために販売承認取得者を査察した際に確認することだ。

　米国FDAのアプローチは共通認識を提示するが，結局，医薬品業界は非常に多様だ。最新の生物学的製剤のモニタリングには，ガソリンスタンドや雑貨店で販売しても十分安全と考えられるほどに安全性プロファイルが非常によく確立している医薬品に対する監視とは異なる困難さがある。

　米国ガイダンスの質素さに対し，EUのGVPガイドライン[8]は16のモジュール〔と呼ばれる文書〕からなり，9～90ページからなる12の文書といくつかの補遺が最終的にまとめられ，公開されている。GVPには，枠組み，期限等のスケジュール，書式の詳細が示されているが，それに対し規制当局へ提出される安全性報告書の医学的な内容に係る留意点は最小限である。冷静な読者は，したがって，どのように報告すべきかについての詳細を知ることができるが，懸案を調査するための基礎となる，また有用な仮説の構築に役立つ医学的，科学的情報に関する手助けはほとんど得ることができない。このことは販売承認取得者の適切な判断を信頼しているとみなすことができるかもしれないが，その内容ではなく，形式に注目することにつながり，ファーマコビジランス活動への悪影響を伴う。膨大な量で，無味乾燥，技術的で，一部法的な文面によってGVPは，電子技術の専門家や長年のファーマコビジランス熱狂者に対してさえ，わかりやすい手引きからはほど遠いものになっている。しかしながら，私は2012年のDrug Safetyに投稿された論説"Good Pharmacovigilance Practice and the Curate's Egg"[9]において"非常に有益なガイダンスや情報がある"との指摘をした著者のIR Edwardsに賛同する。実際，GVPは医薬品の安全性監視において提起されうる論理的な可能性や疑問点を包含し，当然正しい形式での規制上の義務をどのように果たすかに関する実行可能な回答を提供する。

　その意図は適切であり，それを取りまとめるための努力はすばらしいが，重み付け，実際的なアプローチへの余地，科学的内容に的を絞ることへの対応が欠けている。善意の巨大なモンスターのような絶大な分量であり，それらは離れてみると興味深いが，むしろ鍵をかけてしまっておきたい。米国のガイダンスのよう

---

*6 訳者注：Guidance for Industry Good Pharmacovigilance and Practices and Pharmacoepidemiologic Assessment (March 2005) の第Ⅲ章，B。
https://www.fda.gov/downloads/Drugs/GuidanceComplianceRegulatoryInformation/Guidances/UCM071696.pdf

により端的かつ実際的に要約された，ずっとページ数の少ないより実用的な文書に集約された基本的な科学的内容に関するより良いガイダンスは，そのモンスターを信頼できる友に変えうるのだ。

規制当局と販売承認取得者，双方の負荷を減らすための努力が続けられてきた。販売承認取得者から規制当局への文献評価に係る責任の移転は，業務の重複を避ける重要なステップであり，このアプローチが実際に機能すれば，データベース上の重複した報告の削減に貢献するであろう。他方，GVPに従ってすべての既知非重篤の副作用が現在ICSRとして規制当局に報告されなければならないが，そのための業務負荷とその規制要件の有益な効果とのバランスは，疑わしい。

規制当局が彼らの業務に関連する情報を入手したいのであれば，医療関係者または業界にかかわらず，これらの報告者に対して規制当局が提供する指針は，的を絞った，実用的で，使い勝手の良いものでなければならない。

## 2.5 形式のために内容を犠牲にしている

規制当局には法的要件を実施する義務があり，ある関係者には規制要件を遵守させるためにより多くの"奨励"が必要である。査察は販売承認取得者の規制遵守を促す1つの手法だ。規制不遵守は，製造許可の撤回にも至る措置につながる。査察における重大な指摘事項は，特に規制上の決定が法的に義務となっており，その企業が法廷の場において規制当局の決定に異議申し立てできる国においては完全なものでなくてはならない。

ICSRや定期報告のスケジュールやフォーマット〔への遵守〕は監視や過失時の警告が容易だ。スケジュールの遵守に関して見解が不一致となる余地はほとんどない。これが不遵守の指摘事項としてあげられれば受け入れられるであろう。科学的な評価が適切であるか否かを判断し評価や批評することはより困難であり，したがって，より議論になりやすく，申し立てを受けやすい。もし，このことが制裁措置につながる重大な査察指摘事項の核心であるならば，長期かつコストのかかる法的紛争につながる可能性がある。それに対する安全策として査察官の注意はその内容ではなく形式に焦点が当てられ，販売承認取得者もそれに従って対応する。正しい様式に記載し，時間どおりに提出するのだ，もし提供された情報が最小限の報告基準かそれを少し上回るものに限られており，適切な臨床評価に関連した情報を含んでいないのであればそれは残念なことだ。

リスク最小化の方策は，しばしば自発報告によるデータに基づきとられる[10]．したがって，質の高いICSRの提出を求めることは，規制当局にとって最重要であるべきだ．もし，規制要件の焦点が形式より内容にあれば，またガイダンスがこの考え方を反映したものであれば，査察担当者が質の低い報告に異議を唱えやすくなるであろうし，販売承認取得者がより良い報告にさらに投資するインセンティブとしても働くであろう．厳格なスケジュールは報告の質を高めるうえで障害となりうる．なぜならば，報告が一度登録されると，追加情報により当該報告を完了するための圧力が弱まり，また規制当局に複数の続報を提供する必要性が業務の流れを複雑化し，販売承認取得者および規制当局双方の業務負担を増大させるからである．

現在の副作用報告に係る注力点は常に，規制上の報告要件（報告者，患者，医薬品，副作用）を満たす最低限の情報を示す個別症例安全性報告の提出にはつながっているものの，因果関係の評価を可能にする情報はほとんど，あるいはまったく提示されていない．規制当局が"発現日不明，投与量不明の医薬品Xによる処置を受けていた女性患者が副作用Yを発現した．病歴，併用療法，とられた対応およびその結果は不明"とする報告を受けることは決して例外的ではない．そのような報告は，医薬品Xが副作用Yの原因となりうるかの合理的な可能性の評価を求められる評価者にとって日々の悪夢だ．

われわれが必要なのは，発生した事象に関する詳細，完全な時系列情報，関連する病歴，併用療法に関する情報，どのように鑑別診断が行われたか，被疑薬に対してとられた措置，報告された副作用の転帰が記載された質の高い自発報告である．回復までの期間や報告された副作用に対する処置に関する情報の提供は，期待される経過や転帰に関する重要かつ強く求められている情報に関する知見を追加することとなる．この情報を入手することは困難だ．医療専門家は多忙であり，彼らにとって負担となる活動で不合理と認識されうるものに割く時間はほとんどない．多くの医療専門家は，副作用報告の重要性や，彼ら自身や患者が適切な報告から得られる意義を理解していない．報告に関する義務だけでは不十分である．われわれは，医療専門家に報告の価値を確実に理解してもらい，彼らがファーマコビジランスに使った時間に見合う価値を提供しなければならない．報告された副作用と医薬品の関連性に係る因果関係評価や，副作用データベースや科学論文からの情報を一次報告者へ速やかにフィードバックすれば，医療界に対する安全な医薬品への貢献の動機付けとなる．既存の電子記録を用いて使用者視点に立った連携を提供することにより，多忙な医療専門家への負担がより軽減さ

れるであろう。

　規制当局は，医薬品の安全性に関する適切かつ有益な情報を提供する義務がある。副作用に苦しむ患者とその医療従事者は，一義的には彼らの懸案である副作用が製品情報文書に掲載されているか否かを規制当局から聞くことに興味はない。彼らは，経過，重症度，処置，回復に関して期待できることを知りたいのだ。十分に裏付けられ，臨床的に的が絞られた報告は顕著にこのような知見を加えることとなり，それらを入手するために可能な限り努力が図られるべきである。

　質の低い報告は，安全性データベースにおける不均質な報告としての貢献という役割があり，したがって大規模なデータセットの検索において潜在的なリスクを顕在化させる助けとなることから*7，性急に放棄すべきでないとする議論があるかもしれない。しかし，われわれはそのような報告は，特定された課題の実際の科学的な評価において完全に無意味であることを認識する必要がある。利用可能な唯一の情報が，被害を受けた患者と加療中の副作用に関するものであったとすると，因果関係評価はできず，リスク要因や潜在的なリスクのある患者層に関して特徴付けることもできない。この事実は，潜在的な安全性の課題を調査することにあまり前向きではない販売承認取得者に対して，他から懸念が示唆されている時でも，評価不能であるとして質の低い自発報告を無視する口実を与えることとなる。そうした相当数の評価不能な報告が販売承認取得者から規制当局に提出されており，報告の内容に責任を有しているという事実は都合よく見逃されている。

　われわれは，質の低い報告の収集，データベースへのそれらの登録，規制当局への転送においても作業，時間，リソースが必要であり，それらをほかのより必要性の高い，またより重要な安全対策には活用することができないことを忘れるべきではない。このことは，規制当局が形式ではなく，内容により重きを置くまで変わらないであろう。しかしながら，もし，ファーマコビジランス査察において内容に重きが置かれることになれば，真の改善につながるであろう。

---

*7 訳者注：不均質性に基づいて統計的シグナル検出（ROR，BCPNN，MQPSなど）が行われている。

## 2.6 処理できる以上のものを求めるべきではない

　副作用報告は，販売承認取得者に対して義務付けられているが医療専門家の医薬品安全性監視への参加は任意である。副作用報告が法的に義務付けられていても，この規制要件を実行することは非常に困難である。もし，規制当局が医療専門家が副作用報告しないことに対して訴追したいとしても，まずはじめに規制当局は患者が苦しんでいる状態が副作用であった可能性があり，それがその医療専門家により報告されていないことを証明しなければならない。さて，だれかの心の中で起きた，または起きなかったことを証明できるのであろうか。たとえ，この疑惑が医療記録として文書化されていたとして，法的手続きにおいて規制当局がすべての医療記録を調べる能力があるだろうか。副作用症例の報告を専門家が科学雑誌において行い，その症例が国のデータベースにおいて確認できない場合，報告要件には該当していなかったということが論理的な結論だ。そうであっても，あてにならない医療専門家に立ち向かうことで副作用報告の行動様式を改善するのは難しいが，反感や，場合によっては嘲りにより改善が実現されるかもしれない。医療専門家に対する副作用報告を求める法的な要件は，それ自体では法令遵守を改善しないが[5]，医療専門家に対する強制力としてではなく，医薬品の安全性に対する認識を高め，また維持するための媒体として利用することができる。実効性のない法規制は牙のないトラだ。不遵守の場合でも法的な措置がとられないと知られていれば真剣に認識されることはない。

　医薬品の販売承認の基本として製薬企業は有効性，安全性，品質に関するすべてのデータを提出することが厳格に求められている。この文書は非常に膨大であるために，電子的な提出は審査官だけでなく文書管理チームにも好ましいことと認識されている。この情報が適切な期限内に，すべて評価されうるのであれば販売承認の前に新医薬品に関して可能な限りの情報を要求することは非常に合理的だ。仮に，すべての提出された文書を処理するためのリソースがあまりにも不足している国々において欧米の要求事項が無批判に採用されると，先進国の規制当局にとって困難なことは直ちに不可能になりうる。特許期間が限られるという圧

---

[5] 2002年，スイスでは医療従事者の副作用報告を法的要求事項とし，医療界と広く共有した。短期的には医療従事者からの報告件数は急速に増加した。規制当局が積極的な，大規模副作用報告促進活動を停止すると，製薬業界からの報告は引き続き顕著に増加する一方，その報告件数は変化しなくなった。詳細は以下。
https://www.swissmedic.ch/ueber/00134/00441/00445/00568/index.html?lang=en
（訳者注：現在はページが見つからない）

力のもと，承認を可能な限り速やかに取得することが企業の関心事であり，したがって，規制当局に対する大きな圧力となる。国民からの圧力もある。規制当局はもたもたしていると，病気に苦しみ，新薬が治癒，または少なくとも顕著な改善をもたらすことを期待している患者による批判に直ちにさらされることとなる。

　規制当局は一部納税者，一部業界により支払われる手数料により資金的に支えられている。前者は規制を決定した政治家が，同じ規制の実施により求められる業務に必要とされる予算割り当てにかなり消極的であるという観点から問題となる。また，後者は，規制当局は業界から完全に独立していなければならないと考える人々により非難される。このことは，いずれにせよ，業務および求められている十分なデータ評価に対するリソースを非常に限定的なものにしてしまうし，規制当局に必要なことと現実的に可能なこととの間の妥協を強制することとなり，結果，すべての関係者が不満を感じることとなる。

　同じことが市販後監視にも言える。販売承認が与えられ，個別症例安全性報告，定期報告，ファーマコビジランス，リスク管理計画（とそれらの結果）は規定された期限内に提出されなければならない。この場合もやはり，こうした要求事項の根拠は完璧に合理的である。企業は継続的かつ確実にその製品の安全性を監視し，規制当局に報告しなければならない。同様に，形式や期限等がICSR，定期報告ファーマコビジランス計画，RMPに対して決められている。ここで疑問が残る。こうした文書は適切に評価されているのであろうか？　あるいは，さっと一瞥しただけで保存されるのだろうか？　こうした報告には膨大なリソースが必要である。もし規制当局側での評価が概要を読む程度のものであったり，未評価のICSRをデータベースに登録する程度であるのであれば，規制当局は量を減らす一方で，その医薬品に適切に合わせた，より焦点を絞った情報を求め，その情報に注力するべきではないか。なお，必要に応じより多くの情報を求めるべきという意見が残る余地はあるだろう。われわれは市場にあるすべての医薬品の，ICSRとして報告される個別の非重篤な副作用情報が本当に必要であろうか。より焦点を絞った根拠に基づいたアプローチはリソースを開放して，それをファーマコビジランスの実務を支える科学的な業務に投入できるだろう。

　規制における要求事項は，効果の根拠と費用対効果に基づくべきである。もし，われわれが患者に対する医薬品に関連する被害を減らしたいのであれば，効果があることが示された要求事項を施行し，十分なリソースを付けるべきだ。

## 2.7 受け入れ可能なリスクか？

　最適な規制であってもすべてのリスクを排除することはできない。ここで提起される疑問は，われわれはどの程度のリスクをとる覚悟ができているのか，またどの程度のリスクを許容するかを誰が決めるのかという点だ。規制を検討する中で国民の声が取り込まれてきたが，十分であろうか。患者は説明を受けたうえでの決断ができる必要がある。すなわち，医薬品のベネフィットとリスクに関して得られている情報が理解可能な形でオープンに共有されるべきであるということだ。情報は客観的である必要があり，販売承認取得者にバイアスがないとは考えにくいため，情報の準備と提供は規制当局次第である。

　治療に関しては高い効果を有し，完全に安全で，見出されたら直ちに利用でき，手ごろな費用負担で，できれば保険等によりカバーされるべきであるとの大きな期待を誰もが抱く。当局はそれらが提供され，時計じかけのように規則正しく機能するようにしなければならない。あとはすべてが費用の問題だ。われわれは何を欲するか決め，それに対する対価を支払う覚悟をしておかなければならない。

## 2.8 将来の規制

　われわれは以下のことを根拠に基づき，費用効率が高く，実際的で，単純かつ透明性の高い規制に向けて取り組むべきである。

・規制環境における関連情報の隠し立てしない共有

　医薬品の最初の登録と関連するすべての情報は，のちに審査し，情報等を追加するほかのすべての規制当局が利用できるようにする。これにより業務の重複を減らし，より効率的で速やかな規制手続きにつながり，それぞれの必要性やリソースに合わせて取り入れられ，先進国とそれ以外の国との間でのより良い，また平等な協力を促すことになるだろう。

・過剰な官僚制度の排除，柔軟性と常識の許容

　規制当局によって徹底して評価される，またされるであろうデータのみが提出されるべきだ。これにより安全性に関する問題に対してより徹底した科学的な調査や結果のタイムリーな共有のために必要なリソースを確保できるであろう。

- 根拠に基づいた，また費用効率の高い規制要件の担保

　患者および医療制度にとってのベネフィット-リスクバランスに関する規制要件の影響を調査，確認するためにより努力する必要がある。正の効果が示されればその規制要件は，追加的な負担ではなく有益かつ重要な負担であると認識され，すべての関係者のファーマコビジランスへの参加を強く促すことになるであろう。

　最後に大切な点であるが，すべての調和のための活動は世界的な知識の交換と統合を目的とすべきであり，他の解決策が必要な国や地域に対する欧米基準の押しつけであってはならない。

### 参考文献

1. Marchetti S. Schellens JHM (2007) The impact of FDA and EMEA guidelines on drug development in relation to Phase 0 trials. Br J Cancer 97:577-581
2. Nkeng L et al (2012) Impact of regulatory guidances and drug regulation on risk minimization interventions in drug safety. Drug Saf 35(7):535-546
3. Bouvy JC et al (2013) The cost-effectiveness of periodic safety update reports for biologicals in Europe. Clin Pharmacol Ther 93(5):433-442
4. Pacurariu AC et al (2014) A description of signals during the first 18 months of the EMA Pharmacovigilance Risk Assessment Committee. Drug Saf 37:059-1066
5. http://www.jfda.jo/Download/JPC/TheGoodPharmacovigilancePracticev2.pdf. Accessed 14 Oct 2015
6. O'Donnell J (2001) Drug injury. Liability, analysis and prevention, 1st edn. Lawyers & Judges Publishing Company, Tucson
7. http://www.fda.gov/downloads/RegulatoryInformation/Guidances/UCM126834/pdf.Accessed 14 Oct 2015
8. http://www.ema.europa.eu/ema/index.jsp?curl=pages/regulation/document_listing/document_listing_000345.jsp. Accessed 14 Oct 2015
9. Edwards IR (2012) Good pharmacovigilance practice and the curate's egg. Drug Saf 35(6):429-435
10. Lester J et al (2013) Evaluation of FDA safety-related drug label changes in 2010. Pharmacoepidemiol Drug Saf 22(3):302-305

# 第3章
# ファーマコビジランスの未来 未来を可能な限り素晴らしいものとする方法
## 副作用の表現型を「明確」にする

Bruce Carleton

　ファーマコビジランスは，ヒトにおける薬物の作用への理解を深めるうえで，その重要性が十分に認識されていない科学領域であり，特に処方箋医薬品承認後の市販後早期の段階において，安全性上の懸念事項を検出する手法として優れている。医薬品のライフサイクルにおいて，製造業者が規制当局への副作用（ADR）報告の提出を求められるのはこの時期であり，臨床医が新薬を経験しADRを報告する可能性が高いのもこの時期である[20]。医療介入として薬物療法が行われる頻度を考慮に入れると，薬剤の有害反応の報告およびその後のデータ解析は，集団健康調査の重要な部分である。

　ファーマコビジランス活動の限界は十分に理解されているが，その中には，稀ではあるが重篤なADRの多くに対してシグナルが弱いことも含まれている。さらに，ADRのシグナルに対して因果関係を示す可能性がある多くのものが存在する。例えば，併用薬および活動性疾患の経過は，観察された反応が特定の薬剤により引き起こされたものと断言することを，はるかに難しくする。しかし，このような交絡因子の可能性は，ファーマコビジランスのプロセスの進行段階では

---

B. Carleton
Pharmaceutical Outcomes Programme, Department of Paediatrics,
The University of British Columbia, Vancouver, BC, Canada
e-mail:bcarleton@popi.ubc.ca

©Springer International Publishing Switzerland 2017
I.R.Edwards, M.Lindquist (eds.), Pharmacovigilance,
DOI 10.1007/978-3-319-40400-4_3

必ずしも明らかになっておらず，またファーマコビジランスの担当者に知られていないこともあるため，見過ごされる可能性がある。重大な限界はADR症例報告の情報の質である。提出された報告書の重要な情報の欠如は，科学としてのファーマコビジランスにおいて依然として深刻な懸念事項である。より多くのADR報告について品質の高いデータを収集することは，ファーマコビジランス科学の肯定的な未来の一部である。しかし，科学領域としてのファーマコビジランスが持つ能力および潜在的可能性を十分に理解するためには，症例報告および集団リスクに対する疫学的解析の枠を超える必要がある。

## 3.1 患者のために薬剤の有害反応を定量化すること

　ファーマコビジランスの未来は，薬剤に関連する問題を見つけること（本質的にはADR報告）のみならず，薬剤の有害反応を回避するための解決策を明らかにすることにも結びついている。ファーマコビジランス領域の重要性は，解決策によりさらに広く受け入れられるようになる。重大なリスクの多くは滅多に起こらないものであり，臨床医は，害が起こる可能性も考慮のうえ，慎重に治療薬を決定している。そのため，薬剤の有害反応に対して特別な関心を示す臨床医はそう多くはない。このことは，臨床医は処方前に，薬剤の有害反応のリスクをある程度受け入れていることを意味している。薬剤を投与した患者にADRが認められることがあり，ADRが一般的に予測できないものではないことを，臨床医は認識している。しかし，リスク対ベネフィットをさらに客観的な方法（例えば，特定の患者におけるADRリスク予測モデリング）を用いて定量化することで薬剤の有害反応に対する個々の患者の傾向は，より臨床医に理解されるものとなる。このことは，患者もまた望むことであり，患者は処方された薬剤の服用を決断する前に，患者自身に関連するリスク情報がさらに明確化されることを求めている。患者に固有の薬剤リスクを予測することは，リスクが高い患者を明らかにするのに有用であり，薬剤の有害反応に対する解決策を見出すための重要な最初のステップとなる。したがって，現状ではファーマコビジランスの科学は，医薬品安全性の解決策の最初の重大なステップである。ファーマコビジランスの中心を，シグナル検出から解決策の探索に移すことがこの科学領域の未来となる。このアプローチの副次的メリットとして，ADRのリスクが強く懸念される患者では，リスクの程度がより客観的に定義された場合に服薬アドヒアランスが向上する可能性がある。

医薬品安全性における**解決策探索**のアプローチは，ファーマコビジランスの長所やファーマコビジランスが提供する好機を最も理解する必要がある人々，すなわち患者，臨床医，規制関係者に対して，特定の薬剤がどのような有害反応を生じる可能性があるかを明らかにするだけでなく，患者の薬剤の安全な使用を強化することができるということを示すことによって，ファーマコビジランスの未来を確かなものとする。

## 3.2 薬剤リスクのコミュニケーション

　医薬品のリスクコミュニケーションでは，集団におけるリスクに焦点を合わせている。「Dear Health Professional letter」には，「16,450例の患者を対象とした薬剤Xの国際的臨床試験において，副作用Yが14例で報告されている」といった記述がしばしば含まれる。臨床医としては，このようなDear Health Professional letterは，デスク下のくず入れに入れる。なぜか？0.09％の発現頻度とは，自分の臨床診療ではこの副作用を見る可能性がないであろうことを意味するからである。臨床医にとって，*個々の患者のリスク*ではなく，*集団リスク*を反映した極めて小さい数字を考慮する意義はない。臨床医は患者集団を治療するのではなく，個々の患者を一人ずつ治療する。彼らは，この医療への個別アプローチを補足するようなリスク情報を必要としている。患者も理想的には同じもの，すなわち，単に集団のリスクの推定ではなく彼らのADRリスクに対する個々の評価を必要としている。集団リスクの推定を調べる場合，われわれは「平均的な」患者に起こることを考えたり，自分自身を平均的な患者と仮定したりしがちである。しかし，どれだけ平均的であるかは，われわれが知らないものまたは遺伝子構造のようにわれわれには制御できないものに依存する。それでは，どのように薬剤の有害反応のリスクを，最も有意義な方法で個々の患者に伝えることができるのか。この質問に答えるためには，同じ用量の同じ薬剤に対して，患者がどれだけ異なった反応を示すかをまず理解する必要がある。

## 3.3 患者反応の多様性

　薬物療法に対する患者の反応の多様性はよく知られているが，ファーマコビジランスにおける長年の解明作業にもかかわらず，十分には理解されていない。薬剤の有害反応のリスク因子は，ほとんどの場合知られている。明白なものもあ

り，例えば，大半のADRは濃度（用量）依存性であるが，患者間でのADRリスクの差は，多くの薬剤で明確にはされていない．臨床医が治療選択を比較・対比することが可能となるように，薬剤反応の多様性を客観的に定量化し分類することは，より優れたファーマコビジランス体制の構築に対する臨床医の関心を得るうえで，大いに有用であろう．ファーマコビジランスは臨床医に，*彼らが必要とするものを提供する必要がある*．しかし，特に患者のアウトカムが同じ方法で客観的に測定されていない場合または妥当性が不明な手段で測定された場合では，薬剤反応を分類することが困難となりうる．

医薬品安全性報告における重要なデータの欠如は，ファーマコビジランスにおいて絶えず存在する問題である．臨床医は通常，患者の反応を観察し記述するのに最適な立場にいることから，医薬品安全性報告において特に価値ある存在である．しかし，臨床医には他に優先すべき医療行為があり，多忙で空き時間はほとんどない．薬剤反応を適正に定量化するには，併用薬物療法，全薬剤の用量，併存疾患（これらはすべて治療反応に影響を及ぼしうるか，または実際に影響を及ぼしている）および他の多くの因子について記録する時間およびエネルギーが必要となる．臨床医がファーマコビジランスのエキスパートであることは稀であり，またADR報告を本来の責務と考える臨床医はほとんどいないことも忘れてはならない．

## 3.4　患者中心のリスクコミュニケーション

臨床医は患者中心で考えるため，ADRに対して患者中心の管理方針または解決策が必要となる．未来を今後も明るいものとするため，ファーマコビジランス専門家からのリスクコミュニケーションは，このニーズを満たさなければならない．ファーマコビジランスが*患者固有のリスク情報*を提供することができれば，結果的にほとんど努力することなく，質の高い報告にもつながるだろう．臨床医および患者は，彼らが利用したり恩恵を受けることができるような形で定式化されたADR報告の情報を返した時，ADR報告の高い価値を認めるであろう．例えば，投与された薬剤にはADRのリスクがあることだけではなく，どの患者でリスクが高いかを示すことである．そうして臨床医は，ADR報告書に記入する際に，ファーマコビジランス専門家にとって必要と思われる情報を提供するのではなく，「より患者特有のリスク情報を発表できるようになるには，ファーマコビジランス専門家はどのような情報を必要としているのか」を自問し始める．医薬

品安全性情報の提供に対するこれら2つのアプローチには，重大な相違がある。後者の状況，すなわち，臨床医がファーマコビジランス機関にとって必要と思われる情報に基づきADR情報を提供する状況は，臨床医がそれがどう処理されるかを考え報告書に記入することにより生じる。例えば，報告が薬剤の一般名および幅広い反応の記述子により分類されると臨床医が推測した場合，これが臨床医が提供する具体的情報となる。一般的に，ADR報告に基づく文献ではこのような方法のADRリスク記述が中心である。

ファーマコビジランスの未来は，臨床医が治療する患者のために，より多くの情報に基づく治療決定を行ううえで必要なものを得ることに基盤が置かれている。ファーマコビジランスの一番の支持者は，ファーマコビジランスにより利益を享受する人々である。

## 3.5 ADRデータの質

疫学的解析に用いられる薬剤の有害反応のデータの質は不良であることが多く，大半は「ボランティア」の臨床医または患者から提供される詳細な症例に依存している。彼らの主な使命は，これらの問題の解決策を見出すことではなく，単に問題を報告することである。一般的に，彼らはファーマコビジランスにおける自分たちの使命は，薬剤の有害反応例を特定することと考えており，彼らはしばしば，薬剤との関連が明らかな症例ではないため報告義務はないと自分に言い聞かせ，副作用報告の使命を拒む。ファーマコビジランスの専門家は，適切な因果関係評価を行うために必要な薬理学の修学経歴を持たない医療専門家が，このように選別することを防ぐため，潜在的な副作用のすべてを正確に報告するよう依頼することが多い。

*ファーマコビジランスの未来は，薬剤の有害反応に対する解決策を見出せるように，この科学領域における「ボランティア」の臨床医を統合する新しい方法を発見できるかによって決まる。*

ファーマコビジランス領域が直面しなければならないまさに次のステップは，薬剤の有害反応を管理する最善の方法や薬物療法開始前にリスクの高い患者をさらに特定できる方法を明確にすること，また恐らく最も重要なことであるが，薬剤の有害反応のために悲惨な転帰に至る可能性が高い場合に，検討すべき治療オプションを明確にすることである。この「医薬品安全性解決策」のアプローチは，ADRを特徴づけてこの解決策の構築を助けるうえで，最適の専門家といえ

るファーマコビジランス専門家によって最もよく運用される。とは言え，臨床医としてADR報告にさらなる価値を認めたときに，臨床医からの，より特徴づけられた症例報告の提出を通じて〔臨床医は「医薬品安全性解決策」を〕支援することができる。臨床医は，ADR報告が彼らの担当患者に役立つとき，ADR報告に価値を認める。医薬品安全性の問題に対する解決策の探索を，ファーマコビジランスという科学における新しい信念にする必要があるのは，このためである。

## 3.6 積極的サーベイランス

　薬剤の有害反応に対する疫学的科学の重要な貢献の1つは，規制または臨床への措置が必要となる安全性シグナルを検出できることである。しかし，ADRの発現に対する薬剤の特定の関与を解明するため（例えば，併存疾患との対比で），ADR症例報告の集積以上のことが必要となる。各症例において，有害事象の臨床的特徴および時間的関係を（時間をかけて）詳述しなければならない。このような「深い表現型（deep phenotyping）」では，特定の種類のファーマコビジランスが必要となる。疫学的シグナルが検出されると，症例をより明確にするために積極的サーベイランスが用いられる。このようなサーベイランスの手法は，疫学的交絡を打開するのに役立つ。

　積極的サーベイランスは，単にファーマコビジランスの手法であるが，ADRに関連する重要データを記録するための標準的な症例定義を知っている熟練した監視者が使用することで，高度なものとなる。同様に，データは副作用の発現と同時に収集されるか，あるいは品質保証の取組みの中で明らかにされる。データは経時的に収集することが可能であり，ADRに対処するための治療および管理計画が用いられる。ADR報告は単に害に関するある時点の推定ではなく，患者の経過全体にわたる薬剤の有害反応の調査である。治療の中でいつ，誰に害が発現する可能性が高いか，また発現する患者と発現しない患者に分けるものは何かを理解する必要がある。そのために，ファーマコビジランスの科学者が，各ADR症例について包括的なデータを収集することが必要となる。積極的サーベイランスは，患者の薬剤使用に関する大量のデータを収集するものではなく，適切な種類のデータを収集し，それにより十分に遺伝的表現型が特徴づけられた患者コホートを作るものであり，そのことでさらなる解析および調査を開始することが可能となる。例えば，表現型が十分に特徴づけられたデータから，薬剤の有害反応について薬理ゲノム学的な決定因子を明確にすることが可能である。さら

に，これによって遺伝的素質およびADRの基本メカニズムの理解へとつながる。その結果，医療でのリスク回避策（例えば，重篤な害のリスクが高い場合は薬剤を使用しない）や，害を予防するために併用薬を使用することでADRを回避または防止する新たな治療的アプローチにさえもつながる。

　ファーマコビジランスデータの質を改善する方法が必要である。積極的サーベイランスはその手助けとなりうる。現在の疫学的手法の大半は，データ品質の問題を大規模なデータセットを用いて打開するものである。「小規模データ」，すなわち特定の質問を中心に良く構成されたデータは，薬剤使用の安全性の改善において，何が重要な決定因子かを理解するうえで，「大規模データ」より優れている可能性が高い。

## 3.7　ファーマコビジランスにおける薬理ゲノム学的手法の利用

　薬理ゲノム学的手法は，薬剤の有害反応の遺伝的原因の発見，患者に情報提供するためのリスク予測モデルの作成，代替治療が存在する患者での害の全面的回避においても用いることができる。専門家によるファーマコビジランスのみが，遺伝子解析および副作用リスクの予測モデルを構築するための基盤となるような有害事象を取り巻く適切な背景データの提供を可能とする。いくつかの例を以下に示す。

　弱い鎮痛薬のコデインは，軽度の疼痛治療に対して一般的に使用される。コデインによる鎮痛効果の個人間のばらつきは，大部分がCYP2D6の機能多型に関連するものであり，その結果，生成されるモルヒネはコデイン代謝全体の0～75%の範囲に及ぶ[5]。現時点で，CYP2D6について機能活性を変化させる対立遺伝子変異型および亜変異型が150種以上特定されている（CYP2D6対立遺伝子命名委員会ホームページ：http://www.cypalleles.ki.se/cyp2d6.htm[4]）。従来より，CYP2D6酵素活性は特定のCYP2D6基質とそのO-脱メチル化代謝物との尿中代謝比により測定されてきた。その後，遺伝子型決定法により，以下の4つの表現型群に集団を分類した：低代謝型（PM），中間代謝型（IM），高代謝型（EM），超高代謝型（UM）[11]。現時点で，CYP2D6遺伝子型では表現型を十分に予測することはできない。低代謝型の表現型を再現する可能性があるCYP2D6阻害薬の併用により，遺伝子型－表現型予測の不一致が生じる[11]。コデインに関連する死亡の大半では，毒性学的検査で併用薬が検出されており，それによって死亡がコデイン単独によるものか多剤併用によるものかを決定することが困難

となる[9]。これらの死亡の一因となった遺伝的素因と薬物間相互作用の複合的な役割を理解することにより，死亡を取り巻く状況の解釈のための貴重な情報が提供され，毒物学者および検死官による死因の解釈が助長されるとともに，今後コデインに関連する死亡が発現するのを防止すると考えられる。

　シスプラチンは，小児・成人のさまざまな固形腫瘍に対して使用される有効な化学療法剤である。がん患者全体の10～20%がシスプラチンの投与を受ける[17]。しかし，不可逆的な聴神経障害，末梢神経障害，腎毒性などの副作用の発現頻度が高いため，使用が制限される[2, 12, 21]。シスプラチンによる難聴は小児患者の40～60%に影響を及ぼしており，また早期発育年齢での難聴は，小児の発話，認知および社会性の発達を阻害する可能性があり[6]，特に広範囲にわたる問題となっている。驚くべきことに，シスプラチンによる難聴には，顕著な個人間のばらつきがみられ，どの用量でも影響を受ける患者がいる一方で，かなりの高用量でも毒性が発現しない患者もいる。このような幅広い変動性は，ADRの根底にある遺伝的な根拠を示唆しており，遺伝的知見が公表されている[13, 15]。しかし，これらの確認された多様性が化学療法剤としてのシスプラチンの毒性および有効性にどのように影響を及ぼすかを理解するには，さらなる研究が必要である。

　アントラサイクリン系薬剤は，小児・成人の白血病およびさまざまな固形腫瘍の治療において極めて有効で，一般的に使用される化学療法剤である。毎年，小児悪性腫瘍患者全体の60%および乳がん患者の50%以上がアントラサイクリン系薬剤を投与されている[3, 14]。アントラサイクリン系薬剤の臨床的有用性は，個人間で変動する累積投与量依存性の心毒性によって主に制限される。心毒性は，投与患者の最大57%では無症候性の心機能障害として，また投与患者の16～20%ではうっ血性心不全に至る拘束性または拡張型心筋症として発現する[7, 8, 10, 18, 19]。臨床的および遺伝的リスク予測モデルを開発することで，この重篤な副作用のスクリーニング，予防，モニタリングおよび管理の助けになる。アントラサイクリン系薬剤誘発性の心毒性について，少なくとも21種類の関連する遺伝子が特定されている[1]。これらの遺伝子の知見により，アントラサイクリン系薬剤誘発性の心毒性に対する発症機序の基本メカニズムの理解が改善され，心毒性を発現する患者を予測する能力を大きく向上させるだろう。

　成人におけるワルファリン療法への薬理遺伝学的アプローチを支持する本質的証拠が存在するにも関わらず，小児のワルファリン療法における遺伝学の重要性を示すエビデンスは限られている。ビタミンKおよび凝固経路に関連する

CYP2C9/VKORC1/CYP4F2遺伝子型およびその他の遺伝子変異が，小児におけるワルファリン投与量と関連するアウトカムに寄与することが最近公表された[16]。CYP2C9/VKORC1/CYP4F2遺伝子型と治療用量，国際標準比（INR）の治療域までの時間，過抗凝固までの時間および副作用の発現率との関連が認められている[16]。これまでに得られたエビデンスから，VKORC1およびCYP2C9変異型対立遺伝子キャリアではワルファリンに対する感受性が亢進することが示され，予測的な遺伝子型決定の診断的意義が強調されている。

## 3.8　ファーマコビジランスと薬理ゲノム学との関連づけ

　薬理ゲノム科学の取組みは，完全にファーマコビジランス科学の取組み次第である。患者のADRに対する適切な表現型決定，すなわち入念かつ詳細な副作用の特徴づけを行うこと（「深い（deep）」表現型決定としても知られている）なしには，臨床医との関連のある遺伝的変異を明確にすることはできない。薬剤の生体内変化は多重経路の複雑な過程であり，そのいくつかは飽和性で，他の薬物動態経路が部分的に，またはその全部が使用される場合もある。このことは，ファーマコビジランスの未来をかなり明るいものとする。ヒトゲノムの解読には大きな期待が持たれるが，ヒトの薬剤反応を解読するためのゲノムデータの使用は，このような関連性の根底にある薬剤使用およびアウトカムのデータ品質に完全に依存している。多くの要因が遺伝子発現を変化させるが（例えば，綿密なファーマコビジランスで収集された食事，年齢の情報），遺伝的変異と比較してこれらが薬剤反応に及ぼす影響は軽度である可能性が高い。薬理ゲノムの情報の価値は，綿密なファーマコビジランスが先行する場合のみにおいて見出されるであろう。

## 3.9　新たな薬剤の開発または薬剤の転用

　ファーマコビジランス科学が，実際には患者の治療に影響を及ぼすものとなっていない理由の1つは，薬剤の有害反応に対する解決策を見つけることに明確な焦点が置かれていないことである。ADRの基本メカニズムが見出されれば，これらの機序経路を回避することで，有効性を保持し毒性を軽減する薬剤の開発が，少なくとも仮説上は可能である。同様に，効果が認められ良好な転帰をもたらす薬剤だが，一部の人々には重大な害をもたらす既存薬の毒性を防ぐために，

例えば薬剤毒性の主要経路を標的とする既存薬を使用し成果をあげることができるかもしれない。

## 3.10 ファーマコビジランスの肯定的な未来を確かなものとする

ファーマコビジランス科学の肯定的な未来に必要なことは，それが独立した科学であるという考え方から，最も重要な成果（すなわち，ADRを発現しやすい患者においてADRを予測・予防するための優れた方法）を達成するうえでその一部にファーマコビジランスがあって初めて，本当に価値があるものとなるとの考え方に変えることである。

これを達成するための1つの形式は，ファーマコビジランスの取組みと薬理ゲノム学の取組みを関連づけることである（図3.1）。このモデルは4つの段階に区別される：

1. 患者を特定のADRのリスクにさらす，もしくは薬剤の有害反応から患者を守る遺伝的変異を発見する
2. 結果の一般化可能性を保証するためにこれらの発見を再現し，特定された変

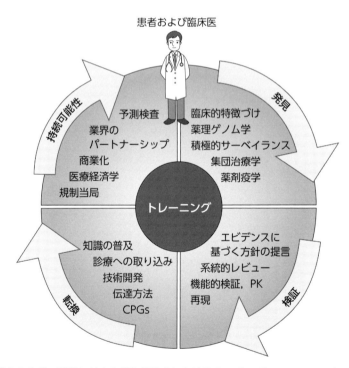

図3.1　医薬品安全性の問題に対する解決策作成におけるCanadian Pharmacogenomics Network for Drug Safetyの車輪モデル

異体によってADRが発現または軽減する機序的な理由を検証する
3. 結果を診療へ転換する
4. 永続的に取組むプロセスを可能にするため，持続可能性に配慮した計画を作成する

　研究の商業化により，結果を広く用いることができるようになる。それによって得られる利益は，次のファーマコビジランスの取組みを支持するモデルに還元され，遺伝子に関する次の発見などにつながる。

　このモデルの中心には高い技能を有する人員のトレーニングがあり，医薬品安全性の解決策を確実に見つけるために，輪にあるすべての関連領域で人員が教育される。このことは，例えばファーマコビジランス活動を単独で発展させるなどの，ただ1つの作業を達成することとは異なる。重要なことは，このモデルは患者および臨床医が認識した特定のADRから始まり，患者および臨床医が最も関心を寄せているADRを予測・予防する優れた方法として患者および臨床医に戻すということである。この循環型アプローチは，それによって生じる研究を確実に診療に取り込むうえでの重要な決定因子であり，患者および臨床医の関心に対する取組みを確かなものにする。

## 3.11　まとめ

　ADR表現型を「明確」にする。このためには，最低限のADR報告要件を満たすことをはるかに超えることが必要となるが，例えば第一にファーマコビジランスの理由を根本的に再考する必要がある。ADRを記録し報告するためか，それとも薬剤の有害反応に対する解決策を見つけるためか。ファーマコビジランス科学では，後者のほうが優勢である。臨床医や医療機関は解決策を望むが，最も重要なことは，患者も同様に望んでいるということである。

　副作用の適切な表現型を決定する重要な取組みが熱意あるファーマコビジランス専門家によって行われれば，新たなゲノム技術を通じて医薬品安全性の問題に対する解決策を見つけることが可能となり，それによってリスクに基づく患者の特性化および薬剤の有害反応に対する予測モデルの開発が促進される。このようなゲノムデータを得ることで，これらのADRの基本メカニズムを明らかにすることが可能となり，さらには薬剤の開発または薬剤の転用を通じて害を最小化するための新たな治療アプローチを模索することが可能となる。

患者，臨床医および医療機関のニーズを満たす限り，ファーマコビジランスの未来は明るいものとなる。

**参考文献**

1. Aminkeng F, Amstutz U, Rassekh SR, Dionne F, Hwang S, Rieder MJ, Fung V, Bhavsar AP, Smith A, Brunham L, Ross CJ, Hayden MR, Carleton BC Reccomendations for genetic testing to reduce the incidence of anthracycline-induced cardiotoxicity (submitted for publication)
2. Brock P, Bellman S (1991) Ototoxicity of cisplatinum. Br J Cancer 63(1):159-160
3. Crozier JA, Swaika A, Moreno-Aspitia A (2014) Adjuvant chemotherapy in breast cancer：to use or not to use, the anthracyclines. World J Clin Oncol 5(3):529-538
4. Sim SC, Ingelman-Sundberg M (2010) The human cytochrome P450(CYP) allele nomenclature website：a peer-reviewed database of CYP variants and their associated effects. Hum Genomics 4(4):278-281. Retrieved from url http://www.cypalleles.ki.se/cyp2d6.htm
5. Gasche Y, Daali Y, Fathi M, Chiappe A, Cottini S, Dayer P, Desmeules J (2004) Codeine intoxication associated with ultrarapid CYP2D6 metabolism. N Engl J Med 351(27):2827-2831
6. Knight KR, Kraemer DF, Neuwelt EA (2005) Ototoxicity in children receiving platinum chemotherapy: underestimating a commonly occurring toxicity that may influence academic and social development. J Clin Oncol 23(34):8588-8596
7. Kremer LC, van der Pal HJ, Offringa M, van Dalen EC, Voute PA (2002) Frequency and risk factors of subclinical cardiotoxicity after anthracycline therapy in children: a systematic review. Ann Oncol 13(6):819-829
8. Kremer LC, van Dalen EC, Offringa M, Voute PA (2002) Frequency and risk factors of anthracycline-induced clinical heart failure in children：a systematic review. Ann Oncol 13(4):503-512
9. Lam J, Woodall KL, Solbeck P, Ross CJ, Carleton BC, Hayden MR, Koren G, Madadi P (2014) Codeine-related deaths: the role of pharmacogenetics and drug interactions. Forensic Sci Int 239:50-56
10. Lefrak EA, Pitha J, Rosenheim S, Gottlieb JA (1973) A clinicopathologic analysis of Adriamycin cardiotoxicity. Cancer 32(2):302-314
11. Madadi P, Amstutz U, Reider M, Ito S, Fung V, Hwang S, Turgeon J, Michaud V, Koren G, Carleton B (2013) CPNDS Clinical Recommendations Group. Clinical practice guideline:CYP2D6 genotyping for safe and efficacious codeine therapy. J Popul Ther Clin Pharmacol 20(3):e369-e396
12. McWhinney SR, Goldberg RM, McLeod HL (2009) Platinum neurotoxicity pharmacogenetics. Mol Cancer Ther 8(1):10-16
13. Rassekh SR, Ross CJD, Carleton BC Hayden MR (2013) Cancer pharmacogenomics in children: research initiatives and progress to date. Paediatr Drugs 15(2):71-81
14. Ries LAG, Smith MA, Gurney JG, Linet M, Tamra T, Young JL, Bunin GR (eds) (1999) Cancer incidence and survival among children and adolescents：United States SEER Program 1975-1995, National Cancer Institute, SEER Program. NIH Pub. No.99-4649. National Cancer Institute, Bethesda
15. Ross CJ, Katzov-Eckert H, Dubé MP, Brooks B, Rassekh SR, Barhdadi A, Feroz-Zada Y, Visscher H, Brown AM, Rieder MJ, Rogers PC, Phillips MS, Carleton BC, Hayden MR, CPNDS Consortium (2009) Generic variants in TPMT and COMT are associated with hearing loss in children receiving cisplatin chemotherapy. Nat Gen 14(12):1345-1349
16. Shaw K, Amstutz U, Hildebrand C, Rassekh SR, Hosking M, Neville K, Leeder JS, Hayden MR,

Ross CJ, Carleton BC (2014) VKORC1 and CYP2C9 genotypes are predictors of warfarin-related outcomes in children. Pediatr Blood Cancer 61(6): 1055-1062
17. U.S.Department of Health and Human Services, National Institute of Health, National Cancer Institute (2014) Platinum-based treatment for cancer : the discovery of cisplatin. Retrieved from http://www.cancer.gov/research/progress/discovery/cisplatin
18. van der Pal HJ, van Dalen EC, Hauptmann M, Kok WE, Caron HN, van den Bos C, Oldenburger F, Koning CC, van Leeuwen FE, Kremer LC (2010) Cardiac function in 5-year survivors of childhood cancer: a long-term follow-up study. Arch Intern Med 170(14):1247-1255
19. Von Hoff DD, Layard MW, Basa P, Davis HL Jr, Von Hoff AL, Rozencweig M, Muggia FM (1979) Risk factors for doxorubicin-induced congestive heart failure. Ann Intern Med 91(5):710-717
20. Weber J (1984) Epidemiology of adverse reactions to nonsteroidal anti-inflammatory drugs. Adv Inflamm Res 6:1-7
21. Yao X, Panichpisal K, Kurtzman N, Nugent K (2007) Cisplatin nephrotoxicity:a review. Am J Med Sci 334(2):115-124

# 第4章
# ファーマコビジランスの将来に関するその他のアイデア

Alfonso Carvajal, Teresa Falomir, and Carmelo Aguirre

21世紀になり，ファーマコビジランスはより複雑な専門分野に発展した。新たな技術的な発展，その手法の改良，新たな課題，さらに総合的にみて新たな規制は注目すべき事項である。

ここ数年で，特に，米国食品医薬品庁や欧州医薬品庁といった主要な規制当局において大きな立法措置が講じられた。その中でも注目すべきは欧州医薬品庁による16章に及ぶファーマコビジランス関連法規[*1]だ。法律は，その対象とする行為を管理しようとするものであるが，関係する活動を改善するために正確にどの程度の規範的な管理が必要とされるかは不明だ。事実，新たな法規制自身がそうした活動を改善できるかはわからない。確かなことは，ファーマコビジランス担当組織の業務量がここ数年で顕著に増加したということだ。そのかなりの部分が文書関連事務作業だ。

---

[*1] 訳者注：集約された結果，最終的に13章で構成されている。

A. Carvajal
Centro de Farmacovigilancia de Castilla y León, Valladolid Spain

T. Falomir
Centro de Farmacovigilancia de las Islas Baleares, Palma de Mallorca, Spain

C. Aguirre (✉)
Unidad de Farmacovigilancia del País Vasco, Galdakao, Spain
e-mail:carvajal@ife.uva.es

©Springer International Publishing Switzerland 2017
I.R.Edwards, M.Lindquist (eds.), Pharmacovigilance,
DOI 10.1007/978-3-319-40400-4_4

他方，規制当局は，独立性と透明性を求めている。独立性は，主要な規制当局において最も使用される用語の1つだ。しかしながら，公式な国家的ファーマコビジランスシステムに加え，それらは，個々の製薬企業が構築したそれに相当するシステムと並行して，時に相互に連携して存在する。それらのシステムを通じて，製薬企業は自らの製品に関する安全性情報を収集するとともに，薬剤疫学的調査を実施することができる。製薬業界により実施された調査は体系的に業界自身寄りであることは有名である。

他の技術的，方法論的な改良に関わらず，近い将来におけるファーマコビジランス活動の改善のため，われわれは以下を提案する。

1. グローバル市場のための世界的規制。医薬品の新たな開発に関してインターネットを通じてアクセス可能な国際社会にとって，個々の国や地域（例えば，ヨーロッパ）の規制は無意味だ。われわれにとって重要なのは，そして概して，ある国や地域においてはある医薬品が市場から撤退している一方，そのほかの国ではそのまま市場に存在し続けたり，今も起きているように製品概要書（Summary of Product Characteristics：SmPC）[*2]に他の国とは異なる安全性情報を加えたりすることは最良の選択肢ではないということである。加えて，世界的規制は，必ずしも必要なことではないが，個々の国や地域の権力からより独立し，全体として時間や費用面のさらなる効率化につながる可能性がある。

2. 官僚主義の抑制。規制，組織，リソースが重複している。例えば，安全性情報データベースであれば各国それぞれのもののほか，ヨーロッパを対象としたEudraVigilance[*3]，国際的なVigiBase[*4]である。デジタル時代において官僚主義の拡大という一般認識がある。データの保管は無限であり，より多くのデータが収集され，と同時に一般市民からはより多くのデータが求められる。規制当局間の合理的かつ倫理的なデータの共有が望まれる。

3. 医薬品の安全性（患者に対する安全性）を管理，調整する世界で唯一の組織。例えば，WHO ウプサラ モニタリング センター。実際，この課題は最初に対応されるべきだ。しかしながら，この領域の規制当局が参照するすでに成功裏に存在している国際的な組織，WHO ウプサラ モニタリング セン

---

[*2] 訳者注：日本の添付文書に相当する。
[*3] 訳者注：欧州医薬品庁が管理。
[*4] 訳者注：世界保健機関の外部提携機関であるUppsala Monitoring Centerが管理。

ターがある。
4. 真の独立性。ファーマコビジランス活動は，独立した組織，独立した研究者によって行われる。研究に関して言えば，独立した研究とは，'可能な限りバイアスや商業的，財政的，人的な影響が及ばないよう実施されたもの'と定義される。このゴールを達成するための最もよい手法は，業界や政府から独立した組織，第三者によってそれらの研究が実施されることだ。業界自身により実施される研究は不要だ。
5. 自己満足の排除。自己満足は，過少報告を説明する罪の1つと説明されている（Inman 1996）。その結果，安全な薬だけが市場での存在を認められる。リスク管理計画，最小化計画の存在が自己満足を助長するリスクを有している。ある意味，これらの計画は，厳格な調査や照会遅延を回避する理由ともなり得る。ときに，こうした計画は，患者を守ることよりも，その医薬品を守ることに注力される。
6. 予防。新たなシグナルを検出するために重要な副作用情報の受動的な収集から，既知の副作用を防ぐためのより先を見越した予測へ。使用される医薬品数の増加に伴い，副作用発生の可能性も増大することは明らかだ。同様に，副作用による高齢患者の入院の多くは，少数のよく知られた医薬品と関連がある。われわれにはそれらを避ける倫理的な責務がある。後者に関して，ファーマコビジランスは国境を越え，特別な臨床的活動になりつつある。この領域には拡大の余地があり，臨床的立場の方向へ，かつ，より患者に近いものとなるだろう。

　世界におけるわれわれの推進力は，自律性（autonomy）である。この言葉は，ギリシャ語のauto（自身）と-nomos（規律）に由来する。個々人，人々は，自身に関連するすべての事象に対して，より直接的な関与である自律性を求めている。まさに患者の時代だ。ファーマコビジランスに関しては，オフィスから現場へ，規制当局から患者へのシフトが必要だ。患者のために，一人一人のために実施されなければならない。われわれの提案は，こうした目的のために今必要なものである。

# 第5章
# 現在および将来における安全性のベスト・プラクティス

Brian Edwards

　2012年7月以降，多くのEUのファーマコビジランス規制が発表されてきたため，ひょっとすると門外漢の人は，「最善の安全性の実践とは何か」を定義するのは容易であろう，と合理的に結論づけるかもしれない。しかしながら，世界規模において何が「最善の実践」を構成する要素であるかということ，および，われわれが合意しているか否かは，各自の階層や地理を踏まえた各自の視点に依存するのである。2012年現在，医薬品による危害は重大な公衆衛生上の影響を持っており，欧州医薬品庁（EMA）は下記に繰り返し言及して，ファーマコビジランス（PV）法令改正を妥当と主張している[1]。

- すべての入院患者のうち5%は，副作用（ADR）が原因である。
- 全入院患者のうち5%は，副作用を経験する。
- 病院における主な死亡原因のうち，副作用は上位5番目にあたる。
- EUにおいて，年間197,000人が副作用によって死亡しているとの推定がある。
- EUにおいて，副作用にかかる社会的費用は，年間790億ユーロにのぼる。

　EMAは2012年のEUにおけるファーマコビジランス法令に関する影響評価の実施を予定しているが，これらの数値に影響を与えるか否か，およびどのように影響を与えるかは不明であり，判断するには早すぎるかもしれない。

　また一方，米国における公衆衛生の状況は，特にオピオイドとワーファリンに

B. Edwards
NDA Regulatory Science Ltd, Grove House, Guildford Road, Leatherhead, Surrey, UK
e-mail: Brian.Edwards@ndareg.com

©Springer International Publishing Switzerland 2017
I.R.Edwards, M.Lindquist (eds.), *Pharmacovigilance*,
DOI 10.1007/978-3-319-40400-4_5

関しては継続的に，許容できない水準の危害の存在を示している[2-5]。例えば，2014年2月に，米国監察総監室（the US Office of the Inspector General）は，専門的な看護施設に入院する患者のうち，1/3が入院以降最初の35日以内に治療に関する有害事象を経験し，そのうち1/3が医薬品関連の有害事象であったことを報告している[6]。米国においては製品の品質でさえ保証することができない。過去に米国では調剤を行う薬局が低品質の医薬品を調製し商品化して，汚染されたメチルプレドニゾロンの硬膜外投与による髄膜炎の急激な増加が認められたことがあり，米国はそのスキャンダルから復帰しようとしているところである。悲惨なことに，〔そのようなことをした〕理由は大抵根拠に乏しい。その後FDAは，多くのそのような薬局への査察を実施したが，FDAのGMP要件を満たしていないが，代わりに州の薬局の委員会による監督を受けているとする約12の調合を行う薬局からの反論を受けた。一般的に，調合した薬は，処方箋を有する特定の患者のためのものであるか，または，薬剤師によって制限された量のみ製造される場合，GMP要件は免除される。しかし，これは米国においてさまざまな品質基準が原薬に依存して存在することを意味する[7, 8]。患者自身の振る舞いはどうだろう。研究では，医薬品処方のうち20〜30%は調剤されず，慢性疾患の治療薬のうち約50%が処方されたとおりに服薬されていないことを一貫して示している[9]。世界的にも体系的な機能不全に関するさらなるエビデンスが存在する[10, 11]。

　医薬品の害に基づく経済的損失は，抗炎症薬の有害事象に関連して2010年から2014年の間に，米国の支払人に対する追加の推定支払額が22億ドルもの多額に達する[12]。また一方で，市販後の安全性における体系的な機能不全の程度は悪化しており，現在，新たな処方医薬品の承認（失敗および資本コストを含む）あたりの税引前の企業負担推定額は約25億5,800万ドルであり，前年比で増加している[13]。新薬の開発費用が前年度比で着実に増加していることは，いくつかの治療領域において，新しい医薬品の開発はもはや手が届かないことを意味している。

　では，このような悲観的な統計や，これらによる影響の評価を考察するために安全業務の実践を十分に安定化させた地域は存在しないことを念頭に，「最善の安全性活動」とは実際には何であるかを定義することは本当にできるのだろうか。

## 5.1 最善の安全性活動について，現状はどうか？

「安全」を，人間がシステム内でどのように安全に行動するかを意味するものと仮定した場合に，システムが安全か否かを判断するために，どのような根拠を集めるべきかについて，医薬品に関するさまざまな関係者間での同意はない。その結果，驚くべきことではないが，国際社会は，医薬品のリスクをどのように管理すべきかについて合意に達していない。ここには次のような根本的な未解決の疑問が存在する。

われわれは，費用あるいは相対的な費用対効果やリスクに基づく値下げを度外視し，絶対的な害の低減を求めるべきだろうか。
安全な人間の営みに対する社会の期待とは何だろうか。
医薬品において許容できる害の程度とは，一般的な医薬品においてどの程度であり，ある特定の種類の医薬品においてどの程度だろうか。

例えば，Donaldson氏はNHSに報告された死亡に関するレビューにおいて，全体の3%が投薬に起因していると結論づけた[14]。このような報告頻度は，許容できるだろうか。どの程度の利益なら受け入れられるのだろうか。

医療制度はさまざまだという議論があるが，同様に異なる医薬品のベネフィット・リスクもまたさまざまである。全体的に，費用の抑制が安全面に広まっていることが懸念されている。この規制の不全を法令との矛盾という形で最も表している例は，フランスやイタリア等の国々において，承認された医薬品と比較してより安価な代替品が存在する際，その特定の医薬品の適応外使用が政府によって奨励されていることである[15]。適応外使用は，ある状況下において害のリスクを増加させるという根拠があるにも関わらず，である[16]。たとえインドのような認可制度が存在するように見える国々であっても，その強制力の弱さは企業が成功裏に法体系を操れば有益性のエビデンスがなくとも何千もの固定用量の組み合わせ製品が販売されることを意味する[17]。

これらすべての未解決の疑問，さまざまな規制上の意思決定の違いは，安全性に関する同意が存在しないことと，その結果として規制当局の公衆衛生上の責任についての意見が異なることから，部分的に生じている。化学物質や原子力など社会の他の重要な分野において，社会は安全性の原則を導くことに国際的に同意している[18]。このことは医薬品には起きておらず，世界中で，許容可能なベネ

フィットとリスク，そしてたとえ臨床試験であっても許容できる製品の品質に関して大きな不一致が生じている[19-22]。この誤解は部分的には，医薬品による害の主たる原因として，医薬品自体および薬理学的特性にのみ焦点を当てている結果である。

特定の関係団体内には，なんらかの同意がおそらく存在する。例えば，業界は安全性から何を欲しているかというと，「安全性」はICH（現 医薬品規制調和国際会議）によって定められたガイドラインに由来した「ファーマコビジランス」規制としばしば同一視される。業界が非常に異質性を示しているため，単一の要望リストはなく，実際，卸売業者や流通業者等は，他の業者に比べて規制による強制に対する関心が低い（EUではGood Distribution Practice（流通指針）が導入されているが，いまだ世界的には合意されていない）。

ヘルシンキ宣言第21条は，「人間の被験者を含む医学研究は，人間の健康を守るために一般的に認められる科学的原則に従わねばならない」と述べているが，「一般的に認められる」とは何を意味し，それらの「原則」とは何だろうか。最も容易な解釈としては，CIOMS（Council for International Organization of Medical Science）による勧告であろう。これらの勧告にはICHのガイドラインに適用されているものもあるが，CIOMS ⅤとⅥにある大いに思慮深い勧告は広く採用されていない。採用されていないCIOMS勧告の好例は，臨床試験においてSAE（Serious Adverse Event，重篤な有害事象）の因果関係の分類に因果関係あり・なしのみを使用することであり，複雑な分類が症例の質や医学的評価の改善によって科学的価値を付加するという根拠はない。

ICHガイドラインは，規制当局によって非常に異なった，調和のない方法で実装されている。これは15年以上前にみられていたが，調和のなさが許容されて悪化した[23, 24]。これは，報告されるべき情報の解釈における変化を生じること，日常的なファーマコビジランスに関する用語の定義が異なることを意味し，定期的報告は言うまでもなく，質の良い症例の自発報告を構成する要素に関して一貫した合意がない。しかしながら，ファーマコビジランス部門において大部分で知られていないことは，世界の医薬品を規制する政治的権限を持つ機関，世界保健機関（WHO）の存在である。WHO憲法第2条は，WHOに「食品，生物学的・薬学的および同様の製品に関する国際基準を開発，確立および促進すること」を義務づけている。残念ながら，その義務が世界的な規制制度に取り入れられて，WHOの意見がすべての関係者によって尊重されるような方法は，うまく機能していない。特に，何が最善であるかを示すエビデンスがなく，「基準」が

何を意味するかについて同意は得られていなかった．したがって，システムの効果的な管理や原則の導出，業界の支援が欠如している状況では，より多くの国々でファーマコビジランスの規制制度を発展させるにつれて不調和はますます深刻化するであろう．不調和の結果は広く賞賛はされておらず，製品のベネフィット・リスクを決定するに際して純利益を伴わずに，コスト，資源流出，混乱を招く[25]．規制要件の差異に基づき利益を享受する根拠がない場合，先に述べた非効率のみが想定され，安全性に弊害をもたらす．残念なことに，これらの違いによる公衆衛生上の利益があるか否かをはかる科学的評価がほとんどないため，異なる規制要件を持つことで得られるかもしれない利点を見失ってしまった．

　ICHが多くの規制の基礎として重要であるにも関わらず，国によって規制に差異があることはわれわれにとって驚くべきことではなく，その理由はICHの第一の目的はもともと「安全性」ではなく，「技術的な指針の解釈と適用，医薬品の登録の要件におけるより一層の調和を達成するための勧告を行うことで，新しい医薬品の研究開発中に実施される試験の重複を避けること」である．ICHの「安全性ガイドライン」は，前臨床試験に言及しており，医薬品の安全な使用への言及ではない．市販後の安全性は，もともと新たな化学物質と初回承認に関連して派生したものであり開発活動の1つであった．このことに由来し，「安全性」はファーマコビジランスと同等であり，害を検出するものである，という一般的な見解を導けるのだろうか？　本件について評価されていないが，関係者の間ではさまざまな意見が出る可能性がある．

　初期のファーマコビジランスは，臨床薬理学の発展に関連し，個々の患者の診察，懸念される医薬品の薬理学および毒性学の知識を起点として，有害反応症例〔報告〕を用意するという原則に基づいていた．また，基本的な疫学的原則や公衆衛生および市販後の製品に重点を置くこととも融合した．したがって，ファーマコビジランスは主に，自発的な副作用報告の分析を通じた個人における重大かつ未知の有害反応の検出を優先課題としていた．これは，しばしば「干し草の中の一本の針」を探し求めると呼ばれ，希少性に没頭する内向きの印象を与える．これはファーマコビジランスの重要な目的を損なうものであり，その目的は医薬品のベネフィット・リスク特性がすべての関係者にとって適切かつ許容可能であること，患者の感受性および製品の特異性が同定され，リスクを許容可能なレベルで維持するための行動がなされていることである．多くの企業においてファーマコビジランスに関する多くの活動は，「予期されない」または「予期されないことがない」ことを示すための組織体制を確立することに関連し，すなわち会社

が受け取る情報が日常どおりであり，組織内の人間が標準的運用手順（SOPs）に従っていることにある。このように，業界の多くの人々にとって，ファーマコビジランスはその伝統的な臨床薬理学的な起源からはるかに遠ざけられている。業界の多くに対するファーマコビジランス部門における主な関心事は，すべての関係者（患者，規制当局，投資家）に心配することはないと安心させることを目的とした業務手順である。これは通常「コンプライアンス」と呼ばれ，実際に業界と規制当局の両方がこれを遵守すれば，その時点での「安全性」は自動的に100%保証されるという仮定に基づいている。規制当局と産業界は，時には劇的にコンプライアンスを遵守しないことがある[26]。

　これらの明らかなコンプライアンスの失敗に続き，EUは規制上の改正を繰り返して，難しい「完璧なシステム」を見つけようとしている。コンプライアンスが「安全性」の代替となっているにも関わらず，多くの規制上の結果では，医療への影響としての安全性の価値は評価されていない。これはシステムが安全ではなく「害」を測定することに焦点を当てているという点で，驚くべきことではない。

　安全性原則を指導することがない状態で，どのようにシステムは確信をもって「安全性」を証明できるか，ということは議論されてこなかった話題である。科学的な議論や優先事項は官僚的な規制によって歪められてきており，例えば15日以内に可能な限り多くの「迅速（報告）症例」を報告しなければならないとの圧倒的な圧力は，質よりも症例数への集中を招いた。SAEの報告およびFDAへの15日報告への一貫性のない遵守に関する米国の混乱[27, 28]を考えると，現在の取り組みの公衆衛生上の利益を評価している根拠がほとんどないことは，〔人々を〕安心させるものではない。

　EUが最も包括的なファーマコビジランスシステムを持つように見えるかもしれないが，それらに準拠するための要件はこれまで以上に複雑になってきている[29]。製造販売承認の状況に関連するにも関わらず，それらは根拠に基づくものではなく，すべての関係者によって可変的かつ任意に解釈されている。また，これらの決定の不完全な取り込みがあるため，システムとしての学習が遅くなる。この理由の一端は，1992年のリオ宣言の第15条[30]から派生した他の多くのEU規制の基礎となる予防原則を，立法者が適用してきた方法によって生じている。リオ宣言は，「重大または不可逆的な脅威が存在する場合，環境悪化防止のための費用対効果の高い措置を延期する理由として，完全な科学的確実性の欠如を使用してはならない」と述べている。したがって，予防原則に基づいて，規制は理

想的にはバランスがとれており，非差別的であり，一貫性があり，科学的発展に適応するべきである．

　残念ながら，EUのファーマコビジランス規制は，米国とは異なり，システム全体の費用対効果と関係者の負担を考慮に入れずに記載されている．ファーマコビジランスは，その登場以来，多分野にまたがる科学として自然に進化してきたが，その効果的な実施の重要性は，社会の多くの人々，特に公衆衛生学および医学分野において，認識されていないままである．多くの規制が作成されているが，適切な品質で実装され，関連するすべての個人が適任であることを，われわれはどのようにして認識するのだろうか．ファーマコビジランスは主に患者の利益のために行われるものである．EMAといくつかの規制当局は，諮問委員会に患者代理人を関与させてきたが，その他の意思決定の枠組みのどこでどのように患者を巻き込んだのだろうか．具体的には，シグナルとは何であり，患者にとって重要なリスクとは何かを企業が決定するための助けとなっただろうか．

　予防原則で必要とされるような新しい規制について，費用への影響に注意が払われていないため，リソース不足となり，規制当局でさえ期限を遵守できておらず，例えば，PSUR評価レポートの遅れや，ファーマコビジランス・リスク評価委員会（PRAC）における「シグナル」に関わる議題の負担は，削減の兆候を示していない．EudraVigilanceに基づくファーマコビジランスのための情報技術は完全には機能しておらず，「不十分などっちつかずの状態」である．多くのリスク管理計画（追加のリスク最小化策を伴わない）は，医療体制がRMPおよび患者の利益に基づき行動するというエビデンスがほとんど公表されないまま膨大となり，官僚主義的負担となっている．適応外使用は，医薬品規制当局にとって「リスク」と見なされるが，もし効果が十分であれば，患者や支払人にとって「有益」となる．治療経路がより複雑になるにつれて，販売承認取得者と合意されたリスク管理の医療からの断絶は悪化するものであり，EUレベルでの単一の解決策が有効な解決策であると考えるのは難しい．全国的に推奨される治療レジメンがあるとしても，財務上の圧力に応じて病院ごとに採用薬リストの方針が変更され，可変的に採用される．米国では監察総監室が，リスク評価・緩和戦略（REMS）プログラムの不十分な実施についての報告を2013年に作成した[31]．それ以来，米国FDAは実質的な組織変更を行っており，その効果はまだ見えていない．これまで医薬品，医療機器，化粧品，境界上の製品，そして臨床的な安全性との間における別々の規制システムによって，人工的なサイロ〔縦割り行政〕が作られてきた．医療関係者や患者のような，医薬品の安全性に関係する関

係者や実務者すべてが，単一の規制制度下で扱われておらず，多くの人がファーマコビジランス規制（およびファーマコビジランス自体）は日常生活に何ら関連するものではないと考えている。

多くの規制の焦点は新しい医薬品に焦点を当てており，それら新薬の多くは安全性の利点が圧倒的なものでない限りは，既存製品に比べて「より安全な」医薬品を提供することがはるかに困難な医薬品である。そしていまだ，患者は確立された医薬品（ワーファリン，インスリン）から最も害を被っている。

増加した要件は「リスク管理」を参照する。しかし，多くの先進国では，広く言えば2つのリスク管理システムがあるかもしれない。一般的な印象として，医療は古い医薬品（1995年以前に承認された）のリスクを通常の臨床実務（世界中で変化に富むものであり，ワーファリンの事例のように体系的に行われていない）を介して管理しているということであるが，現在の規制制度は新薬に焦点を当てている（PRACは古い薬にも措置を講じているが）。しかしながら，これは非常に単純化された部門であり，医療と規制リスク管理システムがどのように相互に関わっているか（あるいは関わっていないか）は，国と国との間でも国内でも非常に異なる大きな問題である。それは問題となる医薬品に応じてもまた大きく変わる可能性がある。残念ながら，記載されているリスク管理計画は，エンドユーザーへの相談を経ない，規制目的のものである。これらの計画は，本当に問題となる危険に焦点を当てないことが多く，処方者に対して新薬の使用方法などの教材を提供するなど，普段行われていることを取り入れようとする。「心疾患」や「血栓症」などの不正確な用語は，医学的に無意味である。もう1つの例は，新しい生物学的免疫調節剤について，適応外使用，感染および悪性腫瘍等のリスクに対する既存の模倣のやり方であり，これらの製品のライフサイクルを通じたリスクの区別を探り出すためのより精密な定義と差別化を行っていない。さらに，3つのICH地域すべてが，ICHリスク管理ガイドラインを違った方法で実施して，「誰が正しいのか」を判断することが不可能になっている[32]。これらの計画において，リスクはしばしば曖昧であり，定義が不十分であり，実際の「ハザード（危険）」は言及されておらず，患者にとっての関連性は不確実であり，「リスク」と「シグナル」の間には混乱がある。「安全事故」（すなわち，「決して生じない事象」として合意された，重篤かつ予防可能な害に関するエピソード）という概念は言及されていない。このように，われわれはすべての国がどのように薬のリスクを管理するかについての意見の一致または指導原則を持たず，医薬品のリスク管理のための断片化された制度を保有している。

ファーマコビジランス査察は，それらの開始時には改善の大きな推進要因だったが，これまで変化を促進することしかできていない。彼らは地域的な規制によって，彼らが発言できる内容に制約を受けている。査察は，プロセスが適切な品質の最終製品を生産するか否かではなく，業務手順が適切に行われているか否かのみを確認することに焦点を当てており，予測可能な活動になるおそれがある。査察官は，たとえ医薬品の副作用ではない単なる情報のみであっても，有害事象を1つ残らずすべて追跡する。異なる分野に重点を置き，異なる方法をとるEUと米国FDAのファーマコビジランス監査における著しい違いは，世界的な組織の混乱につながるだけである。このような査察は，安全システムの独立した調査の代わりとはならないし，そうなったこともない[33, 34]。

　制度内において，多くの人がそれを改善しようと努力していることを認識する必要がある。例えば，PROTECT (Pharmacoepidemiological Research on Outcome of Therapeutics by European Consortium) とUMBRA (United Methodologies for Benefit-Risk Assessment) のような重要な主導的戦略が，有益な勧告を定義し，ベネフィット・リスクに関する興味深い方法論を記述したことがあった。ICHは，これらのアイデアをICH M4E (R2) ガイドライン[35]の2.5.1および2.5.6で実装しようと考えているだろうか。われわれには議論終了後にしかわからない。おそらく他の多くの製薬関連の研修で起きたように，提供は自由市場に頼るだろう。ベネフィット・リスクに関する意思決定が体系的に実施される方法に関する議論は公表されていない。

　EMA作業プログラム2014の一環として，以下の義務が発表され，「目標とするリスク最小化策の有効性を監視することを含む，公衆衛生への影響を研究するためのプログラムを開発すること。有害反応による潜在的な公衆衛生への影響を評価するために，医薬品の使用実態研究のための方法論をデザインすること」[36]とされた。PRAC自体は，「現在，ファーマコビジランスがどのように健康アウトカムにつながっているかを測定するための広く受け入れられた方法はない」と結論づけている[37]。これは部分的には，安全性を評価するための医療指標がないことに起因する[38-40]。新しく意図が明確な規制の影響に確信をもつ唯一の方法は，将来の研究に情報を与えるような確かな経験的エビデンスを収集することによってその規制の影響を文書化することである。これは現時点では生じておらず，PRACは「影響調査のためのさらなる方法の同定と開発が必要である」と同意している。

　他の分野では，システムの役割と責任に合わせた高い業績を示す者の行動特性

の枠組みが安全性を確保するために重要である[41]。このようなコンピテンシー・フレームワークは，医薬品分野には存在しない。一部の企業ではプログラムを実装することがあるが，制度全体での訓練の方法はない。ゆえに誰でもファーマコビジランスの「コンサルタント」になることができる。ファーマコビジランス監査員と査察官に対する合意された適性がないため，彼らはファーマコビジランスの科学的目的についてさまざまな理解をしている。ファーマコビジランスにおいて誰が十分な資質を持っていると認められ，誰が認定されないかに関する合意された方法の欠如は，「医薬品安全の危機」において顕著であり，そのとき複数の「専門家」の意見はあるが，「ファーマコビジランス専門家」（それが誰であっても！）の意見が存在することは稀である。同様に，臨床研究または訓練プログラムに関しても，勧告は存在するが，普遍的に合意されたコンピテンシー・フレームワークは存在しない（訓練されたチーム内のすべてに関する保証はスポンサーの責任である）[42]。これは，誰でも「臨床研究」ができること，行っていることを意味する。WHOとISoPは包括的なファーマコビジランスカリキュラムを発表しているが，これを「勧告」以上にする仕組みはない[43]。ファーマコビジランスを担当する有資格者（QPPV）について，この重要な役割を果たすための能力やカリキュラムも提案されていない。その結果，QPPVがさまざまに運用されており，EU域外の役割に関する理解が不十分であり，全世界の企業や規制当局の管理部門でQPPVの役割が真摯に受けとめられていないというリスクがある。

## 5.2　将来のために最善の安全性活動はいかにあるべきか？

　最善の安全性活動に同意することへの進展は，どのような安全性手段について，ファーマコビジランスの主要な公衆衛生の目的を何とすべきかについて，全世界の関係システム間での共有精神が欠如していることで，妨げられている。もちろん，薬の薬理学的特徴は重要であるが，最終的には安全性は，視野の狭い見方を排してすべての証拠を利用するという人間の能力に左右される。これは薬学的および薬理学的な証拠だけではなく，特に不確実性，曖昧さ，および無知に直面した際に人間がどのようにして証拠を適用し，行動するかについての組織科学からの証拠でもある。さらに，社会（「一般市民」）は心配する必要がないという再保証を望んでおり，すなわち，製造現場からベッドサイドまでのシステム全体が期待どおりに実行され，検証された安全性の指標が一般に対して伝達されていることが，透明性をもって示されていなければならない。合意された安全性基準

の欠如のためわれわれは安心できず，システムにおける疑惑と不信は当然のことであり，継続する可能性が高いだろう。第一に，医薬品の安全な使用を確保するための世界的な制度の必要性を否定している体系的状況に対処せねばならず，そのようなシステムが存在しており，規制のみが唯一の解決策であるから議論は推奨されないという幻想の下で行われている運用は止めるべきである。われわれは，現在の制度における不信のレベルは，危害のレベルを踏まえて正当化されることを受け入れる必要がある。組織の科学を体系的に適用することができなかったことを考えれば，そこには不完全で一貫性のない安全性の文化，不信と疑惑の継続的な悪化が存在する。現在のところ，データの公表時には透明性が確保されているが，制度設計や安全性の文化の不備によって，透明性は貧弱となる。われわれは，このような現実を無視し続けることは意図的に無知の状態で行動することであり，信頼を腐敗させ続けるのみであると心配すべきである[44, 45]。

　リーダーシップと積極的な世界規模の政治的意思なくして，全世界的な制度変更は成し得ない。1999年にInstitute of Medicineの報告書において，人は誰でも間違える（To Err is Human），と表現されたが，その結果，関係者が系統的でない独自の方法で解決策を探し出す事態となった[46]。おそらく，手始めに開始するために適するのは，制度が特に目的に合っていない製品（先端治療法等）や，制度として悪戦苦闘している公衆衛生上重要な医薬品（MRSAや多剤耐性結核の抗生物質等）であろう。医薬品の安全性に関するWHOの公衆衛生上の要求は，組織科学についてわれわれが知っていることを適用して体系化する必要がある。

　2012年のEUファーマコビジランス法案の目標は立派であるが，世界中の制度全体で合意がないことは言うまでもなく，EU全体でも制度全体での合意がない。しかしながら，以下のような安全原則を策定することにより，全関係者の間で意見の一致を得るための出発点となる。

・明確な役割と責任
・堅牢で迅速なEUの意思決定
・患者と医療従事者の関与
・科学に基づく，ベネフィットとリスクの統合
・リスクに基づいた／リスク相応であること
・積極性／計画の増加
・重複／冗長性の削減
・透明性の向上と医薬品に関するより良い情報の提供

主な望みは，有効なシステムには国際標準化機構（ISO）の下で確立された概念である品質管理が必要であるという認識である。実際に，安全なプロセスも，目的に合った効果的なプロセスでなければならないという認識にも言及している。品質管理はGMPで認識されているが，品質管理がファーマコビジランスの日常活動となるべきことはまだ世界的に受け入れられていない（これは製薬業界だけでなく，規制機関や医療機関にも言えることである）。社会の多くの安全性を気にしている他の部門は，組織科学に基づくエビデンスを適用し，より創造的にISO原則を開発してきた。そのような動きは製薬分野では一時的には生じたが，体系的には生じなかった。医薬品の安全性は，薬理学的特性そのものと同じくらい，安全な人間の行動を確保するための制度内に存在する制御機構に依存していることは，業界内では依然として十分に認識されていない。安全に機能する体制を設計するためにシステム科学をどのように利用できるかに関する安全工学は，ファーマコビジランス体制にはまだ実用化されていない[47, 48]。一般的に安全システムの故障の大部分が人的要因によることを考えると，われわれの現在のファーマコビジランス体制は，人間工学の原則を適用するという点で遅れている。エラー管理の方法はあまり開発されておらず，合意された安全性指標は存在しない。

　保健医療専門家の心構えを最適化する手段として，能力（コンピテンシー）に基づく教育に注目が集まっている[41, 49]。したがって，緊急の問題として，ファーマコビジランスの訓練と教育（そして実際に患者に影響を与える制度内のすべての活動）は，組織科学を現在の薬理学および製剤学の教育内容に統合する必要があり，これが「どのようにすればよいか」である[50-53]。これらは「ソフトスキル」ではない。これらはあなたが無事に能力を発揮できるようにするための「技能」である。これには，James Reason [54]が記述した報告，学習，文化のみに基づく安全文化の原則が含まれる。実際に，組織科学は，人間をシステム設計，ファーマコビジランスの訓練と教育の最前線に置いた複雑なシステムにおける取組み方法を教えてくれるだろう。特に，われわれは，意思決定，状況認識，統率力，コミュニケーションとエラー管理をより良く実装し，個性や行動を管理するといった複雑なシステムでの運用に役立つ，組織科学のすべての科学的証拠を採用しなければならない。エラーが発生するたびに起こる逸脱に対して恐怖を植え付けるような懲罰的方法（不名誉，非難，訓練のサイクル）を公平性，正義，報告，および学習の原則に基づいて開発された手順を用いて止める必要がある。われわれはシステム，プロセス，フィードバックの機構を本質的に，冗長

性を設けて，人間が安全でない選択をするのを防ぐ機能を強制することによって改善する必要がある。われわれは，話すことを促し，透明かつ安全な意思決定を促進し，無謀な行動を制裁し，安全につながる選択や行動を報奨するような安全性の文化を創造することによって，お互いに安全につながる選択を説明できる状態でなければならない。

　システムが安全性をどのように管理するかに影響を及ぼす消耗的な機能は，データの複製である。これには，さまざまな安全性データベースにおける報告された症例の複製，臨床データベースと安全性データベースにおける矛盾した重複データの複製，共同開発パートナーであるCROまたは治験実施者が保有する情報の複製が含まれる[55]。われわれは全体的にデータマネジメントに取り組まなければならない。臨床試験データと安全性データの区別は人為的なものであり，完全に不要なデータ競合を解決するためにあまりにも多くの手順が設計されている。電子データのリアルタイムな監視やモバイル技術の使用等の技術の進歩は解決策を提供し，現在解決すべき新しい課題も提供する。

　近代的な体系的取組みを医薬品の安全性に適用し始める前に，現在，不適切な定義に基づいているファーマコビジランスの定義を積極的に高めていく必要がある。ファーマコビジランスは，薬理学と薬科学に基づいて創設されたが，医薬品の安全な使用に関心があるすべての人々を巻き込む社会政治活動である。ファーマコビジランスは疑わしいADRに関する情報を収集するだけでなく，制度内の予期せぬことを管理し，良質な制度の作業要件として監視を徹底することにも関係する。ファーマコビジランスは，組織，コミュニケーション，薬理学および薬科学を融合させた，多分野にまたがる学際的研究分野である。したがって，特に「コミュニケーション」に関わるとき，社会科学者のさらなる関与が必要である。ファーマコビジランスは，他の組織的な要因と同様に，安全性をサポートし，監視するためにシステムに組み込まれており，それ自体が安全制約を通して人間の業務を制御する。監視は，そのような制約の有効性を評価する。最近の患者中心主義への関心の爆発は，制度のあらゆるレベルに患者を関与させる1つの機会である。患者は，シグナル検出等の分野での変化を推進する上で，何が重篤で何が重篤でないのかを決定すること，彼らにとって関連のあるものは何かを判断すること，ベネフィット・リスクを評価すること，医薬品の適正使用を促進するための実用的な解決策を助言することにおいて，中心的な役割を果たさねばならない。患者報告は疑わしいADRの報告を促すだけでなく，彼らと彼らの家族に，システムがどのように応答しているかに満足するまで，声をあげることや質問を

続けるよう促す．進歩はあったけれども，系統的でなく不統一であり，確かに十分に早い進歩でなかった．したがって，私は，指針に記載されるような安全性への関連を定義するファーマコビジランスの作業定義を次のとおり準備した．

*ファーマコビジランス（PV）は，医薬品の副作用の検出，評価，理解，予防，またはその他の問題および医薬品のライフサイクル全体にわたる取り扱いに関する系統的な活動と手順からなる学際的科学として定義され，患者にとってのリスクを軽減し，利益を最大化する．これらの活動には，必要な監視と，すべての関係者が合意した安全原則に基づいてシステムが実行されていることを実証するための報告，コミュニケーション，組織学習の促進という当然かつ公正な文化が組み込まれたシステムの質に関する評価を含む．*

この定義は，医薬品の安全な使用を保証するための基礎として効果的なシステムを実施するために作成された指針原則をもとに見直され続ける必要がある．理想的には，ISoPのような公平な団体がそのような指針の後見人として行動することができる．今ISoPがこの課題に立ち向かうときである．

**謝辞**

Drug Safety NavigatorのMichael Klepper社長兼CMOの有益なコメントに感謝する．

**参考文献**

1. Peter Arlett, Corinne de Vries, Henry Fitt (2014) Demonstrating impact for public health and stakeholders: focus on pharmacovigilance. Joint meeting : Patients and Consumers and Healthcare Professionals working parties. 16 Sept 2014. http://www.ema.europa.eu/docs/en_GB/document_library/Presentation/2014/11/WC500177755.pdf
2. Gurwitz JH, Field TS, Radford MJ (2007) The safety of warfarin therapy in the nursing home setting. Am J Med 120:539-544
3. (a) Opioid addiction 2015 Facts & Figures American Society of Addiction Medicine. http://www.asam.org/docs/default-source/advocacy/opioid-addiction-disease-fact-figures.pdf. (b) Rudd RA, Aleshire N, Zibbell JE, Matthew Gladden R (2015) Morbidity and Mortality Weekly Report (MMWR) increases in drug and opioid overdose deaths-United States, 2000-2014 Dec 18, 64;1-5. http://www.cdc.gov/mmwr/preview/mmwrhtml/mm64e1218a1.htm?s_cid=mm64e1218a1_e
4. Hayes MJ, Brown MS (2012) Epidemic of prescription opiate abuse and neonatal abstinence. JAMA 307(18):1974-1975
5. National Action Plan for Adverse Drug Event Prevention U.S.Department of Health and Human Services, Office of Disease Prevention and Health Promotion (2014). http://health.gov/hcq/pdfs/ade-action-plan-508c.pdf
6. Daniel R (2014) Levinson Inspector General Department of Health and Human Services Office of Inspector General. Adverse events in skilled nursing facilities: national incidence among

medicare beneficiaries. OEI-06-11-00370. http://oig.hhs.gov/oei/reports/oei-06-11-00370.pdf
7. Drazen JM, Curfman GD, Baden LR (2012) Compounding erros. N Engl J Med 1-2. doi:10.1056/NEJMe1213569
8. Outterson K (2012) Regulating compounding pharmacies after NECC. N Engl J Med 1-4. doi:10.1056/NEJMp1212667
9. Viswanathan M, Golin CE, Jones CD et al (2012) Interventions to improve adherence to self-administered medications for chronic diseases in the United States. Ann Intern Med 157:785-795. http://annals.org/article.aspx?articleid=1357338
10. Salmasi S, Khan M, Hong YH et al (2015) Medication errors in the Southeast Asian Countries : a systematic review. PLoS One 1-19. doi: 10.1371/journal.pone.0136545 http://journals.plos.org/plosone/article?id=10.1371/jounal.pone.0136545
11. Onakpoya IJ, Heneghan CJ, Aronson JK (2015) Delays in the post-marketing withdrawal of drugs to which deaths have been attrivuted: a systematic investigation and analysis. BMC Med 13(26):1-11. http://www.biomedcentral.com/content/pdf/s 12916-014-0262-7.pdf
12. Hoffman KB, Silva N, Namovicz-Peat (2015) The cost and impact of adverse events: anti-inflammatory drugs. Advera Health Analytics, Inc, chap.2. https://aishealth.com/marketplace/cost-and-impact-adverse-events-anti-inflammatory-drugs#contents
13. Tufts Center for the Study of Drug Development. Briefing.Cost of developing a new drug. http://csdd.tufts.edu/files/uploads/Tufts_CSDD_briefing_on_RD_cost_study_-_Nov_18,_2014..pdf
14. Donaldson LJ, Panesar SS, Darzi A (2014) Patient-safety-related hospital deaths in England: thematic analysis of incidents reported to a national database, 2010-2012. PLoS Med 11(6), e1001667. doi:10.1371/journal.pmed.1001667, http://journals.plos.org/plosmedicine/article?id=10.1371/journal.pmed.1001667
15. Promotion of off-label use of medicines by Europiean healthcare bodies in indications where authorised medicines are available EFPIA (2011) http://www.efpia.eu/uploads/Modules/Documents/13623-a5-off-label-use-efpia-position-paper-november-2011.pdf
16. Good CB, Gellad W (2016) Off-label use and adverse drug events. JAMA Intern Med 176(1):63-64
17. McGettigan P, Roderick P, Mahajan R, Kadam A, Pollock AM (2015) Use of fixed dose combination (FDC) drugs in India: central regulatory approval and sales of FDCs containing nonsteroidal anti-inflammatory drugs (NSAIDs), metformin, or psychotropic drugs. PLoS Med 12(5) 1-28:e1001826; discussion e1001826. doi:10.1371/journal.pmed.1001826http://journals.plos.org/plosmedicine/article?id=10.1371/journal.pmed.1001826
18. Edwards BD, Olsen AK, Whalen MD, Gold MJ (2007) Guiding principles of safety as a basis for developing a pharmaceutical safety culture. Curr Drug Saf 2:135-139
19. Pierre-Louis L (2015) International cooperation, convergence and harmonization of pharmaceutical regulations: a global perspective. Elsevier B.V., Amsterdam, Boston, Heidelberg, London, New York, Oxford, Paris, San Diego, San Francisco, Singapore, Sydney, Tokyo
20. Alqatani S, Seoane-Vasquez E, Rodriguez-Monguio R et al (2015) Priority review drugs approved by the FDA and the EMA: time for international regulatory harmonization of pharmaceuticals?Pharmacoepidemiol Drug Saf 24(7):709-715
21. Lexchin J (2015) Why are there deadly drugs. BMC Med 13:27-29, http://www.biomedcentral.com/1741-7015/13/27
22. Newton P et al (2015) Quality assurance of drugs used in clinical trials: proposal for adapting guidelines. BMJ 350:h602
23. Appel WC (1998) Harmonisation in regulatory pharmacovigilance: impracticalities and scientific irrationality. Pharmacoepidemiol Drug Saf 7:359-361

24. Lexchin J (2000) Double standards: double jeopardy. Pharmacoepidemiol Drug Saf 9 : 289-290
25. Scott N, Binkowitz B, Ibia EO et al (2011) Results of a survey of PhRMA Member Companies on practices associated with multiregional clinical trials. Drug Inf J 45:609-617
26. Avorn J (2006) Dangerous deception hiding the evidence of adverse drug effects. N Engl J Med 355:2169-2171
27. Kramer JM, Vock D, Greenberg HE et al (2014) Investigator's experience with expedited safety reports prior to the FDA's Final IND Safety Reporting. Ther Innov Regul Sci 48:413
28. Ma P, Marinovic I, Karaca-Mandic P (2015) Drug manufacturer's delayed disclosure of serious and unexpected adverse events to the US Food and Drug Administration. JAMA Intern Med 175(9):1565-1566
29. Nomura K, Takahashi K, Hinomura Y et al (2015) Effect of database profile variation on drug safety assessment: an analysis of spontaneous adverse event reports of Japanese cases. Drug Des Devel Ther 9:3031-3041, http://www.dovepress.com/effect-of-database-profile-variation-on-drug-safety-assessment-an-anal-peer-reviewed -fulltext-article-DDDT
30. Rio Declaration on Environment and Development(1992) http://www.jus.uio.no/lm/environmental.development.rio.declaration. 1992/portrait.a4.pdf
31. Department of Health and Human Services, Office of Insepector General (2013) FDA lacks comprehensive data to determine whether risk evaluation and mitigation strategies improve drug safety. OEI-04-11-00510. http://oig.hhs.gov/oei/reports/oei-04-11-00510.pdf
32. Lis Y, Roberts MH, Kamble S et al (2012) A comparison of US Food and Drug Administration and European Medicines Agency Regulations for pharmaceutical risk management: report of the International Society of Pharmacoeconomics and Outcome Research. Value in Health 15: 1108-1118
33. Wood JJ, Stein MC, Woosley R (1998) Making medicines safer-the need for an independent drug safety board. N Engl J Med 339(25):1851-1853
34. Macrae C, Vincent C (2014) Learning from failure: the need for independent safety investigation in healthcare. J R Soc Med 107(11):439-443. doi: 10.1177/014076814555939, http://jrs.sagepub.com/content/107/11/439
35. Revision of M4E guideline on enhancing the format and structure of benefit-risk information in ICH efficacy-M4E(R2) Current Step 2 version dated 5 August 2015. http://www.ich.org/fileadmin/Public_Web_Site/ICH_Products/CTD/M4E_R2_Efficacy/M4E_R2_Step_2.pdf
36. Work programme (2015) EMA Management Board 18 December 2014. EMA/773839/2014 Rev.1. http://www.ema.europa.eu/docs/en_GB/document_library/Work_programme/2015/03/WC500183327.pdf
37. Pharmacovigilance Risk Assessment Committee (2016) PRAC strategy on measureing the impact of Pharmacovigilance activities, 11 Jan 2016. EMA/790863/2015. http://www.ema.europa.eu/docs/en_GB/document_library/Other/2016/01/WC500199756.pdf
38. Hogan H, Healey F, Neale G et al (2012) Preventable deaths due to problems in care in English acute hospitals: an retrospective case record review. BMJ Qual Saf.doi:10.1136/bmjqs-2012-001159. http://qualitysafety.bmj.com/content/early/2012/07/06/bmjqs-2012-001159.full.pdf
39. Hogan H, Zipfel R, Neuburger J et al (2015) Avoidavility to hospital deaths and association with hospital-wide mortality ratios: retrospective case record review and regression analysis. BMJ 351:h3239.doi:http//dx.doi.org/10.1136/bmj.h3239
40. Shojania KG(2012) Deaths due to medical error: jumbo jets small propeller planes? BMJ Qual Saf 12(9):709-710
41. Gruppen LD, Mangrulkar RS, Kolars JC (2012) The promise of competency-based education in

42. Koren MJ, Koski G, Reed DP, Rheinstein PH et al (2011) APPI consensus statement of Clinical Investigator Competence. Monitor, August 2011, pp 79-82
43. Beckmann J, Hagemann U, Bahri P et al (2014) Teaching pharmacovigilance: the WHO-ISoP core elements of a comprehensive modular curriculum. Drug Saf 37(10):743-759. doi:10.1007/s40264-014-0216-1, http://www.who-umc.org/graphics/28216.pdf
44. The Erice Monifesto for global reform of the safety of medicines in patient care (2007) Drug Safety 30(3):187-190
45. Edwards B, Krokstad TH (2011) Restoring public confidence and trust based on a systematic approach to safety. Monitor, April 2011, pp 47-50
46. Dye KMC, Post D (1999) Developing a consensus on the accountability and responsibility for the safe use of pharmaceuticals. A preliminary white paper. The National Patient Safety Foundation Workshop, Washington, CD, 10 & 11 June 1999
47. Marais K, Dulac N, Leveson N (2004) Beyond normal accidents and high reliability organisations: the need for an alternative approach to safety in complex systems. Engineering Systems Division Symposium. MIT, Cambridge, MA, pp 1-16. http://sunnyday.mit.edu/papers/hro.pdf
48. Leveson N, Couturier M, Thomas D et al (2012) Applying system engineering to pharmaceutical safety. J Healthc Eng 3(3):391-414
49. Edwards B, Tilson HH, West SL (2006) Defining the competencies of those conducting pharmacovigilance. Pharmacoepidemiol Drug Saf 15(3):193-198
50. Edwards B, Hugman B, Tobin M et al (2012) Embeding 'speaking up' into systems for safe healthcare product development and marketing surveillance. Drug Saf 35(4):265-271
51. Edwards B (2007) Safety ethics as central to the management of benefit and risk. The Monitor, April 2007, pp 23-27
52. Edwards B, Furlan G (2010) How to apply the human factor to periodic safety update reports. Drug Saf 33(10):811-820
53. Human Factors in Healthcare: A Concordat from the National Quality Board. http://www.england.nhs.uk/wp-content/uploads/2013/11/nqb-hum-fact-concord.pdf
54. Reason J (2000) Human error: models and management. BMJ 320:768-770
55. Burnstead B, Furlan G (2013) Unifying drug safety and clinical databases. Curr Drug Saf 8(1):56-62

# 第6章
# EMAによる医学文献モニタリングサービスにメリットはあるか？

Willibert Franzen

　文献モニタリングは，他の活動に加えて，それぞれの販売承認取得者（MAH）が，自社製品または関連する製品クラスに関する最新の科学知識や実際の医療環境でのそれらの製品の使用経験を早期に理解するために実施する重要なファーマコビジランス活動の1つだが，世界的規模で活動する業者にとっては，この活動は，情報源である文献がさまざまな言語で書かれていることや，その情報を入手した場所の治療環境の解釈などいくつかの課題が含まれている。

　さらに，次の課題として，規制当局または倫理委員会などのファーマコビジランスに関わるすべての関係者には，適時かつ最新の情報を提供するという法的義務がある。そのために，グローバル製薬企業は，そのようなすべての情報が適切に検索，収集，評価および報告されるように，簡素化かつ良く効率化されたシステムを構築するようになっている。

　2010年に，欧州委員会は，最初のDirective 2001/83/EC発効時に規定していたように，ファーマコビジランス関係法の見直しを開始した。この見直しは，EUにおけるファーマコビジランス体制の効率性を高めることと同時に，企業に対する官僚的負担を軽減するためのものでもあった。Regulation（EC）No 726/2004には，EMAによる医学文献モニタリングが「報告効率を高め，製薬企業の作業手順簡素化をもたらす」と明示されている。

---

W. Franzen
Takeda Pharma Vertrieb GmbH, Jagerstarasse 27, 10117 Berlin, Germany
e-mail: Wilhelm.Franzen@takeda.com

©Springer International Publishing Switzerland 2017
I.R.Edwards, M.Lindquist (eds.), Pharmacovigilance,
DOI 10.1007/978-3-319-40400-4_6

しかし，EMAによる文献モニタリング手順の導入そのものについて考えるまでもなく，この導入の当初の意図とその成果は，既存の規制との関連性をすでに失っているようである。なぜなら，今日，われわれはファーマコビジランス体制の関係者として，EU法（Regulation（EC）No 726/2004，統合版 2013年6月），GVPモジュールVI，医学文献モニタリングガイドライン EMA/161530/2014，文献モニタリングサービスユーザーマニュアル EMA 274835/2015（Rev.2），この事業の対象となるデータベースに関する参考資料 EMA/141813/2015，文献結果をデータベースに入力するための入力／除外基準に関する説明ガイド EMA/119265/2015，重複情報管理のためのガイド EMA/262834/2015およびモニタリングサービスのリストに含まれる各化合物の検索条件を定義するためのガイド EMA/403865/2015で定められている基本的な規制要件をすべて考慮しなくてはならないからである。

新しい法律が制定される前は，世界中の文献に掲載された報告書に関する専門の章（第9A巻 第4.3.2項）があった。2015年9月1日現在，EMAは文献モニタリングツールの実装版を公開している。このモニタリングに含まれる最初の化学物質リストは，2015年7月に発行されたもので，定義されている化学物質は300化合物，薬草成分は約100成分ある。

検索方針に含まれる物質を確認すると，アスコルビン酸，炭酸カルシウム，葉酸，グリセロール，酸素または酸化亜鉛のような化合物が見られることは驚くべきことである。通常の検討業務でこれらの物質を確認するのは腹立たしいことである。例えば，2015年のPubMedデータベースでは，炭酸カルシウムに関連して報告された有害事象は一度も発生していない。

また，薬草成分のセクションに記載されている成分は1つの特徴を備えている。これらのうちかなりの多数は，ホメオパシー薬のグループに含まれているが，それらの基本概念に由来する有害反応を実際に検索または特定するのは難しいように思える。

ともかく，2015年9月1日から，EMAは本サービスを開始し，検索結果をEudraVigilanceのウェブサイトにアップロードしている。しかし，該当する販売承認取得者がそこから入手した情報は，最初のステップでは，それぞれの文献に記述されている症例全体の説明を含まない。そこからは，情報源，有害事象および当該患者に関する重要な項目に関するいくつかの基本的事実を提供し得る限定された情報だけが入手可能である。この最初の情報がアップロードされた後で初めて，EMA（または契約プロバイダ）による症例の処理がバックグラウンドで

（目立たない形で）開始されるが，そうしたことは完全な情報がEudraVigilance内で利用可能になった時点で認識できない。

　これは関係する販売承認取得者にとって何か意味があることなのか？ 世界中の報告義務を履行しなければならないのは誰なのだろうか？

　遵守すべきタイムラインを考慮すると，報告する準備に十分な時間を確保するために，すべての販売承認取得者は，5日間から7日間の期限内で重篤な症例を処理し，評価する業務を完了すべき負担が生じている。販売承認取得者がEMAから提供されたモニタリング文献をダウンロードして使用するためには，EudraVigilanceに到着する最終の症例を待つことはできない。結局，販売承認取得者は，これまでどおり日常的に文献検索を実行し続け，さらにはEMAによって作成された報告の内容を，すでにEMAへ報告したものと比較するためのさらなる確認作業を行わなくてはならない。

　もう1つの問題は，文献報告の情報がすでに個別症例（ICSR）の一部として販売承認取得者によって受け取られている可能性があることである。販売承認取得者は，各ICSRについてEMAと報告者の両方に追跡確認を行い，それぞれから受け取った情報を照合させなければならない。そうでなければ，FDAまたは厚生労働省とEMAのEudraVigilanceデータベース間で，同じ症例について矛盾する情報が登録されてしまうことになる。これまでのところ，これらの情報を共通の評価として一致させる方法についての手順や概念はない。これを実行することの絶対的な必要性を簡単に説明するために，以下の例を記載する。

1. 例えば，多数の報告用語。各販売承認取得者は，入手したレポートから関連情報をどのように特定するかについての手順を持っている。多くの場合，各販売承認取得者は，自らのコーディング規則に基づいて，追加のADR関連用語を入力する必要がある。これは，EMAが症例を処理しているときには実施していない手順である。
2. 用語自体のコーディングにも同じことが言える。MedDRAは皆が使用できる一般的な報告用語辞書だが，販売承認取得者とEMAの間でコーディング規則が異なるため，それぞれがコーディングした情報は，最終的に集積検討レポートで別の区分になったり，異なるシグナル検出方針になってしまう。
3. ICSRと文献の間に矛盾する情報が存在する可能性もある。通常，販売承認取得者は，症例データの質を向上させ，症例の状況を正確に理解するために，症例報告に対する追加の情報収集を実施する義務がある。しかし，ICSRと文献がどのように紐づけされ，取り扱われているかに関するEMA

のQ&Aでは，ADRが文献症例が公表されたときに理解していたのとは実際には異なる状況に関連している，という証拠がフォローアップ情報から得られたときに，どのように対処するかについては規定されていない。

販売承認取得者は，現在のところ，EU域外の情報源から作成されたすべての文献症例について，EMAのみならず，スペイン，ハンガリー，またはドイツのようなEU域内の各国規制当局にも追加で報告する必要があることをさらに理解しなければならない。この作業は，販売承認取得者にとっては，EudraVigilanceデータベースの最終的な検証が成功裏に達成されるまで，追加の作業負荷として持続する。このような症例報告は，通常計画的な業務によって管理されているため，使用するアプリケーションを適応させカスタマイズするための十分な財政支援だけでなく，それらをテスト，検証するために必要なリソースを確保するための財務的な負担を販売承認取得者は強いられている。EudraVigilanceデータベースが完全に確立されている場合であっても同様である。

EMAの文献検索方針に関し，もう1つの側面として言えることは，EMAは，自ら定義した物質，識別可能な個別症例およびその情報源のみを探していることである。抗生物質や抗アンドロゲン剤のような薬剤グループとしての使用や，特定の患者グループに対する製品の使用について報告された文献からの症例は，すべて販売承認取得者の責任に帰することになる。EMAは，これらの症例は関連性がないか，あまり関連性がない，という姿勢である。一部の症例はそれを検証するための業務手順に組み込まれるが，実際にはこのような症例の情報は常に曖昧なままであり，結局，販売承認取得者はその解釈に自ら責任をもち，それらの症例を報告，評価する方策を立てることになる。しかし，この状況に関するEMAの理解は，これらの該当する販売承認取得者を管轄している他の規制当局が期待するものと同じではない。

## 6.1 結論

この段階で，私はEMAの文献モニタリングサービスについての最初の考え，およびこの仕組みが達成しなければならない目標とする展望"報告効率を高め，製薬企業の作業手順の簡素化をもたらす"に立ち戻る。このイニシアチブによってもたらされた改善を検出することは容易ではない。単一の企業にとってはその作業が簡素化されたようではあるが，化学物質のような製品リストを見てみると，それらがジェネリック医薬品メーカーによって販売されている場合であって

も，そのほとんどは，EU域外規制との関係性と義務も有していることから，彼らは自分たちが確立した作業手順にこれまでどおり従わなくてはならない。

つまり，EudraVigilanceデータベースが受け取る重複報告の削減には効果があるが，それによってEMAは現行のシステムを正当化できるのか？　クラウドコンピューティングと夢のようなビッグデータの時代に，これらの重複を管理するためのより簡単で効率的な方法はなかったのか。

そしてもう1つの疑問も提起されなければならない。販売承認取得者はこのシステムを維持するために費用を支払うことは適切であるか？　EU議会はこれについても検討すべきであり，サービス実施後の1年間を経て，製薬業界にとって真の利益が何であったかを調査すべきである。過去に，EUの立法機関は，販売承認取得者が各国規制当局に情報を報告するための要件を定義していたが，これによって，文献報告に関してはEudraVigilanceデータベースに多数の重複症例が登録される問題が最初に生じることになった。しかし，ICHによる調整のように，報告に関する条件と責任，およびそれらを国際レベルで調和させるためのより明確な定義のほうがはるかに効果的であろう。

EU委員会には官僚主義を縮小するための専門部署はあるものの，当面のところ，さまざまな分野で官僚的な負担が増している事実がある。法的要件に従うために，業界はこれらの要件に対処するためのリソースを提供しなければならない。その後，彼らは，製品のコスト上昇または，医薬品の場合においては，医療システムにかかるコスト負担について議論をすることになった。

文献のモニタリングプロセスや要件に関して，なぜ，GCPやリスクアセスメントなど他の分野で成功しているように，ICHの主導による世界的標準を見出すことができないのか？

### 参考文献

1. Art 27 of Regulation (EC) No 726/2004
2. EMA/274835/2015 Rev.2
3. EMA/161530/2014
4. EMA Launch Phase closure report: Monitoring of medical literature and the entry of relevant into the EudraVigilance database by the European Agency
5. Germany: information regarding reporting requirements for literature reports in Germany is provided by the German Federal Institute for Drugs and Medical Devices (BfArM)
6. Hungary: guidance documents are available for marketing authorization holders on adverse drug reaction reporting requirements from the Hungarian National Institute of Pharmacy and Nutrition
7. Spain: information for marketing-authorisation holders on literature monitoring and adverse

reaction reporting is provided by the Spanish Agency of Medicines and Medical Devices

# 第7章
# 医薬品安全性データベースと臨床データベースとの統一化

Giovanni Furlan and Barry Burnstead

## 7.1 個別症例安全性報告の主な情報源

　効果的なファーマコビジランスには，安全性データに関連するすべての情報源への容易なアクセスが必要である。開発中または販売開始直後の薬剤では，臨床試験のデータベースが安全性情報の不可欠な情報源となるが，一般的には，臨床試験の安全性データベースは安全性部門の管理外にある。同様に，販売開始直後の薬剤では，非介入前向き研究も安全性データの重要な情報源となるが，これらの研究に関するデータも，一般的には安全性部門の外にある。臨床試験および観察研究の安全性データにアクセス可能かは組織によって異なるが，医薬品安全性部門が薬剤の安全性プロファイルを継続的に評価するためには，これらのデータが不可欠である。それにもかかわらず，ファーマコビジランスのために直接かつオープンにアクセスできるということが一般的でないのは明らかである。

　安全性の業務は，製造販売後，臨床試験，非介入前向き研究および系統的なデータ収集システムの全般（患者支援計画または市場調査計画を含む）を情報源とする個別症例安全性報告に重点を置いている。これらのデータセットを情報源

---

G.Furlan (✉)
EU GPPV, Helsinn Birex Pharmaceuticals, Dublin, Ireland
e-mail: Giovanni.Furlan@helsinn.com

B. Burnstead
Consultant, London, UK

©Springer International Publishing Switzerland 2017
I.R.Edwards, M.Lindquist (eds.), *Pharmacovigilance*,
DOI 10.1007/978-3-319-40400-4_7

とする症例報告の割合は，製品のライフサイクルの段階，どれほど画期的な製品か，また製品の安全性プロファイルにより大きく異なる。実際には，製品に安全性懸念事項がある場合は，リスクの特徴をより明らかにするために観察研究（後ろ向きおよび前向き）を実施することが多い。すべての臨床試験に関連するデータの包括的なデータの宝庫は臨床試験データベースである。一方，前向き観察研究についてはデータベースは臨床試験と同じ場合もあるが，別のデータベースであることのほうが多い。しかし，臨床試験と前向き観察研究では，データの収集方法が同様であるだけでなく，個別症例安全性報告の要件も（同じではないとしても）類似している。従来より試験データは紙の症例記録様式で収集され，試験データベースに入力される。臨床試験の重篤な有害事象の情報は医薬品安全性データベースにも入力されるが，観察研究では，重篤および非重篤な副作用（ADR）を両方のデータベースに入力する必要があり，記録の重複を引き起こす。そのため，規制当局のすべての報告様式における整合性を確保するためには，試験研究記録の一致が不可欠な作業と考えられている。この作業は，費用のかかる必需品として受け入れられており，不整合データの報告を行うリスクは管理されなければならない。

## 7.2 異なるデータベースからの報告

　従来より，臨床開発部門と医薬品安全性部門は，試験で収集する安全性データセットについてそれぞれでやや異なるものを選択してきた。その結果，処理の重複が標準となり，対照的なデータベースに発展してきた。一般的に，臨床試験については処理の重複は認識され対処されてきたが[2]，観察研究ではそうではない。臨床試験で発現した重篤な有害事象および非介入の系統的なデータ収集システム（プログラムを問わない）からの副作用は，安全性データベースで処理される。それについては，ICH E2B（個別症例安全性報告標準）[3]およびサマリーテーブルの作成に関する標準を含むICH E2F[4]およびICH E2C[5]に焦点が合わせられている。ICH E2Cでは，定期的ベネフィット・リスク評価報告に，臨床試験からの重篤な有害事象および非介入試験からの重篤な副作用のサマリーテーブルを含めることが求められている。現行の規制要件では，臨床試験で認められた重篤な副作用については，XMLフォーマットで緊急報告することが求められているが，その一方で前向き介入研究では，重篤な副作用のみならず[1]非重篤な副作用についても報告が求められる。しかし，それらの事象に関する情報は総

括報告書に示され，医薬品安全性データベースとは異なる標準に準拠した試験データベースから提供される。さらに，臨床試験からの安全性データは，観察研究からの安全性データとは別のデータベース内にあることが多く，データ標準や構造が異なっている。

　各データベースはそれぞれ異なる要件を満たすよう設計され更新されてきたが，それぞれの独自の発展は誤解を与えてきたかもしれない。臨床試験およびファーマコビジランスに関する要件は複雑で厳格であるが，観察研究に関しては要件が少ない。しかし，良質な安全性データを提出する必要性は観察研究でも認識されてきており[20]，European Network of Centres for Pharmacoepidemiology and Pharmacovigilance（ENCePP）などからの新たな取組みにより，観察研究のデータ品質に対する期待が高まっている。医薬品安全性，臨床試験および観察研究の標準は異なっているが，例えばICH E2F標準[4]に準拠する治験安全性最新報告（DSUR）などの累積報告を作成するために，複数のデータベースにアクセスすることが必要となる。一般的に，DSURの作成責任は医薬品安全性部門にあるが，医薬品安全性部門がDSURを作成するうえで必要とするのは，医薬品安全性データベースに保存されている重篤な有害事象だけではない。有害事象に関連して臨床試験から脱落した被験者のリストは，重篤および非重篤な有害事象の両方に係るものであり，どちらのカテゴリーの有害事象からも安全性所見がみられる可能性がある。したがって，このデータは臨床データベースから抽出する必要がある。さらにICH E2Fでは，QT間隔延長，肝毒性，免疫原性および過敏症などの臨床的に重要な毒性の徴候および症状に注目することが要求されている。安全性データベースのみに頼りこれらの有害事象を評価するのでは，毒性の初期徴候を見落とす可能性がある。一方で，非重篤な有害事象または臨床検査データにより，医薬品安全性データベースのみではまだ検出が難しい安全性上の問題点が明らかになるだろう。また，DSURでは非介入試験からの安全性知見の考察が求められるが，これらの安全性知見は，副作用（医薬品安全性データベースに含まれるべき）と一般的には安全性データベースには含まれない有害事象の両方に基づくことが考えられる。

　実際のところ，最も重要な医薬品安全性活動の1つであるシグナル検出および評価を行うには，すべてのデータベースに保存されている安全性データにアクセスできる必要がある。一方で，シグナル検出は，一般的に自発報告データに対して行われるが（臨床試験および観察研究からシグナルが生じうるとしても），シグナル評価[6]では，臨床試験の重篤な有害事象や観察研究の副作用（通常は医

薬品安全性データベースに保存されている）だけではなく，臨床試験の非重篤な有害事象および副作用ならびに観察研究の有害事象（臨床試験データベースに保存されている）についても検討が必要となる。したがって，医薬品安全性部門は関連する試験データベースの情報を，さらに広く言えば系統的なデータ収集システムで認められた有害事象を，十分に把握しておく必要がある。しかし，臨床試験からの重篤な有害事象は，臨床試験データベースおよび安全性データベースの両方に保存されるため，医薬品安全性データベースと部分的に重複し，混乱を招く可能性がある。同様に，観察研究からの副作用についても，試験データベースおよび安全性データベースの両方に保存されるため，混乱を招く可能性がある。重複するデータについて，まったく異なるバリデーションを実施することも意識しておかなければならない。

## 7.3 複数のデータベースを保有することの非効率性および規制上のリスク

今日，医薬品安全性システムおよび臨床試験システムに対する批判的な評価はいずれも，安全性情報の処理の重複に対する価値を疑問視するであろう。重複はデータ処理だけではない。医学的コーディング，辞書管理，コードリストの整備，各データベースの設置，検証および維持についても2回実施される。基本的には同じデータの検証が2回行われるが，検証の最後には，重複するデータを照合する必要がある。矛盾した情報が2つのシステム全体に及んでいる場合は，正式な報告書の中で結果に不一致が生じ，重大で致命的な違反となり得る。

ファーマコビジランスデータベースおよび試験データベースを別々に保有することの最大のリスクの1つは，製薬企業が実施しなければならない有害事象の因果関係評価の義務にあるであろう。実際，臨床試験で発現した有害事象が企業または治験責任医師のいずれか[7, 8]（現地の規制による）に治験薬との関連ありと判断された場合,その因果関係が疑われる予測できない重篤な副作用（SUSAR）は，規制当局への緊急報告の対象となる。観察研究（および系統的なデータ収集システムの全般）からの副作用については，重篤な副作用だけでなく，治験責任医師または企業のいずれかにより治験薬との関連ありと評価された非重篤な有害事象も，規制当局への報告対象となる[1]。もし関連なしと判断された有害事象が臨床部門にしか送信されなかった場合（よく起こることだが），規制報告のための規定期限内に因果関係評価が実施されないリスク（治験責任医師がそれまでに関連ありとは評価していない症例や企業が関連ありと評価した症例の場合に）

が考えられる．また，一般的には医薬品安全性部門が因果関係評価の専門知識を有しているのだが，その治験薬のリスクおよび特性を知らない者が因果関係評価を実施することのリスクが考えられる．因果関係評価の欠如や遅延は，査察での否定的な指摘事項に至る可能性がある一方で[9]，それぞれのデータベースでの矛盾した情報や有害事象の因果関係評価における系統的なまたは致命的な誤りは，データ品質に対する信頼の喪失につながり，最終的には査察を招く結果となる．したがって，試験データベースと医薬品安全性データベースとの継続的な照合は避けられない負担となる．

　医薬品安全性プロファイルの解析および評価には，安全性データベースおよび臨床データベースの両方へのアクセスが必要であるが，このことは，使用するメディカル・コーディング辞書およびデータベース標準の相違がある場合に困難なものとなる．同じ辞書を使用していたとしても，それぞれの業務のいずれかの時点でまったく異なるバージョンを使用している可能性もある．異なる辞書バージョンを使用することの一例としては，MedDRA[10]があげられる．この状況は対処可能ではあるが，共通のデータ項目に対して異なる内部コードリストが適用されていることについては弁解のしようがない．この重複は固有の運用コストを伴い，規制上の問題に対する製薬業界の迅速な対応を妨げている．コスト増加にもかかわらず，利幅の減少およびR&Dの生産性低下を特徴とする資源制約に直面している業界にとっては，このような非効率性は歓迎されるものではない．最終的に，独立したシステムという贅沢は問題となるであろう[11]．

## 7.4　データ取得の統合

　臨床試験と医薬品安全性の有害事象報告を比較したときのデータ処理における重要な相違の1つは，データ取得にある．技術の進歩[12]により臨床試験データの収集速度が増し，即時的なデータバリデーションや論理チェックの導入で，品質の高いデータであることが保証されるようになった．電子的データ収集（Electronic data capture；EDC）[13]および電子的患者日誌（electronic patient diary；eDiary）は，臨床試験でのデータ取得のために今日最も使用される収集ツールであるが，その一方で，他の前向きの系統的なデータ収集システムでは，紙報告を利用することが多い．EDCははるかに効率的なデータ収集法であり，インターネットを介して臨床試験の実施医療機関とつながる．EDCが成功するか否かは，実施医療機関でソフトウェアをサポートするための付加ハードウェア

の追加を避け，それぞれの実施医療機関での必要条件を限定的にすることによって決まる。その中心的な機能はセントラルサーバーにあるため，既存の医療機関のPCには，小さなアプリケーションのみが現地でインストールされる。一連の症例報告様式が電子的様式として提示されることで，結果を紙様式に記録することなくデータ処理を行うことが可能である。データ処理に加え，EDCは治験依頼者と実施医療機関との間に完全に追跡可能な2方向コミュニケーションツールを提供する。

試験の安全性業務をより効率的にするうえでEDCが果たす貢献は大きいが，医薬品安全性部門では，重篤な副作用報告の期限について懸念を抱くかもしれない。EDC試験の大半では，臨床データマネジメントまたは試験モニターのいずれかが有害事象を最初に知ることになるが，その一方で，SUSARを規制当局および倫理委員会に提出する責務は，一般的に医薬品安全性部門にある。臨床部門と医薬品安全性部門とのコミュニケーションが円滑でなければ，貴重な時間を無駄にすることで報告遅延を生じ，法令違反という現実的なリスクにさらされる。このことは，治験依頼者の担当者（一般的には臨床部門の社員）が最初にSUSARを知り得た時点で規制報告のタイムクロックが開始する一方で，医薬品安全性部門がまったく気がついていない可能性があるために起こりうる。この潜在的な問題を打開するために自動化された電子メール通知が用いられており，医薬品安全性部門に新たな有害事象を知らせる。観察研究からの副作用の規制上の報告に関連する同様の問題についても，この方法が解決策になりうる。

臨床試験以外の試験でのEDCの導入を依然として妨げている別の懸念事項は，臨床試験からの有害事象と自発報告，観察研究または患者支援プログラムからの有害事象を比較したときに，入手可能な情報の量および質に相違がみられることである。しかし，規制当局への報告基準を満たす副作用は，その情報源にかかわらず，同じE2B標準（個別症例安全性報告に必要とされる最低限の情報を含む）に準拠する必要があることを留意すべきである。さらに，因果関係評価の実施義務を遵守するため，最低限の追加情報（患者の併存疾患，併用薬など）をさらに収集する必要がある。したがって，臨床試験と他の系統的なデータ収集システムとの安全性データの収集における唯一の相違は，治験責任医師が記入しなくてはならない項目数にある。この相違については，EDCまたはeDiaryのユーザーインターフェースを任意変更することで容易に調整可能である。

EDCがより効率的であるにもかかわらず，多くの安全性業務では，ファックス／電子メールで送付される紙の有害事象報告様式に基づく別の処理手順が保持

されている。対照的に，新しいEDC技術を活用する安全性組織では，データの取得手順を一本化することにより，ファックスまたは電子メールの利用を排除した。これらの組織では，症例経過を記述する欄を含むSAE画面を作成することにより，すべての臨床試験からの情報をEDCを介して入手する。これにより，治験責任医師が2つの手順を遵守する負担が軽減され，データの不一致がなくなる。さらに，SAEデータはプログラミングされたデータ品質チェックの対象となるため，以前に比べて良質な情報が安全性データベースに送られる。各データ取得のプロセスを1カ所に融合することでデータの不一致の原因に対処し，照合作業が不要となる。このことは，単一ソース化ということができ[14]，また観察研究にも当てはめることができる。これらの研究では，医薬品安全性部門が規制報告に間に合うように副作用を入手することができないというリスクがなくなるため，データの取得を統合することで臨床試験と同等のベネフィットがある。さらに，医薬品安全性部門がすべての有害事象について因果関係評価を行うのが容易になるため（専門的ではない臨床部門の担当者ではなく，薬剤の安全性プロファイルを深く理解する医薬品安全性部門の担当者），この業務を行う際に致命的な誤りを犯すリスクは大いに軽減される。

　EDCの導入後に，たとえデータベースの情報が共通であったとしても，単独の報告要件を満たすために別のデータベースを保持することもできる。しかし，1つの集約されたデータベースを，臨床部門と医薬品安全性部門で一緒に共有できない理由はない。このシナリオでは，さまざまなエンドユーザーが，それぞれの業務で必要となる所定のデータセットにアクセス可能となるであろう。例えば，医薬品安全性部門はすべての有害事象に関するデータセットや臨床検査データおよび臨床データに関するサマリーレポートにアクセスできるが，それぞれの患者の有効性に関するデータセットにはアクセスできない。このようにしてデータは統一化されたデータベースの中にあるのであり，特別なフォーマットで永続的に保存されているのではないのだが，ユーザーは「自分のデータベース」を見ているように感じる。2つのデータベースの統合に向けた最初のステップは，データ取得の統合であることは明白である。

## 7.5　臨床試験の標準インターフェースと医薬品安全性のインターフェースの統一化

　臨床試験データベースおよび安全性データベースは別々に発達したため，それらの標準は対照的に異なるものとなった。Clinical Data Interchange Standards

Consortium（CDISC）は，臨床試験のデータ標準を定義し，新薬承認申請における表形式データや解析データセットの電子提出を含むFDAへのデータ提出要件に取り組むNPOである。

対応する標準は2つのモデル，すなわちSubmission Data Tabulation Model（SDTM）およびAnalysis Data Model（ADaM）で定義される[15]。SDTMデータはSASまたはXMLファイルで提示されるが，ADaMデータセットは統計解析を再現または統計解析をさらに実施するためにFDAの統計専門家に提供される。それらは統計解析ソフトウェア（SAS）のデータセットとして提示され，あわせて症例報告表も定義されたXMLファイルとして電子様式で提出される[16]。Center for Drug Evaluation and Research（CDER）およびCenter for Biologics Evaluation and Research（CBER）では，これらの標準をデータ提出のための推奨様式とした。

しかし，焦点は，特にClinical Data Acquisition Standards Harmonisation（CDASH）[17]（臨床データベース内のすべての有害事象に適用される）に関連する単一ソースの安全性データ取得や副作用情報の規制当局への電子的提出のための標準であるICH E2B[3]に置かれる。これら2つの標準は，前述のとおり，臨床試験データベースおよび医薬品安全性データベースに対して別々に発展してきた。CDISC CDASH-E2Bプロジェクトチームでは，これら2つの標準〔のデータ項目の〕関連づけを行った[2]。CDASHとE2B（バージョンR2[18]）の相違に関する分析では，相違は単に慣習の問題であり，臨床研究および医薬品安全性が異なる科学的要件を有することで引き起こされるものではないことが示された。例えば，「死亡」や「親情報」などの新しいCDASHドメインがSAE症例報告のためだけに提案されている。これはE2Bではこれらの項目が必要とされるがCDASHでは求められていないためである。CDASHでは個々の項目の符号に対して文字を採用しており，その中に含まれるデータを直観的に示している（例えば，AESDTHは死亡に至った重篤な有害事象を示している）。対照的に，E2Bの項目の符号は英数字であり，データの種類との関係はない。CDASH項目のAESDTHは，E2B（R2）ではA.1.5.2と表示される。2つの標準におけるもう1つの相違は，CDASHはE2Bほど広い背景情報を含んでいないことである。しかし，EDCでは入力ごとに日時が記録されるため，事象情報の報告日や更新日をEDCシステムから抽出できる利点がある。E2Bではその代わりに，個別症例安全性報告を最初に知り得た日付を企業の担当者が入力する必要がある。E2B標準[3]は変わりつつあり，以前より要件が詳細となったことを認識しなければならない。

そのため，CDASHとの関連づけ作業をやり直す必要がある。さらなるステップは，CDASH/E2B標準の統一化かもしれない。この統一化された標準により，統合されたデータベース・インターフェースの開発が容易になるだけでなく，2つの異なる標準を維持することおよびこれらの標準の1つが変更されるごとに項目の対応づけをやり直すことを避けられるであろう。残念なことに，CDASH/E2B標準の統一化に対する取り組みは，まだ行われていない。

　統一化されたCDASH/E2B標準の開発までいかなくとも，臨床および医薬品安全性部門の双方のニーズのためのこれら2つのデータ規則の関連付けは，有害事象情報を取得するうえでの基盤となる。また，それにより臨床と医薬品安全性部門の基準との不一致が解消されるため，安全性業務でのEDCの使用がより魅力的なものとなる。項目の関連付けは，臨床および医薬品安全性部門のニーズを満たす標準に従ってデータ取得する機能をソフトベンダーが開発するうえでの基盤として用いることができる。症例経過を記録するのに十分な大きさの入力欄を作成することおよびSAE/ADRに対するアラートを導入することから始まり，ソフトウェア機能内でのSAE/ADRデータ保存にまで及ぶ。SAEおよびADRの両方について述べているのは，単一情報のデータ取得の利点を観察研究まで拡大できない理由はないためである。観察研究と臨床試験でのデータ収集における唯一の相違は，観察研究では通常は詳細な情報が少ないため，研究の開始前にあらかじめ使用するインターフェースの項目を定義しておく必要がある点である。

　SAE/ADRデータ保存により，臨床試験および非介入試験の個別症例安全性報告のためのデータ入力はもはや不要となるため，ファーマコビジランスの症例処理チームの作業負荷は減少するであろう。Periodic Benefit-Risk Evaluation Report（PBRER），Risk Management Plan[19]（RMP）およびDSURなどの集積報告についても，その作成には市販後の自発的副作用データ，臨床試験データおよび非介入試験データが必要であるため，利点に含まれる。データ管理を効率化することで，主要なリソースは解放され，安全性業務範囲のみ，すなわち患者の安全性を守ることに専念することができる。薬剤の安全性プロファイルを理解して早期にシグナルを検出およびリスクを最小化するために，安全性データを効率的に収集および分析することが，臨床および医薬品安全性部門の最終的な目的である。安全性データベースの統一化により，この目的の達成に向けてリソースを有効活用できるであろう。

## 7.6　単一の安全性データリポジトリ（保管）

　臨床試験および医薬品安全性の共通の標準を作成する現在の努力は，共通のデータ収集手順を実現することおよびソフトベンダーの統一プロセスの開発を支援することを目的としている。プロセスの統一化により，臨床試験データおよび自発報告の安全性データのみならず，非介入の系統的なデータ収集システムのデータも取り込むことが可能となる。その目的は，安全性データ処理を効率化すること，およびすべての有害事象情報を単一の保管システムに統合するための基盤を構築することである。医薬品安全性は，効率と効果を最大限にするための既存の技術的解決策を採用する機会を有している。臨床試験の領域で出現した共通のデータ取得技術は，業務プロセスを効率化する一方で，最終的には全データを単一の保存環境に統合させ，それによりコスト軽減を達成する。治験依頼者が臨床試験および医薬品安全性業務における取得機能を統合できれば，単一データベースの概念は自然な流れとなりうる。この考えは，臨床部門および医薬品安全性部門のデータベース・インターフェースにおいて単一のインターフェースを有することだけでなく，医薬品安全性部門および臨床部門両方のニーズに応じて必要な症例報告および集積報告のすべてを抽出できる単一の保管・管理場所をもつことでもある。

　すべての安全性データに対する単一ソース化および統一化には，作業手順の再考が必要となる（図7.1）。医薬品安全性部門では，症例処理の役割にいくらかの改良が必要なだけである：例えば，特に観察研究からの有害事象（今日では違反および査察指摘事項になるリスクが最も高い領域の1つであるが）については，症例選別の中で因果関係評価に追加のリソースを投じる必要があるかもしれない。今日，この業務は一般的にはこれらの研究を担当する部署により実施されており，医薬品安全性部門は，研究責任医師または稀ではあるが企業のいずれかが関連ありとすでに評価した症例を知るのみである。しかし，これらの業務は実施医療機関の担当者により実施されるであろうから，データの入力および最終的な検証のために医薬品安全性部門が必要とするリソースは少なくなるだろう。

　技術はコンプライアンスの観点だけでなく，業務上の観点でも改善策を提供する。個別症例安全性報告の選別作業を依然として紙で実施している組織もあるが，EDCの導入にならい完全に電子化される。品質管理（データコーディングを含む）を実施するうえでの医薬品安全性担当者の責任は変わることはなく，医薬品安全性部門の医師は，現行どおりデータをレビューし症例評価を行う。利点

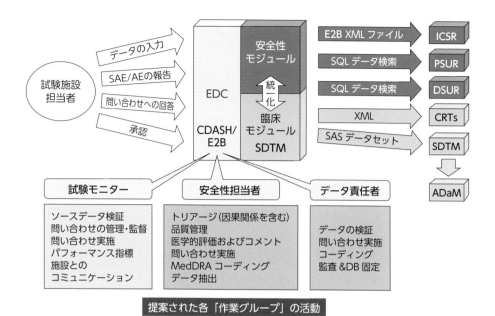

図7.1 統一化された臨床／安全性データベースの業務の流れ

は，安全性担当者および医薬品安全性部門の医師の両方がEDCシステムで問い合わせを行い，それを研究担当医師へ送付して，電子的に回答を入手・処理することが可能なことである．さらに重要なことは，臨床および医薬品安全性部門の両担当者が，両部門により発議された質問および入手した回答を確認することができることであり，それにより研究実施機関への問い合わせの重複が回避される．また，医薬品安全性部門の監査担当者が臨床モニターの元データ検証手順にアクセスすることも十分可能である．安全性のお知らせや指示をすべての実施医療機関にメールすることができ，読取り／受理ログでプロセス全体が追跡可能であり，それによりすべての治験責任医師に対する重要な安全性情報の伝達が確実なものとなるため，EDCを採用することで施設とのコミュニケーションが促進される．定義上では，薬剤の安全性プロファイルに関する主要責任部門は安全性部門にあるにも関わらず，現在，安全性のお知らせを管理しているのは一般的には臨床部門であるが，医薬品安全性部門および臨床部門の両方が同じシステムを共有することにより，医薬品安全性部門が安全性のお知らせの作成および管理にさらに関与することになる．最後に，集積報告のためのデータ抽出など，より高い技術が求められる業務は，安全性データベース管理者の責務となる．この役割においては，臨床データベースおよびシステムを理解する必要があることから，最も困難な業務となるかもしれない．もちろん，役割および責任は組織によって異なり，

技術能力のレベルが，割り当てられるEDCの責任レベルを左右する。しかし，現在別々に業務を行っている医薬品安全性部門および臨床部門ではさらなる統合が必要となることから，データベース統一化によってもたらされる主な変化は，おそらく文化的なものであるかもしれない（図7.1の提案された活動を参照）。

理想的には，EDCシステムは安全性業務に適合するように構成されるべきであるが，必ずしもそうとは限らない。包括的なデータ収集を可能とするため，すべてのEDC業者は，あらゆる安全性要件に関して助言することを安全性専門職に約束する必要がある。安全性データベースの管理者は，技術的に最も高いレベルで臨床データシステムに習熟することが期待されているため，その役割は重要である。EDCシステムおよびすべての一般的な作業グループは図7.1に示されている。データ取得の共通経路により，すべての必要な様式およびデータ抽出が，単独のシステムの担当者になじみのある一連の形式で提供される環境が整う。

作業手順に対する根本的な変更は，通常，懐疑的な見方をもって受けとめられる。そのため，問題を予想することはプロセスの改善を成功させるうえでの常套手段である。表7.1では，臨床試験業務および医薬品安全性業務の両者またはそれぞれに認識されている利点および欠点のいくつかを示している。

## 7.7 結論

ファーマコビジランスの従事者があらゆる種類の安全性データにアクセスできる必要があることは，広く認識されている。臨床試験，非介入の系統的なデータ収集システムおよび自発報告の安全性データを管理する別々の手順を有することは非効率で費用がかかり，法令違反に至るリスクがあることは明らかである。実施医療機関からのすべての情報を単一のシステムで収集することで，治験依頼者にデータの整合性を再保証し，ファーマコビジランスのすべてのデータへのアクセスを促進する。そして，単一のデータリポジトリ（保管庫）を構築するための基盤ともなり，集積報告の作成に便利な単一ソースを提供し，シグナル検出，バリデーションおよび活動評価のためのすべての試験データへの継続的なアクセスを可能にするであろう。財政上および規制上の両方の締めつけが高まる中で，すべてのデータへの包括的アクセスは必須である。安全性データベース単一化の概念は，データ全体へのアクセスを提供し，患者の安全性の保護および〔患者の安全を守るという〕目的達成に向けたリソースの有効活用を容易にする最終的な解決策である。製薬業界はソフトウェア開発者がこの概念を理解して解決策を作成

第7章　医薬品安全性データベースと臨床データベースとの統一化

表7.1　安全性データベース単一化の利点および欠点

|  | 安全性部門および臨床部門に共通 | 安全性部門のみ | 臨床部門のみ |
|---|---|---|---|
| 利点 | データ整備作業が分担される | 臨床試験の重篤な有害事象についてデータ処理を実施する必要がない | 安全性データのデータ処理および整備について、安全性が最初に実施するため、業務の度合いが軽減される |
|  | 1つのデータソースで整合性のある安全性情報にアクセスできる | 非介入前向き研究の副作用についてデータを入力する必要がない |  |
|  | 有害事象因果関係評価をし損ねるリスクが軽減される | 規制上の提出が必要となる系統的なデータ収集システムからの副作用について リリスクがない |  |
|  | データベースの設置、検証、管理に必要な費用が軽減される | すべての安全性データへのアクセスが容易かつ迅速になることで、集積報告の作成が効率化される |  |
|  | 有害事象リコンシリエーションの必要性がない | すべての施設担当者への連絡が可能となる有効なコミュニケーションツールが得られる |  |
|  | コーディングの一致 |  |  |
|  | コーディングの重複がなくなる |  |  |
|  | 試験/治験責任医師に対する問い合わせを両部門が見ることができるため、重複が回避される |  |  |
|  | データ所有権の喪失が考えられる | 選任された医薬品安全性の社員は、臨床データ管理の要件を満たすように設計されており、データおよびアウトプットを熟知しなければならない | 臨床データ管理チームは、最適でない長文テキスト項目をE2B要求事項に合致させるため、これらを調整しなければならない |
| 欠点 | 業務の再構築が必要となる | 現在のEDC製品は臨床データ管理の要件を満たすように統合された基準を受け入れなければならない。医薬品安全性の要件を満たすためには新たな機能を要する。安全性は新たな機能の供給に向けて業者と協力する必要がある |  |
|  | 臨床部門および安全性部門間でのより密接な協力 |  |  |

するまで待つべきか，それともデータベース単一化の基本的特徴を特定することで先導するべきかがジレンマである。

## 参考文献

1. Heads of Medicines Agencies, European Medicines Agency. Guideline on Good Vigilance Practices (2014) Module VI - Management and reporting of adverse reactions to medicinal products (Rev 1). 08 September 2014 EMA/873138/2011 Rev 1
2. CDASH-E2B Project Team (2013) CDASH serious adverse event supplement. 25 Nov 2013. CDISC
3. International Conference on Harmonization of Technical Requirements for Registration of Pharmaceuticals for Human Use (2014) Data elements for the transmission of individual case safety reports E2B(R3). Current step 5 version dated November 2014
4. International Conference on Harmonization of Technical Requirements for Registration of Pharmaceuticals for Human Use (2010) Developmental safety update report E2F. Current step 4 version dated 17 Aug 2010
5. International Conference on Harmonization of Technical Requirements for Registration of Pharmaceuticals for Human Use. Periodic benefit-risk evaluation report E2C(R2). Current step 4 version dated 4 Dec 2012
6. Heads of Medicines Agencies, European Medicines Agency (2012) Guideline on good vigilance practices. Module XI – Signal management. 22 June 2012. EMA/827611/2011
7. European Commission (2011) Detailed guidance on the collection, verification and presentation of the adverse event/reaction reports arising from clinical trials on medicinal products (CT-3). Off J Eur Union. 11 June 2011. C 172/1
8. U.S.Department of Health and Human Services Food and Drug Administration, Center for Drug Evaluation and Research (CDER), Center of Biologics Evaluation and Research (CBER) (2012) Guidance for Industry and Investigators. Safety reporting for INDs and BA/BE studies.
9. European Medicines Agency (2012) European Medicines Agency acts on deficiencies in Roche medicines-safety reporting. Press release 21 June 2012. EMA/405275.2012
10. Medical Dictionary for Regulatory Activities Terminology Maintenance and Support Organization (2015) Introductory guide MedDRA version 18.0
11. Burnsted B, Furlan G (2013) Unifying drug safety and clinical databases. Curr Drug Saf 8:56-62
12. Bates DW, Gwanda AA (2003) Improving safety with information technology. N Engl J Med 348:2526-2534
13. El Eman K, Jonker E, Sampson M, Krleža-Jerić K, Neisa A (2009) The use of electronic data capture tools in clinical trials: web-survey of 259 canadian trials. J Med Internet Res 11(1):e8. http://www.jmir.org/2009/1/e8
14. Lu Z, Su J (2010) Clinical data management: current status, challenges and future directions from an industry perspective. J Clin Trials 2:93-105
15. US FDA website. Study Data Standards for Submission to CDER. Last updated 18 Dec 2014. Accessed on 5 Sept 2015 at: http://www.fda.gov/Drugs/DevelopmetApprovalProcess/FormsSubmissionRequirements/ElectornicSubmissions/ucm248635.htm
16. Define XML Core Team (representing CDISC) (2013) Define XML version 2.0. March 2013 (Case Report Tabulations). Open source available on CDISC website
17. CDASH Core Team (Representing CDISC) (2008) Clinical Data Acquisition Standards Harmonization (CDASH), 1 Oct 2008. Open source available on CDISC website

18. International Conference on Harmonization of Technical Requirements for Registration of Pharmaceuticals for Human Use (2001) Data elements for the transmission of individual case safety reports E2B(R2). Current step 4 version dated 5 Feb 2001
19. International Conference on Harmonization of Technical Requirements for Registration of Pharmaceuticals for Human Use Pharmacovigilance Planning E2E (2014) Current step 4 version dated 18 Nov 2014
20. Heads of Medicines Agencies, European Medicines Agency (2013) Guideline on good vigilance practices. Module VIII-post authorization safety studies (Rev 1). 19 Apr 2013. EMA/813938/2011 Rev 1

# 第8章
# 舞台裏：ファーマコビジランスの実践と判断に影響を及ぼす'沈黙の因子'

Ulrich Hagemann

## 8.1 概要

　臨床試験あるいは観察研究から得られる正式なデータとは別に，科学とは関係ない多くの因子が，ファーマコビジランスの実践や安全確保措置の決定，リスク最小化策の有効性に影響を与えている。そのような因子は，自然科学における基礎的研究の関連性，薬による治療が行われている'環境'，国における薬の市場・薬の供給・医療を受ける機会・社会保障制度等の特徴，そして大事なものとしてはわれわれの医療制度に立ち入り，制圧しようとする経済的影響力と関係している。この章においては，規制や医療制度における，ファーマコビジランス活動の失敗に結びつく所見や傾向を詳しく説明し，論評する。

　社会政治，社会文化あるいは倫理の要素が，現在のファーマコビジランスにより密接に繋がっていくべきであり，そうすることで全体論的アプローチが現れてくる。

---

U. Hagemann
Former Head of Pharmacovigilance Department of BfArM, Wichernstrasse 7,
D 14195 Berlin, Germany
e-mail: vigimax@gmx.de

©Springer International Publishing Switzerland 2017
I.R.Edwards, M.Lindquist (eds.), *Pharmacovigilance*,
DOI 10.1007/978-3-319-40400-4_8

## 8.2 はじめに

　ファーマコビジランスにおいて利益と危害を評価することや，リスクを最小にするための判断は，どんなものであっても，さまざまな種類の正式な研究から得られた広い範囲のデータに基づいている。ファーマコビジランスの権威たちが横断幕に掲げていることは，これらのデータは規制当局や製造販売業者らを堅実な判断に導くために確かなものでなければならないということで，しばしばデータに疑問をもつことは許されていない。それは結構なことだが，いったん舞台裏に目を向けて，ファーマコビジランスという劇場のより影の深い隅を見てみると，ファーマコビジランスの評価や措置の決定や結果に影響を及ぼす，多くの異なった，口に出されていないが無視することはできない因子をみつけることになるだろう。ここでは，例えば薬剤疫学のようなさまざまなファーマコビジランスに関連した科学的な考え方に含まれている複雑な方法，手段，バイアス等には触れずに，背景にある'ソフト'な項目や'沈黙の因子'について述べていく[1]。

## 8.3 科学とファーマコビジランスの進展

> **BOX 8.1**
>
> 　生物医学研究の進展は，治療方法と処置のより良い選択肢を提供している。市場に残された時代遅れの医薬品は，患者を劣った効果と回避可能なリスクに曝し，不必要なコストを課して社会財政を圧迫する。
>
> 　新しい薬学のデータや知見は，しばしば権威のある資料に書き込まれるものの，その情報を読んで理解し，助言に従うかは，医療従事者に任されている。このようなやり方は医療過誤を引き起こしかねない。
>
> 　新しい診断手段は，形態学的な状態や，生化学的な経路あるいは過程に対するより良好な洞察をもたらす。そのような手段が薬の副作用の正確かつ適切な診断に用いられなければ，シグナルの検出や管理が根本的に難しくなってしまう。
>
> 　疫学研究のための資金の確保は，重大な課題のままで残されている。疫学

---

[1] この文章の中では，官僚制度の複雑さやその範囲を含めたファーマコビジランスにおけるコミュニケーションの妥当性や不十分な点には言及しない。このような話題は Drug Safety の theme edition (2012: 1-3) において普遍的に取り扱われている。

> 研究を実施するためのしっかりした資金の基盤を得る方法は，薬に関係したさまざまな問題に対する解答が発見されることに最も真剣に興味を示すに違いない3者（医薬品産業，健康保険会社そして政府）から供給された資金で基金を創設することかもしれない。

### 8.3.1 自然科学や生命科学における基礎研究：古い薬から新しい薬へ

　各国の規制当局から製造販売承認を得て市場に投入される医薬品は，さまざまな生命科学研究からなる長い連鎖の終わりに位置している。医薬品になる前の段階には，数え切れないほどの公開されていない研究者たちがおり，彼らの知性，知識，知的好奇心による経験そして幸運抜きでは，いかなる進展も考えられない。DNAの発見，そして，その複雑な構造や機能に関する知識がなかったとすれば，初期における生化学や代謝研究はなし得たであろうか？　あるいは技術的な機器や器具がなければ？

　医薬品と生命科学者の関連性とはきわめて重要であろう。数十年前には想像できなかった効果がある医薬品として，胃薬がある。これらの化合物が塩酸と反応する知識が，塩酸が胃内に分泌される知見をもたらす。胃壁細胞に$H_2$受容体の発見，胃酸分泌抑制剤として開発された$H_2$受容体拮抗剤は広汎に使用されている。さらなる生化学の基礎研究により，プロトンポンプを見出し，胃食道逆流症に対して非常に効果的なプロトンポンプ阻害剤が開発されるものさえある。

　根拠に基づくとベネフィットの面で望ましくないにもかかわらず，$H_2$阻害剤を服用する患者

は回避可能なリスクにさらされ，保険制度は時代遅れの医薬品のための費用を課せられている。われわれは，根拠に基づいたより良い治療の選択肢が広く使用可能となった際には，通常それまで使用されてきた医薬品を市場から取り去ってしまう仕組みや手法を構築すべきなのだろうか？

### 8.3.2 新しい科学的根拠の医療への実装

生命医学の基礎研究の結果はわれわれに代謝経路における多くの個体差と多様性を教えてくれる。代謝の遅い人や速い人がいて，CYP450酵素群とそのサブタイプによって引き起こされる薬物相互作用があり，重篤な副作用に見舞われたり，逆に著しい効果を得たりしやすくなる特異的な対立遺伝子（遺伝子座の変異）がある。われわれはそのような薬学上の詳細な事実を知るとすぐに，生物学的多様性からもたらされる危害から患者を守るために，ファーマコビジランスにおいては極めて単純な方法を取ろうとしがちである。すなわち，製品情報に得られた知見を追記するのである。

これによって効果的に患者を危害から守れるだろうか？　医師は特定の医薬品を処方する前にまずはじめに有効性と安全性に影響を及ぼす起こりうる状況と条件のすべてを詳しく調べるのであろうか？　医師たちは関連して起こりうる危険とその強さについて詳しいと想定してよいだろうか？　そして，数多くの検査を実施して，特定の代謝あるいは遺伝的条件を確認あるいは除外するように医師たちに要求できるのだろうか。おそらく，そして現実的には違うであろう。そしてそれは，結果として規制当局や製造販売業者が，現実に起きていることを確認しないまま製品情報にある指示に従う責任を医師たちに委ねることを意味する。これには失望するし，憂慮する上，おそらく医療過誤を導くことになるだろう。それ以上に，規制当局や製造販売業者は後になってみても，ファーマコビジランスにおいて下したある判断が効果的であったか否かの評価ができないのである。

### 8.3.3 薬の副作用の診断と評価

医療における新しい診断手段は，形態学的状態，生化学的経路や過程により良い洞察をもたらす。いまだ頻繁に使用されている'古めかしい'X線検査だけではなく，高い検出力と特異性を有する高度技術による画像化や他の免疫学的測定法，放射線核種標識等は，日常の医療の中での役割を果たしている。

現代的な診断手段が利用可能になったことが，薬の副作用（ADR）が疑われる症例に正しい診断を下す際の妥当性や前提条件を増やしている。医学的事象や

症状は，しばしばその外観や原因が明瞭で疑う余地のない状態ではなく，根本的な原因が異なっていても非常に似通っていることもある。使用可能な最良の診断方法による適切な鑑別診断が，真の診断を下すことを助け，ADRの個別の症例報告や，症例集積を評価する際に重要な役割を果たす。しかし，そのような過程は，もしなされていたとしても，きちんと文書化されていることは滅多にない。さまざまな情報源を用いた観察研究において，われわれは頻繁に'文書化された'診断あるいは転帰を患者の健康記録や健康保険データベースのようなデータベースから得るが，その診断の信頼性確認は欠落しているのである。

　単独の症例として報告される医学的事象の診断が不完全で信頼性が確認されていないことは，例えばシグナル検出や，ひいてはシグナル管理やそれに基づく施策決定において重要な問題であった。深部静脈血栓症，肺塞栓症，特殊なタイプの肝炎，視覚障害あるいは精神障害という診断を確実なものにするには何が必要なのだろうか？　そのような曖昧な診断を，1つの，あるいは複数の医薬品と関連付けてしまって良いのだろうか？　少なくとも，自発報告に基づいたシグナル管理の過程の中では，医学評価を行うものは患者の記録に十分に触れることができるようにすべきである。通常，ADRを実証するために，事後に追加の調査を行うことは非常に難しい。報告者は，診断過程を可能な限り徹底的に記録するべきである。追い詰められている医療従事者は，より医療過誤を起こしやすく，そしてまた，医原性損傷の診断を失敗しがちである。根本原因分析は，医療過誤やそれに関連するADRが生じる基本的な原因を減らす道具とみなされるべきである。

### 8.3.4　疫学研究の資金調達

　疫学研究，とりわけ薬の使用状況，リスク，効果，相対的な恩恵や危害といった特定の課題を検討する研究にとって，資金調達は昔から今に至るまで大きな課題のままである。研究課題が，NSAIDと心血管リスク，赤血球生成促進剤（epoetin）とがん増悪や脳梗塞，授乳中のACE阻害剤の使用，等のように，膨大な数のジェネリック医薬品や有効成分グループあるいは薬効分類に関連していた場合，資金調達の問題はさらに厄介なものになる。

　許容できない大きな遅れを生じさせることなく疫学研究の実施に利用できる堅実な財政基盤を得るための取り組みの1つは，医薬品の供給システムにおける主要な3者，すなわち医薬品産業，健康保険会社そして政府から資金が供給される財団を立ち上げることかもしれない。この3者は，薬に関係した問題に対する解

答を見つけることに最も真剣に興味を示すはずである。医薬品産業は医薬品の製造販売承認の保持あるいは惨劇の防止に興味を持ち，製品に主たる責任を有しており，健康保険会社は医薬品の共同支払い者であり，薬に関連した危害に対する治療費を最小にしなければならない。政府は最適かつ有益な薬の供給システムを機能させるという政治的責任全般を果たそうとする。特定のリスク／効果に関係した課題に対する製造販売後の臨床研究（PAS）が必要となった際には，研究は公的な科学団体で合意されたプロトコールによって実施されるだろう。研究機関あるいは情報源，研究者，疫学者ならびに統計学者は（3者の）総意により採用されるだろう。ファーマコビジランス・薬剤疫学センター欧州連合ネットワーク（ENCePP）のような研究ネットワークが支援するかもしれない。求められて実施するPAS，あるいは患者に非常に関連するようなPASの費用はこの財団によりまかなわれ，財源に関する長く終わりのない議論は不要になるかもしれない。

## 8.4 患者が取り扱われている環境とファーマコビジランスが受ける影響

> **BOX 8.2**
>
> 　先進国における莫大な量の医薬品は，資源の廃棄，医薬品市場の不均衡，生活の医療化（medicalization）[*2]等，いくつかの望まざる結末をもたらしている。われわれは医療制度における最適な医薬品の供給に合わせた医薬品のニーズの評価というコンセプトについて考えるべきである。
>
> 　十分に研究，あるいは開発されておらず時期早尚な状態の医薬品を承認してしまうことで，ファーマコビジランスにはより広い認識力が求められ，医薬品安全の理念には承認を与えた後に安全性や有効性を監視するという根本的な変化をもたらす。この変化はリスクコミュニケーションや規制当局と製薬企業に対する信頼に大きな撹乱をもたらす。われわれは時期尚早な承認を与える現状を再考し，変更された安全性の構造（設計概念）を構築していかなければいけない。
>
> 　人々が医療を受けることができるかどうか，そしてその程度を知ることはとても重要である。ファーマコビジランスに関して言えば，われわれはしばしば，恩恵と危害のバランスを評価する上での重要な要素となる「リスクの強さ」を推し量るために必要な，「薬への曝露量」がはっきりしないことに悩ませられる。この状況は，今よりいっそう，医薬品使用実態調査の構築，確立

が必要であることを示している。

　医薬品の供給不足は患者に，服薬不遵守や薬の有効性・有用性の減弱，危害を引き起こす等，深刻な結末をもたらす。製造販売業者には，薬剤の供給不足を引き起こさないように，十分な生産と貯蔵の能力を法的に義務付けるべきである。

　医療関係者間で適切な協力がなければ，ファーマコビジランスはうまくいかないし，最終的には患者の利益にならないであろう。医療従事者，介護する人と個々の患者間での効果的な協力が求められるのである。

*2 訳者注：医療的問題とされていなかった事象領域が医療として扱われるようになること。

### 8.4.1　国レベルでの薬剤市場の特徴

　一般開業医（General Practitioners：GP）は，彼らが慣れ親しんでいる限られた数の医薬品や有効成分に頼ろうとするのが普通である。専門医は，一般開業医とは異なった，より狭い得意分野の医薬品を処方するのが普通である。一方で，先進国においては新しい医薬品，古い医薬品，千を超える後発医薬品や栄養補助薬等，膨大な数の医薬品に直面する。一般開業医は，何百もの承認された$\beta$遮断薬，ACE阻害薬，フルオロキノロン，NSAIDSや鎮痛薬等の中から使用する医薬品を選び出せるだろうか。

　このような豊富さは，いくつかの望まざる結果をもたらし，以下のような好ましくない展開を助長する。

- 一般開業医には理解し難い，あるいは知りもしないような医薬品市場の複雑さ
- 想像もできないほどの資源の浪費。物質的あるいは知的資源の浪費，行政上のあるいは財政上の浪費，環境的な浪費や人的資源の浪費等々。
- あたかも製造販売業者により売買される商材としての，医薬品製造販売承認の二重，三重の利用
- 先進国で利用できる医薬品と，発展途上国での未発達な医療との比較においてみられる途方もなくひどい不均衡
- 薬物治療は，患者を治療するに当たり，最も効果的，合理的かつ格安な道具（万能薬）という，一般的にみられる浅薄な理解
- 許容でき，かつ適切な，薬によらない予防や治療法を怠ること
- 生活の医療化
- 患者の個人的責任の弱体化

10年前，われわれには医薬品の供給に関する合理的な構想－一次医療（プライマリケア）のために，限られた管理可能な有効で安全な医薬品の品揃えを確保すること（それは，異なる目的のために作成されているWHOの'Essential Drug List（必須医薬品）'とは違っているであろう）－があった．ある想定された医療制度における医薬品の最適な供給のため，関係者は医薬品のニーズを評価するための新しい方法と，その実践について考えなければいけないのではないか？

## 8.4.2　十分な検討あるいは開発がなされていない医薬品に対する未熟な製造販売承認

　開業医や医学専門家，他の医療従事者，そして特に患者の大多数は，有効な薬理学的手段が緊急に必要とされているのはどこか，そして再優先で研究され，開発され販売されるべき医薬品は何かということについて意見を求められたりはしない．原則，薬の開発における決断は製薬企業によってなされる．その判断基準は，しばしば，そしていまだに，革新的医薬品，新医薬品，ジェネリック医薬品あるいはヘルスケア医薬品が医療現場に売り出された後に，高い利益が期待できることである．

　がん，うつ病，多発性硬化症，精神病，てんかん，糖尿病や冠動脈疾患は，効果的な治療法の選択肢が求められ，倫理的要求の厳しさを伴う疾病の例として挙げることができる．しかし，仮にこれらの疾病に罹患している，あるいはしていない人々が，研究や開発がまだ十分ではない初期の段階にある医薬品を医療現場に可能な限り早く，導入するべきかどうかを具体的に問われれば，大多数がおそらく是と回答するだろう．国の医薬品庁は，自分たちの役割は適切な有効性や安全性に関する根拠に基づき医薬品を医師や患者に使用可能にすることであり，そしてまた新しい医薬品を可能な限り早い時期に利用可能として欲しいという患者の期待に応えることであるというジレンマに陥っている．

　さまざまな思惑により混沌としたこの状況は次のように要約される．

- 薬理学上の研究は特定の疾患に対する治療のための画期的な選択肢を生み出す．
- 活性を有する化合物は，高い売り上げを示す可能性があり，製薬企業の関心が高い．
- 規制当局は，十分に立証されていない恩恵－危害のバランスについて得られている科学的根拠の基盤に対し懸念を抱いている．
- 利害関係者や患者は規制当局に対し，医薬品についての研究が十分でなかった

としても，早く，遅滞なく製造販売承認を与えるよう圧力をかける。

　この結果として，過去においても，そして現在に至っても，薬剤監視という広い意味でのファーマコビジランスが求められている。この数年，規制当局や企業は早期に承認を与え，その後に薬の安全性や有効性を追跡していくための手順や規則を発達させてきた。このことは，薬の安全性に関する理念を根本的に変えること，すなわち，十分に研究され開発された医薬品にのみ製造販売承認を与えるという原則を放棄することを意味する。その代わり，答えが得られていない有効性，有用性，品質そして安全性についての疑問は，リスク管理計画（Risk Management Plan：RMP）に記述され，そして，従来よりも頻繁に，おそらく非常に頻繁に監視されることになる。この方法があからさまに意図しているところは，まずは製造販売承認を与え，その後に安全性や有用性に注意していくということであり，これによって企業は市場にうまく入り込むことができる。このようなやり方は，患者の利益という観点から受け入れられる場合もあるが，それは対象となる疾病，効能，有効成分あるいは医薬品についてわかっている内容に依存する。時期早尚な製造販売の承認は，徹底した薬剤疫学研究を実施する必要性や，観察研究結果の解釈等に大きな混乱をもたらす場合もある[2]。このような理念の変化は，承認後に時間をかけて行う規制上の変更の判断や，薬の安全性に対する患者の理解に影響するリスクコミュニケーション等に影響を及ぼす。そして，ついには規制当局や企業の堅実な状態に影響を与える。

　結論としては，われわれは時期早尚な製造販売の承認という現在の行いを考え直し，変更された安全性についての構造（設計概念）を構築すべきである。大まかな取り組みを言えば，「患者の要求」，「最新の医学」ならびに「研究能力」を主柱とした構想を作り上げてはどうか。3つの医薬品分類からなる三角形，すなわち（a）希少疾患薬[3]あるいはコンパッショネートユースに供されるもの，（b）後発（ジェネリック）医薬品，（c）治療の選択肢として利用可能または標準的な治療法が確立された新有効成分とその類縁化合物（"ゾロ新"），の三角形は"調和"が取れていなければならない。前の2つのグループにおいては，使用するための規則や手順はすでに確立され，実質的な変更は不要である。残る1つのグ

---

[2] 例としてはグリタゾン類（glitazones）と心臓リスク（2010年），ソマトロピン（somatropin）と妊娠期間に比べて小さく生まれた児における発がんリスク（SGA：2005），エポエチン類（epoetins）と血栓塞栓性イベントおよびがんの増殖（2004）がある。
[3] 実際には，おそらくゲノムのスクリーニングに基づいて，例えば比較的頻度の高い疾病で小さなサブグループに定義されるようなものが，過去には希少疾病という地位を構成していた。

ループに属する医薬品は，患者，医学者，規制当局ならびに製薬企業の代表者からなる〔EMAの〕委員会の議題となるだろう。委員会では，患者が受け入れることのできる，最新の科学知識に基づいた良好な恩恵と危害のバランスを保つために，どの有効成分あるいは剤形に対してある普遍的な範囲の研究開発が製造販売承認を与える前に行われるべきかを定める。委員会は異なった分野における特有の要件を考慮すべきであり，それに応じて勧告の内容も変わるだろう。

### 8.4.3 医療を利用する機会

特定の国や地域の人々が医療を利用することができるかどうか，その程度を知ることはとても重要である。発展途上の国では医療を利用することができないことはよく知られており，国際医療における大きな課題として残されている。また一方，先進国においても収入の多少や福祉制度に応じて人々の間に格差の広がりがみられている。結果として，一部の患者だけが医療を十分に利用する機会を持ち，すべての範囲の薬物治療を利用する余裕がある。それ以外の患者たちは限定的にしか，あるいはまったく医療や薬物治療を利用することができず，それだけで平等の権利の侵害である。後者に属する患者は健康上の問題が生じたとしても医者や医療サービスの提供者に会わないようにしたり，医療費がその少ない生活費を上回ってしまうために支払うことができなかったり，費用の都合から服用（使用）間隔を空けることや"くすりの休日"を取ることを考えたりするだろう。

ファーマコビジランスに関して言えば，しばしば深刻な薬剤曝露（量）の不確実さに直面するし，服薬していない患者の割合がわからず，それを考慮しないことも頻繁にある。曝露量を把握することや特定されたリスクの強さを推定することは〔薬の〕恩恵と危害（のバランス）を評価するうえで重要な要素である。このような状況は，今以上に，医薬品使用実態研究（drug utilization research）を発展および確立すること，この分野の研究を不可欠な科学に基づいた要素としてファーマコビジランスに結び付けていくことの必要性を示している。

### 8.4.4 薬の供給不足

薬の供給不足は先進国においてでさえ比較的新しい課題である。これは極めて重要な医薬品（先発医薬品や後発医薬品，遺伝子工学製品，モノクローナル抗体やバイオシミラー等の遺伝子組み換えによる生物製剤，吸入器や専用の注射器等の特殊な投与形態を有する医薬品）に関連する。言うまでもなく，どのようなタイプの医薬品も供給不足となる可能性から除外することはできない。供給不足の

原因は，今まで見てきた限りでは，製造過程での不具合，培養細胞の汚染，製造能力の誤算，国内外の製造所の閉鎖等がある。現在，製薬企業には製造販売承認を有している医薬品を安定供給する義務はない[*3]。さらに医薬品市場の国際化や，世界のいずれかの国に経済的理由から製造所を建設することは，薬の供給不足の発生を後押ししている。

薬の供給不足は，望ましいあるいは必要な治療を継続できない，緊急事態に最適な処置を施すことができない，患者が慣れ親しんでいる現行の治療を同じ化合物のグループまたは別の化合物グループによる代替治療に切り替えなければいけないといった，重大な事態を患者に引き起こす。供給不足を乗り切るため，European Medicine Agencyによる生命維持に必要な薬剤の投与計画の変更（'配給 rationing'）が導入されたこともあった[4,5]。このような選択肢のすべてが服薬不良や薬の有効性・有用性減少のリスクをもたらす。医薬品使用実態調査やこのような変更によりもたらされる危険性の研究からわずかなデータしか得られていないものの，患者がある医薬品から別の医薬品に切り替えられた際に危害を被ると想像することは，それほど奇抜な思いつきとはいえず，それは自身の責任や判断によらない要因である。ファーマコビジランスが薬剤の供給不足によりもたらされるこのような問題に取り組み，解決のための取り組みを支援することは，適切で必要なことに思える。

製造販売業者に対して，薬剤の供給不足を防ぐために十分な製品の提供や貯蔵の能力に法的な義務を負わせるべきであろうか？ そのような保証を必要とする'必須医薬品'や成分の一覧が必要だろうか？ われわれはこの問題を，検討すべき事項の中に含めるべきである。

### 8.4.5 医療制度における関係者の統合された機構

医療制度の関係者間での専門的な協同作業抜きのファーマコビジランスは成果をあげることはできず，最終的には患者の利益に結びつくことはないだろう。医療制度に，しばしば利己的となる異なった集団とそれらの利益を保持している多様な構造が存在している限り，われわれは患者の利益となるような医薬品，医療，薬学的ケアの効果的な供給を達成できないだろう。これは実務においては，

---

[*3] 訳者注：日本においては法的義務はないが道義的責任が問われる。

[4] www.ema.europa.eu: Myozyme™ (alglucosidase alfa); EMEA press release (EMENB509/2009, January 16, 2009).

[5] www.ema.europa.eu: Cerezyme™ (imigIucerase), Fabrazyme™ (agalsidase beta); EMEA press release (EMEN389995/2009, June 25, 2009).

診断や治療に熟練している医療専門家が，自分のことを薬の専門家だけに限定していない薬剤師と，提携関係と似た関係を築かなければならないということを意味している。同じように，看護師や介護士との効果的な協同作業が，あらゆる［職務］レベルと状況において必要とされる。最終的に，個々の患者は健康上の問題を持つ対象者として真摯に対応されなければならない。すなわち，患者は，助けを求めていると同時に，精神的，肉体的そして社会福祉を含む健康に対する自身の利益と基本的な人権を自己管理する人間であろうとしているのである。

## 8.5　経済的な因子

> **BOX 8.3**
>
> 　社会保障制度における医薬品費用の償還に関連する諸問題を解決するために，さまざまな考え方が生み出されてきた。それらの考え方すべてが患者に影響を及ぼすが，ファーマコビジランスは，価格設定，償還，医療技術評価（HTA），良い医療と患者の要望との間にある複雑な相互作用に対して，いまだに十分な注意を払っていない。
>
> 　医薬品の大衆への広告・宣伝は気にすべき問題である。特に視聴覚（AV）メディアにおいては，宣伝の内容と既知の医薬品の特徴との間に，はかり知れない不均衡が生じている。対抗手段は，公的に認められたわかりやすい薬の情報を支持し，薬の宣伝を禁止することである。
>
> 　地域の病院が，株主が背後にいる民間の医療会社に買収されている。この新しい病院の財源モデルは治療の結果やリスクに影響を与え，そこからファーマコビジランスも影響を受ける。しかし，その影響の多くの部分は製造販売業者や規制当局が影響を及ぼすことができる範囲の外にある。

### 8.5.1　償還と価格設定のための機構：医療技術評価，統制価格と予算制

　医療保険制度における医薬品の価格は，製薬業界，保険料支払い者，健康保険会社といった関係者たちの間で熱心に議論されてきた。製薬企業は最適な利益を実現することを求めており，保険料支払い者と健康保険会社は制度を安定かつ活動的，そして保険契約者の費用でまかなえるように保つことに全力をささげている。

　このような利害の対立がもたらす諸問題を解決するために，さまざまな考え方

が生み出されてきた。その1つは，製造販売承認取得後の適当な時期に，通常は治療方法が確立した医療において標準治療として使用される医薬品に対し，統制価格を定めることである。これは主にジェネリック医薬品に関係することだが，それだけに限定されるものではない。

より複雑な手法が，新薬の治療上の価値を製造販売承認取得後に評価するため，開発されてきている[6]。この状況においては，現在いくつかの国[7]に設立され，医療技術評価（Health Technology Assessments：HTA）を行っている機関が，その絶頂期を迎えて，あるいは迎えようとしている。その機関の使命は，新しく製造販売承認を得た医薬品が持つ治療上の付加価値について，標準治療と比べてそれが高いのか，中等度なのか，あるいはまったくないのか，根拠に基づいた意見を提供することである。どの治療方法が"標準的治療"とされるかは，国によって異なるので物議を醸してきた。医療技術評価に続き，その結果に基づいた価格と償還可否が決定される。得られたデータから得られた一般化された結論に基づき，高度，あるいは中等度の付加価値が認められた医薬品は，価格がいくらであろうとも処方することができ，償還を受けうる。もし，付加価値がないとされた場合，その医薬品を処方することはできたとしても，まったく，あるいは部分的にしか償還を受けることができず，残りの費用は患者が支払わなければならないが，払いきれない場合がある。

実運用されている別の方法は，各々の医者に対して，医薬品を処方するに当たり超過してはいけない予算を四半期ごとに定めることである。もしその予算を超過してしまった場合には，医者に対して罰則が適用されるか，あるいは患者により大きく影響することになるのだが，期末の時期に処方医が処方を拒み，患者が必要な医薬品を入手できなくなる。われわれは，このやり方が最善の医療において何の意味があるのか，ほとんど注意を払っていない。

このような考えはすべて，患者に影響を及ぼす。良いものや受け入れ可能なものもあれば，そうではないものもある。ファーマコビジランスは，価格設定，償還，医療技術評価（HTA），良い医療ケアと患者の要望との間にある複雑な相互作用に対して，いまだに十分な注意を払っていない。

---

[6] '新しい'という語は明確さに欠けるが，ここでは［新薬とは］'いまのところ薬物治療において使用されていない活性成分'あるいは，'承認された効能においてはいまだ使用されていない有効成分'という意味で用いている。

[7] オーストリア，カナダ，EUnetHAT（European Network for Health Technology Assessment：EU諸国のHTA機関のネットワーク），フランス，ドイツ，イギリス，米国において設立されている。

### 8.5.2 薬の宣伝

　長きにわたり，公衆に対する薬の宣伝は問題とされてきた。多くの国ではOTC医薬品についてのみ許されている薬の宣伝は，主に（公衆衛生の増進ではなく，）売り上げの増加を目的としている。特に，処方箋医薬品（prescription only medicine：POM）からOTC医薬品に切り替わったばかりの時期には，製造販売業者が多額の資金を注ぎ込み，可能な限り広く市場を占めることができるように努める。視聴覚（AV）メディアにおいては，映像等で構成される医薬品の見映えと，公認されている医薬品の特徴の説明との間に巨大な不均衡が現れてきている。しばしば，処方箋医薬品からOTC医薬品への変更という選択を決断した際には思ってもみなかったような，宣伝文やメッセージに直面する。

　考えられる唯一の解決策は，公認されたわかりやすい薬の情報を自由に利用できるようにし，薬の宣伝を全面的に禁止することである。タバコに対してなされていることを，同じように医薬品に対しても行うべきであり，磨きあげられた薬の宣伝を誰も必要としていない。

### 8.5.3 病院の所有者の役割

　少なくとも先進国においては，この数年，病院の基盤に実質的な変化が起きてきている。背後に株主が控えている民間の医療会社による地域共同体の病院の買収が基礎的な医療サービスの供給に変化をもたらしている。そこには，例えば外科的手術のような特定の医療上の処置における品質の最適化に関連するような，まだ議論の余地を残した理由があるのかもしれない。

　また一方，これら民間の医療会社は利潤を得，株主たちの期待を満たそうとする。実際，経済的な見方や費用対効果の考え方が医療現場に導入されている。より問題に直結する例としては，病院で投与された医薬品を一般開業医（GP）が退院後に処方することは，経費上の理由や予算制によって許されていない。そのため，患者は別の医薬品に切り替えるか，実際は必要なのに医薬品を早めに止めてしまうか，あるいはまったく医薬品を使用しないことになってしまう。この選択肢のいずれを選ぶにしろ，治療結果とそのリスクへの影響，ひいてはファーマコビジランス活動に影響する。しかしながら，この影響の多くの部分は製造販売業者や規制当局が影響を及ぼすことができる範囲の外にある。

## 8.6 まとめ

　本章の目的は，ファーマコビジランスの考え方やその活動の周辺にあるいくつかの状況，問題や因子をあげ連ね，注意を向けることである．科学に関係するものもあれば，より社会政治的なものもある．述べてきたことより多くの問題が，同じような幅広い範疇に含まれているかもしれないが，ここではより広範な問題をより活発な検討に取り上げることを目的としている．

　全体的そしてわれわれの多くの個人的福祉に影響する，自然科学領域の基礎研究のもつ意義が概説されている．国家レベルでの薬の市場，供給，医療の利用，社会保障制度の特徴といった，薬物治療とファーマコビジランスが実践されている環境に注目した．そして，最後になるが，われわれの医療制度に何らかの方法で立ち入ってきて制圧しようとする経済的圧力を批判的に示している．

## 8.7 結論

　ファーマコビジランスは自然科学を核とした単なる孤立した科学の一領域ではなく，医学，薬学や疫学等のさまざまな分野から成り立っている．公的な手続き，強力な決まりごと，標準業務手順，官僚制度ならびに不足した資金に取り囲まれた狭い領域に，ファーマコビジランスを押し込もうとする流れがある．これはすべて，経済的考察がかつてないほど人目を引くようになった世界で起こることであり，医療制度もこの流れからは除外されない．考慮する価値があり現在のファーマコビジランスの実践に関連付けられている中心部の外側には，より多くの領域がある．経済政治的，社会文化的そして倫理的要素は現在のファーマコビジランスに対してより密接に繋がるべきであり，全体論的な取り組みが現われる．このような要素は会議や教育講習において取り上げるべきである．現時点では答えよりも，明らかに多くの疑問がある．

### 謝辞

　本稿で述べようとした概念に重要な視点と有益な助言を与えてくれたBruce Hugmanに特別の感謝を呈します．この内容を紙面に書くことを勧め，文章にコメントし，表現を磨き上げてくれたRalph Edwardsに．親身に仕事を支え，この仕事を楽しく成し遂げることができるように勇気付けてくれた私の友人のSusanne BorgとPaulo Sergio de Jesus Pereiraに感謝いたします．

**財政的支援（あるいは資金提供）**　本稿の執筆に当たり，いかなる財政的支援（あるいは資金提供）を受けていません。

**利益相反**　筆者は本稿の内容に直接係わるような利益の相反はありません。

**免責条項**　本稿に示された考えは筆者個人のものである．筆者の雇用主あるいは筆者が所属するいかなる機関の考えに反映されるべきものでもありません。

### 参考文献

1. Bahri P, Harrison-Woolrych M (2012) Focusing on risk communication about medicines (editorial). Drug Saf 35:971-975
2. Hugman B (2012) Protecting the people? Risk communication and the chequered history and performance of bureaucracy. Drug Saf 35:1005-1025
3. Hugman B (2015) Perspectives on risk communication and gender issues. In:Harrison-Woolrych M (ed) Medicines for women. Springer International Publishing Switzerland, Springer Cham/Heidelberg/New York/Dordrecht/London, pp 531-583

# 第9章
# ファーマコビジランスにおける文化とコミュニケーションを一新する

Bruce Hugman

　ファーマコビジランスは，われわれが望んでいたかもしれないような健康の優先事項として注目を浴びること，あるいは患者の人生に影響を及ぼすことのどちらも達成していない。包括的な患者の安全性という目標はサリドマイド以降より強く望まれているにもかかわらず，実現にはまだ遠い。すばらしい発展がいくつかの地域や制度でなされたが，全体像としては，患者への危害が大きく広がり，いまだ深く憂慮されている[1]。

　患者の安全性の全体像において主要な要素である薬事規制は期待に応えておらず[2]，しばしば遠くの非公開の組織において作り出された絶え間なく発達し続けるシステム，および非常に肥大し頑強で重荷となる書類作成を携えて[4]，しばしば動きが緩慢で，官僚的な運用になる[3]。例えば，規制が決断しないあるいは行動しない長い期間に，非常に多くの患者が危険な薬剤にさらされ，あるいは死に至った[5]（Vioxx（ロフェコキシブ），Mediator[6]（ベンフロレックス），Avandia（ロシグリタゾン））。また，包括的でなく，論理的でなくそして費用のかかる決断がなされた（Tamiflu（オセルタミビル）とスタチン系の激流）。市販後における患者の薬剤使用経験が不十分で（特に危害）[7, 8]，そういった情報に関する患者および専門家へのコミュニケーションが不足している。女性は，一

---

B. Hugman
Uppsala Monitoring Centre, PO BOX 1051, SE751-40, Uppsala, Sweden
e-mail: brucehugman@hotmail.com；http://www.brucehugman.net

©Springer International Publishing Switzerland 2017
I.R.Edwards, M.Lindquist (eds.), Pharmacovigilance,
DOI 10.1007/978-3-319-40400-4_9

般論として，安全でない薬剤治療や相互作用を受けるリスクが男性よりも高い[9]。人々は，彼らの利害に対する公的な責任について皮肉屋になり，そうでなければ批評家になる。信頼は多くの場面でひどく傷つけられている[10][1]。

他の課題もある。活気づく規制官僚政治の被害者である製薬企業は，ときに倫理より利益により興味があり[2,3]，そして患者の福祉や安全性を支持する大衆との関係性を管理するのが専門であるかのように見せている。臨床試験のポジティブな結果への強いバイアスによりニュートラルやネガティブな結果を無視してすべての試験結果のうちたった数％しか公表されない[4]。それは雑多なそしてとても憂慮すべき構図である[4]。

一方で，全医学分野にわたり，すばらしい新たな資源，活動，ツールそしてコミュニケーション（ウェブサイト，アプリ，フォーラム，ビデオ，ソーシャルメディアチャンネルとコミュニティプロジェクト）があり，多くは独立組織および共同体[5]であり，いくつかは国家機関[6]がスポンサーである。しかし数十年を経て，公式に薬剤の安全性を確立することの核心において，文化，手段，広がりそして影響の観点から物事はほとんど変わっていない。

---

[1] 詳細は第2章（規制において失われたもの）参照。

[2] GSKの329試験は，ネガティブな試験結果が不正にポジティブとされた最も悪名高い事例の1つであり，効果がなく危険な薬剤（パキシル（パロキセチン））の莫大で利益の出るマーケティングへのバイアスとして使用されている。この生データの近年の再解析により，不正な請求の範囲を明らかにした（http://www.bmj.com/content/351/bmj.h4320<http://www.bmj.com/content/351/bmj.h4320>）。ジョンソンエンドジョンソンのリスパダール（リスペリドン）もまた，過小評価され明らかにされなかった重大な副作用の証拠の結果として，大きな論争と刑事訴訟の的である（例えば http://www.drugdangers.com/risperdal/参照）。

[3] 2015年9月に，Daraprin〔抗HIV治療薬〕の価格を5000％引き上げるというチューリング社の決定は，患者や健康受益への影響にかかわらず利益を求める物議をかもす象徴的な事例であった。

[4] 私は，ファーマコビジランスの実践について，あるとても批判的で否定的なことを書こうと思う。世界の状況は，もちろん真の暗黒や失敗の1つではないが，私は成功者と例外とを述べることであらゆる場面で私の意見を正当化したいわけではない。帽子が似合うならばそれは被られるだろう。この本の読者は，私が言ったことのあらゆる面であなたの国でのあなた自身の状況に当てはめることができるのか，あるいはすべての古い失敗を避けて新しくより良いことを見せるために自分自身の背中を押すことができるかどうか判断しなければならない。私の見解はヨーロッパやそれを超えた世界のいろいろな場所で，読んだり，観察したり，経験したことが基になっている。

[5] 例えば，Thai Health Promotion Foundationは数年の間，独自の創造的なビデオを使っている。最も有名なビデオの1つは，https://youtube.com/watch?v=aHrdy6qcumgにある。

[6] US Centers For Disease Control and Prevention (CDC: www.cdc.gov<http://www.cdc.gov>)は，多様で，精巧でコミュニケーションの取れる現代と調和した当局のようにみえる。Medindia (www.medinida.net<http://www.medinida.net>)は，いくつかの他国の他のすばらしい公式なそして自発的な情報源（例：www.patient.info<http://www.patient.info> in the UK）に似た患者のためのモダンなサイトである。しかしながら，これらの運営は規制やファーマコビジランスとは原則として関係しない。

## 9.1 文化とコミュニケーション

　コミュニケーションの論調，形式そして手法はそれらの背後にある個人や組織の価値や優先度を映し出す。医師の家父長制的論調は自身の疑う余地のない専門家としての優越性の意識を映し出す。公文書（ソフトウェアライセンス，銀行の規定・規則，そしてもちろん患者情報と副作用の報告様式を含む）にある小さなフォントの大量の濃い黒い文字は，聴衆に対する，また明快性と透明性に対する大衆的かつ経済的な官僚主義による無関心と，批判へ耳を貸さず近代的な世界からかけ離れている状態を映し出している。相談もなく政府機関内で考え出された，例えば副作用報告手順を遵守することへの公的な期待は，もはや広く多くの社会で効果的でも許容されてもいない階級主義的で権威主義的な価値感と期待を映し出していて，そのような公職者の態度は，無関心，不遵守，抗議，あるいは反抗さえももたらす。

　Dobbsらは彼らの有用な著書 No Ordinary Disruption [11]で，次のとおり現在のトレンドを分析している。すなわち新興国市場の台頭，市場競争の自然力に与える技術の加速度的な影響，世界人口の老化，そして貿易，金融，人の加速度的な流れという，世界経済で衝突し変換する4つの力であり，これらに対する準備ができていない営利企業を驚かせ，機能不全にさせるだろう。Dobbs等は勘をリセットしなければならない管理者たちについて，現状を守るための奥底にある直感を放棄し，突破口となる手法や技術を開発するために変化を起こすきっかけとなるものをセットし直すことを支援する必要があると語る。このメッセージはすべての組織に関連している。これらの急進的な変化の失敗は，衰退と無関係へつながるだろう。

　魅力的で，適切で効果的なコミュニケーションは，彼らの聴衆や協力者に精通していて最高の解決策を提供するために彼らと協力している個人や組織からのものである。しかしながら，そのようなコミュニケーションは，孤立していて，内向きで，改革されない情報源からでは無理である。つまり，未来のすばらしいコミュニケーションの先駆者とは，John Browneが描くように[12]，社会の中であるいは社会と共に「急進的な従事」を約束するような知的で近代的な手法ですばらしい仕事をしており，活動的で〔コミュニケーションを〕重視した組織である。

　卓越したコミュニケーションは，大いなる熱意と大いなる献身から生じる。薬剤規制とファーマコビジランスはこういった資質を持つ多くの個人を雇用している一方，制度それ自体が創造性と試みを妨げ，そして非常に活発な個性を意気消

沈させる影響をもつ傾向にある。最高の未来像や努力は新興国においても明白であるが，さらにここでも，古くさい，非効率的な官僚主義や西洋スタイルの模倣，最新の扱いにくく多分不適切な海外のガイドラインを取り込むことがしばしば変化や進化を妨げる。

## 9.2　何がなされる必要があるのか？　いくつかの助けとなるモデル

　この章で私はすべての問題や困難を解決するだろう特定の望ましい未来のコミュニケーション活動のリストを提示するつもりはない。それは特に私がそこまで頭が良くないという理由からだけではなく，必要性と欠陥がとても特定的で明瞭である最前線で従事していないという理由がある。私が概説できることは，われわれが間違いなく落ちている穴からわれわれ自身を掘り起こす助けになるだろう変化を指し示すための，他の領域で明らかになった成功している組織的な価値観，アイデア，原理，手段そして解決法である。ファーマコビジランスはその知識と習慣をリセットする必要がある。

　私は，よく知られた問題が新しくて一般的でない，予期しない回答を必要とする喫緊の優先課題として把握される環境を，われわれがどのように作り出すのかについて考えることに集中したい。まったく新しい解決方法を生み出すだろう文化についてである。もしわれわれが正しい文化と優先順位と概念にとらわれない，自由な思考のスタッフを持っていれば，良いコミュニケーションは必然的に後に続くだろう。われわれはどこでそのインスピレーションを見つけられるのだろうか。

　類似と隠喩はわれわれが自己満足的によく知っていると思っている問題を照らし出すことができる。いくつかのことが，ごくわずかな一般的な効果のためにとても多くのことが書かれているファーマコビジランスにおける話題へわれわれを向かわせる。本稿全体を通して，議論のさまざまな場面において，私が重要と考えている原理と価値を入れ込んでいる。

**内省**　専門的なそして組織的な文化や習慣が過去に根差したままである限り，患者は危害から効果的に保護されることもなければ，彼らに提供されるコミュニケーションに満足することもない。

## 9.3 競技場

　私が近代的な生活の最も急進的な原動力の1つであるコミュニケーションについて，および将来のファーマコビジランスにおけるコミュニケーションの立ち位置についてこの短編集を書くにあたり，［本稿を執筆中の］2015年の世界陸上競技選手権大会は北京と世界中の観衆を魅きつけている。200以上の国々から2000近くの最も鍛えられた最も野心のあるそして断固とした意志をもった個人たちが自分たちを限界まで鼓舞し，記録とメダルを狙い，しばしば人類のパフォーマンスを驚くべき新たなレベルへ高めていく。これとそして他の同等のすばらしい国際イベント（2015年10月のグラスゴーの世界体操競技選手権のような）は，われわれに驚くべき人類の偉業の1つ，肉体的に優れた能力を思い出させる。いくつかの局面では，それらはまた競争的な強さと優雅さの間で可能かもしれない美しい融合をわれわれに思い出させる。

　このような人の可能性や人生を向上させる要素は，それらと相反する要素（足取りが重く，注意深い，飛躍できないそしてなまくらになるわれわれの才能）と硬直状態で釣り合っている。これらは，特に公的なあるいは私的な部門における変化しない官僚主義の社会計画や組織の多くの特徴である[7]。優秀さの追求やメダルのための競争そして世界のステージでの称賛どころか，多くの組織は，高い壁の後ろ，公衆の目の届かないところに存在し，もし何かと争うとしたら，世界で最も突き崩せない，やっかいな，圧政的な，激怒させる，そしてしばしば不活発で汚職もある作業に対するメダルのためである。洗練された首都にあるガラスの塔に欺かれるな。それらは，あいまいな，旧植民地時代に設立され砕かれたレンガとプラスチックを着せられたものと同様の，多くの官僚主義の欠点と不条理の傾向がある。

**内省**　運動選手は優秀さを達成するために練習し，記録を破るために競う；多くのファーマコビジランスは孤立した官僚主義に集まり，紙に埋もれ，変化あるいは新たな高みを描いたり，高みにたどり着くことにあがなうために努力している。

---

[7] WHOは，小さくて，集権化されていない，機敏な領域ユニットを通じて多くの偉大なことを成し遂げている一方で，積み重なった集権的な官僚政治としてのその本質的な弱点は，2015年のエボラパンデミックの初期における悲惨な対応でくっきりと暴かれた。それは11,000人もの死者をもたらす失敗だった。

## 9.4 アジャイル（Agile）思考と行動

略してAgileマニフェストとして知られるAgile Software Developmentのマニフェスト[13]は17人の個人のそして独立精神のあるソフトウェア開発者による草分け的グループにより2001年2月に開発された。それは1960年代に始まった思想や調査から生じていて，他の経営上の障害のうち，伝統的なGantt-driven[8]のプロジェクト計画やWaterfall management[9]管理に対する反応であった。

Agile的考え方は，比較的静的で予測可能な任務とGantt-style 手順[11]のマイルストーンに対して，その名が示すように，フレキシブルで，双方向で，反復的で，発展的で，革新的なプロジェクト開発[10]を包含する。それは，ピラミッドを構築することよりも，創造的な体操あるいは芸術的な即興により近い。

管理の本質と原則は，手法やルール本のようなものというよりは，合理的で効果的な行動や態度を駆り立てるための価値感や優先度のようなものである。それらは古い手法の否定を意味するものではなく（表参照：右側のアイテムに価値がある一方で，われわれは左側のアイテムにより価値を与える），それらはある事業をどう扱うのかについて，そしてその管理の根本である価値や優先順位について，とても明確で，区別された選択肢を作ることを意味している。例えば機敏な順応性と定期的な再評価は，常に変化し大変動のある世界において，効果的な生産性の本質的な側面である。日々の全力疾走は，旧来の事業計画立案やプロジェクト管理についてのほとんどすべての要素に異議を申し立てている（今日の現実，この日が，どのように昨日われわれがしていたことに対して影響を与え変化させているのか）。Agileの価値と実践は，他の多くの専門的な分野，特にマーケティングやコミュニケーションへ応用可能である（家族の生活にも応用可能で，それはすでに提案されている[14]）[12]。

---

[8] Henry Ganttは，第一次世界大戦前の10年間でガントチャート（工程表）を考案し，アメリカの軍事計画を含む初期の申請書を作った。
[9] Waterfallのマネジメントは，トップで決断が下され，理由によらずその特定の仕事を成し遂げる責務のある下の者に展開される（放り投げられる）伝統的な階級の力の構造に象徴されるスタイルである。
[10] SprintやScrumという言葉は，この分野からきている。
[11] 開発支援プロジェクトに対しては，とても支配的で，プロジェクトを実行する多くの開発途上国の文化に適合しない。
[12] David Furniss (Will 2014 be the year telehealth comes of age?, The Guardian, 21 January 2014)での記述；私は，2014年は俊敏（agile）な労働者の時代になるだろうと予測する。これは，移動しながらもデータや情報へのアクセスをスタッフへ与えることで，移動時間やオフィスでの時間を短くし，彼らが多くの時間を患者と過ごすことを助ける。

> **表 Agile Software Developmentのマニフェスト**
>
> われわれはそれをすることによって，そしてそれをするほかの人を助けることによって，ソフトウェアを開発するより良い手法を明らかにしていく。
> 　この仕事を通して，われわれは価値を達成している。
>
> 　手順やツールよりも個人や相互関係
> 　包括的な書類作成よりも業務ソフトウェア
> 　契約交渉よりも消費者との協業
> 　計画を追従することよりも変化への対応
>
> 　これは，右側のアイテムに価値がある一方で，われわれは左側のアイテムにより価値を与える。

　俊敏性はアスリートと体操選手を定義づける質の1つであり，そして知的な行動的なセンスにおいては，あらゆる職業および地位で最も創造的で生産的な個人やチームの核となる質である。しかしながらそれは，官僚制度の，彼ら職員の業務あるいはコミュニケーションの一般的な性質ではない。機敏性は，「稀」のどのような定義であっても，ファーマコビジランスと患者の安全性のコミュニケーションにおいては稀である。

　われわれの重要な分野において，誰をも異常に発奮させる，本当に少しでも発奮させるための競争の動機またはメダルはなく，集団の聴衆やライブカメラもなく，失敗に公的な影響を与えることもほとんどない[13]（厳しい類似の商業界では，こういった種類の独りよがりと怠惰は，急速な絶滅につながる）。われわれは何十年もの間，副作用の過少報告を嘆き続けている：世界副作用報告選手権では誰がメダリストなのか。誰が新しい世界記録を打ち立てようとしていて，この競技を前に進めようとしているのか[14]。革新的な競技会の要素を含むべきすべての国際協調の議論のために，そして世界基準上の最前線を押し戻すために，基準を設定し他の者に挑戦する（あるいは他者から学ぶ）ことを喜んでやる者はほとんど

---

[13] 薬剤の恐怖や危機が，規制やファーマコビジランスの官僚の業務を世間の注目にさらした。そのような事件は，しばしば科学や知識ではなく，勇気や俊敏性そしてコミュニケーションの欠落の結果である。

[14] 過少報告は，もちろん数字だけのことではなく，妥当性や重要性もである。低品質の報告は，数が少ないことと同じくらい重篤な問題である。

いないようだ。古い手法を捨て去ることすらできないことを疑問に思う者もほとんどいないだろう。われわれが患者が苦しむ甚大な危害の原因についてほとんど知らない一方で，患者はその危害に苦しみ続けるだろう[15, 16]。

　競争が激しい競技の一面は，新しい材料や設備を常に調査することである。ゴルフクラブのシャフト，短距離走者のフットウェア，水泳あるいはサイクリングの生地，ヨットの船体－より古い手法や技術を凌駕し，競争の優位性を与えてくれるものは何でも。根本の衝動は，勝ちたいという気持ちであって，最も記憶に残る勝者たちは，スタイルと共に勝つ人々であり，技術的にすばらしいだけではなく，特徴があり深みがある勝者たちである。勝者は栄光を得るが，彼らが勝利した優れた競争は，至るところで基準を引き上げ拡大し，競技に勝てないがその競技が好きな人たちに影響を及ぼし鼓舞する[15]。ファーマコビジランスにおいて，いくつかのすばらしい新しいツールと手法があるが，暗黒の時期に属するものが多くあり，そして競争力の激しい公の舞台のまぶしい光の中ではひとたまりもないだろう（報告様式，添付文書そしてPSUR：終わりのない人々を衰弱させる紙の山々，目的化した作業過程，隔離された都合の悪いデータ，中央の絶対的命令，秘密裏に策略すること，公表されない規定や手順，混乱させるような科学や政治，等）。

**内省**　最高のソフトウェアの開発者は，即興実演の革新的な劇場のダンスのようなものに携わっている。ファーマコビジランスの専門家は，山岳探検でのロバのように，重荷の下でこつこつと働く。将来的にAgile的手法とコミュニケーションは，患者や科学や社会が変わるように，日々，変化し発展するだろう。そして，Agile的手法とコミュニケーションを必要としている人々に届くだろう。彼らも変化し，学びそして成長しているのだから。

## 9.5　破壊的イノベーション

　1990年代のすばらしい思想家Clayton Christensenにより最初に明らかにされた破壊的イノベーションのコンセプトは[17]，いくつかの欠点や不整合があるけれども，人間の事業のほとんどすべての分野においてどのように急激な変化が起こるのかを理解することの中心にあるコンセプトである。経済的な世界における

---

[15] NHS Wales 1000 Lives Projectは，Champions For Healthと呼ばれる，元は2012年のオリンピックで開発された魅力的なキャンペーンを行っている。国際スポーツ競技の本来の特徴をたくさん兼ね備えているわけではないが，スポーツ文化の特色や力を借りている（http://www.1000livesplus.wales.nhs.uk/c4h）。

原理の本質は，社会横断的な規則の適用性と共に，確立されたそして成功した企業は，製品やサービスを改善し，（多くの場合）高級市場からより高い利益あるいは時にはさらなる消費者満足へ向かうような持続的イノベーションに従事する。そういった企業はより洗練された，ぜいたくで利益性の高い製品へ集中するにつれ，その市場の底辺に参入した人気のある新たな製品やサービスに対して弱くなる。やがて，それらの新しい製品やサービスは，古いものを追いやり伝統的な生産者の製造を脅かすかもしれない（Blackberryはこの過程の最近の犠牲者である）。

製品に関しては，これは大型のメインフレームコンピューターからPC，ラップトップそして携帯型デバイスの開発で起こった。高級車ブランドに関しては，これはトヨタやホンダが自動車やバイクの世界市場下層に参入した時に，クライスラーやフォードそして多くの繁栄しているヨーロッパのブランド車に起きた。両方の事例において，比較的高価で高性能の製品の名声が確立されていた製造者たちは，急激で危険で破壊的なイノベーションにより弱点を突かれた（そして今は，日本車たちは，韓国，インド，中国そしてテスラや再起した西洋のブランドからの脅威にさらされている）。Christensenは同様の過程は鉄鋼の製造業者，小売店，電話そして医療で起こったと指摘している[16]。医療の外部からの最近の過激な破壊者たちの中には，Uber（民間タクシー）とAirbnb（市民による地域の宿泊）がいる。UberとAirbnb，両社とも当たり前と決めてかかっていてそして独占している生え抜きの規制当局者や経営者を揺さぶる強大な頭痛の種であるそれらすべてに初期に問題があったものの，大規模な大衆の支持を引き起こし，伝統的な忠誠心と行動からの離反を駆り立てた。

### イノベーションとリスク

イノベーションは常に，確立されたシステムへの，組織そのものへの，あるいは依頼者や顧客，使用者へのある程度のリスクがつきまとう。しかしながら，鍛錬されたリスク管理と統合された，豊かで機敏な組織的文化はリスクを最小化し機会を拡大することができる。経済界における最高の事例は全

---

[16] 彼らの成功のさらなる恐怖は，独りよがりで横柄な偉大なる企業と官僚たちである。最近の最も注目すべき事例は，主要なビジネスの倫理を捨てて彼らに責任があることを忘れたフォルクスワーゲンである。彼らは，世界中でユーザーや規制当局に対して責任を取らされるだろう。この大失態についての説明はここにある（http://www.telegraph.co.ul/finance/newsbysector/industry/11881819/Volkswagen-live-VW-issues-profit-warning-sets-aside-6.5bn.html）。

> 体のポートフォリオの中で大きなリスクを取るが，それらを監視し管理するための熱心な機構を持つベンチャー投資家の中に見出すことができる。例えば，リスクシナリオ（あるいはシミュレーション）分析，つまり伝統的なSWOT分析とは異なり，いくつもの要因が弱みと機会の両方を作り出すためにどのように結合するのかを見つけ出すためにデザインされた「構造化された将来を考慮した過程」を用いてアクセンチュア社により描かれたように，より先進的な過程では大胆だがコントロールされた計画をサポートする。
>
> 　アクセンチュア社は，どのようにイノベーションに対する勇気がしばしば失速し，そして組織は改修するものの革新（イノベーション）しないかを指摘している。効果的な管理に関する全体的な行動規律の中心にあるこのトピックは，大きなそして重要なものであるのに，目的をとても狭くそして慎重に定義し，中心となる知識や技術（われわれの事例で言えば，ファーマコビジランスと薬理学）が十分だと信じている組織ではほとんど注目されないものである。コミュニケーションは，多くの場合そのような狭い定義からは除外されるもうひとつの大きな専門領域である。
>
> 　とても有益な文献として，アクセンチュア社のThe art of managing innovation risk（https://www.accenture.com/us-en/insight-outlook-art-of-managing-innovation-risk.aspx）がある。

　米国のMinuteClinicと他のブランド[18]は（比較的）支払可能な価格で自前の実地看護師により提供される幅広い医療サービスに対する迅速で一般大衆向けの利用を可能にし，従来の医療のための以前の独占へより大きな脅威を引き起こす。あらゆる形態のMobile Health（mHealth）のサービス（インド[19]，アフリカ[20]，オーストラリア[21]そしてヨーロッパの新興国[22]でTimemedicineおよびTelehealth，Telecareとして知られる）およびRemote Patient Monitoring（RPM：遠隔患者モニタリング）は皆にとって支払い可能で効果的で人気のあるサービスを提供することにより，医療行為へのアクセスを一変させている。その影響は特に，貧困層あるいはそうでなくとも分散された田舎の住民と家に引きこもった患者にとって大きい。これらの計画の未来像は過激であり技術の活用に妥協はなく，コミュニケーションは流動的で，鮮明で直接的である。

　SMART Health India[23]はそういった計画の1つである。

　　唯一の低コストで高品質な医療提供システムであり，一般的な慢性疾患に対してそのかかる費用に

かかわらずその何分の一かで，地域の医療従事者と医者の両方が最先端の医療を提供できるようにする。それは，地域の個々のメンバーのthe Systematic Appraisal Referral and Treatment（SMART）を指導するために，個人化された診療の意思決定の支援を医療従事者に提供する進歩的なモバイル医療技術を使用する。

> **インドにおける末期の腎臓病患者（ESRD）の遠隔医療**
>
> 　病院での血液透析（HD）と比較して自宅での腹膜透析（PD）の導入は，生命を救い，驚くほどの金額を節約する。米国でのESRDの治療は，地域で170,000ドル程度の費用がかかる一方で，Hyderabad〔インドの都市〕のLazarus Hospitalでは，12,000ドル程度である。Vijay Govindarajanは，田舎の患者はPDを上手に実施していて，都会での対象者より生存率も非常に良いと報告している[17]。
>
> 　「Lazarus Hospitalは，患者のアクセスの問題に取り組むために，携帯電話のShort Messaging Service（SMS）と，安価のデジタルカメラそしてインターネットを利用する。これらの技術は専属のPDチーム（医療スタッフとその補佐チームで成り立つ）とともに，病院に独自のPD遠隔監視システムの開発を可能にした。イノベーションは，連結性を提供するソフトウェアの中にある」とGovindarajanは書いている。
>
> 　患者と医療制度への利益がとても大きい場合でさえ，米国ではそのようなシステムへの反発がある。彼は，「このシステム全体の非効率性と損失の主要なけん引役は何なのか。多くの医療提供者は，医者の思考であることに合意するだろう。PDよりHDのほうが医者の保険償還が高く，そして地政学的に広大な国におけるアクセスへの懸念が，伝統的に米国におけるPDの低い使用の一因となっている」と続けている。これはよく知られているように思われるだろうか。

　村社会の成熟した大人（たいてい女性）からなるAccredited Social Health Activists（ASHAs）（インドには650,000の村がある）は，SMARTといくつかの他の革新的なインドの取組みの中核になっている。世界中で，同様の事業に参加している人々を特定するためにCommunities Health Worker（CHW）という言葉が用いられている[24]。これらの構想の急進的な影響は分権化と関連している。

---

[17] Govindarajan V. によると遠隔医療は90%の医療費をカットできる（Harvard Business Review, April 23, 2012）。

診断や治療サービスの実質的な部分が，施設（主に都市部の）そして集権的な専門家の独占から取り除かれ分散化され，毎日の生活圏の中心にしっかり存在している。規制当局とファーマコビジランスセンターは，地域のセンターがあるにもかかわらず（実際いくつかのセンターが脅威にさらされている），これら分散や分権化の避けられない状況，そして変化の要因となっている地域の天才たちに対して対応し始めていない。

Sunder Subramanianらは，Harvard Business Review[25]での最近の文献で次のとおり鮮やかに主張している。

> ここ数年，医学的な治療を診療所あるいは病院で受けるという考え方は，古めかしく思える。ウェアラブルな技術，埋め込み式装置，そしてスマートフォンのアプリケーションは，継続的なモニタリングを可能にし，そしてユビキタスで，24時間7日間，あなたの健康をデジタル映像化し，これはどこでも即時にアクセスと分析が可能である。データの収集は医者のオフィスから治療を切り離す方向への単なる圧力ではない。遠隔医療，在宅医療，そしてretail clinics（スーパー，デパート等の小売店舗内にある診療所）は，患者が生活し仕事している場所での治療をますます増やす。次の10年では，これらの傾向は，患者のデータや消費者の選択に本当の意味でのゴールドラッシュを作り出すだろう。

この新しい構想への熱意は無制限にすべてのイノベーションが受け入れられることを意味してはいない。できるだけわれわれは，新しい機器あるいは新しい過程が新たな問題を引き起こさないことを確認する必要がある。Agile思考による開発（特にエンドユーザーとの一貫したとり決め）は最悪の結果を回避するのに役立つ。定期的なモニタリングと影響の評価は重要な過程である。他者との協議と確認は予期せぬ結末のリスクを低減するのに役立つ。しかし，われわれはゆっくりした改革だけでは，問題，特に手に負えない問題を解決することはないことを疑ってはならない。

報告された副作用が目的地まで届き，これを記録し，評価し，比較し，調和させて患者と専門家にとって何か有益な結果につなげるのにどのくらいかかるのか。それは数週間よりは数カ月，ときには数年かかる（Reference v，vi）。まったく迅速〔Agile的〕ではない。

いつ，ファーマコビジランスはこの勇気ある新しいダイナミックな進捗と革新の世界で主役になるのだろうか？

**内省** 迅速（rapid）でアクセス可能な診断と治療は，人々が住む通り沿いに分散し，そういったシステムが存在する地域の最も遠い曲り角でそれを必要としている人々の手に届く事業者へ分散している。ファーマコビジランスは特殊化された排他的で集権的な活動のままであり，ゆっくりと未熟な形でトップダウンメッセージを他の専門家と多くの無名の表に現れない（無関心な）一般の人々へ伝達

していく。薬剤と安全性データと情報の将来の発信源は，最高の技術に支えられて，患者と医療専門家が活発にそして革新的に崩壊した医療制度に引きこまれている分散化されたコミュニティに存在するだろう。効果的なコミュニケーションは，医療従事者およびその他の仲介者そして患者の急な必要性と優先事項に対して，いつでもどこでも内容と提供経路が完全に適合した形で包括的で個々に調整されたリソースから生じるだろう。

## 9.6　大衆の知恵

　他の注目すべき革新はCrowdMedと呼ばれるもので，複雑で解決されていない診断を受けた患者がソフトウェアにより抽出された論評と提案を求めて自らの症例をともすれば数百の医療専門家と他の患者（サイト内の探索者たち）の前にさらすウェブサイトである。それはとても難しい症例で良い結果を提供しているように見える[18][26]。ある患者は「私はCrowdMedの創業者に感謝してもし足りない。何年もあえいで，ひどい不安定の中生きた後で，私は確かな診断を得て，治療を始めている」と述べている。この注目すべきプロジェクトは医療制度と官僚制度にとって居心地の悪い3つの真実を思い出させる。〔1つは〕個人の医師等あるいは公務員等はすべてを知っているわけではなく，またミスを犯すということ，〔2点目は〕大衆の集積された経験や知恵は，多くの人間が抱える問題とジレンマ全体で，より優れた解決法を提供することができること。〔3点目として〕共通の興味を持つ人々の分散化されたコミュニティ（例：病態特異的な組織）は，専門家や公務員，そしてその他の地域の前線から離れ中央集権的な立場から解決策を提案することに彼らの人生を費やしてきた人々と，異なった問題，解決方法そして優先順位の定義を持つだろう。

**内省**　CrowdMedは，複雑な問題を解決するために，関連するそして分散された個人の集合的な才能に頼っている。ファーマコビジランスはよそよそしいそして多くは無関心の大衆を活気づけるために中心からもがいている。ファーマコビジランスにおけるコミュニケーションの未来は，対象となる受益者である人々の集合的な知恵と優先事項および彼らがその過程の中心を担うことによって定めら

---

[18] この過程をすでに経た数百の症例のうち，われわれが接触した患者の約80%は，彼らの最高の診断あるいは解決策の提案は正確だと報告している。加えて，われわれの患者の50%以上は，CrowdMedの結果は，彼らを正確な診断や治療へ近づけたと報告する。そしてそれらの患者は平均してすでに8人の医師とあっており，8年間罹患していて，治療費としてこれまでに55,000ドル以上を背負っている（https://www.crowd-med.com/faqs）。

れるべきである。

## 9.7　オランダでの社会的（公的）介護

　　Buurtzorg[19]は2006年からオランダで在宅医療と社会的介護に革命的な変化を起こしている。小規模な始まりから，その組織は今や主に看護師6,000人以上のスタッフを580の自己管理チーム（マネージャーはいない）として雇い，70,000人以上の患者の面倒をみている。それは約50名の支援事務職員とほとんど平たんな階級社会による無駄のない組織である。その戦略の目的は，治療を改善し，コストを削減し，患者が自立を達成するあるいは再び手に入れることを助けたり，スタッフや患者の満足度を高めることである。これは，米国や日本そしてその他の場所でもまねされ始めている。その仕組みがもつその非凡な特質は，治療の断片的な提供やその分野で働く人々をどう管理するのかの古い観念を放棄する[20]。その概念化と実施においては，次のセクションで述べられるように，もっぱらやるべき仕事のみに独占的に焦点が当てられる。

**内省**　Buurtzorgは，社会的介護の提供やスタッフ管理に関する伝統的な考え方すべてを投げ捨てて，困難で複雑だと知られている疾病においてより優れた治療を提供する。ファーマコビジランスは管理，意思決定そして提供の歴史的手法を使いながらすでに成し遂げたことをやり続ける。ファーマコビジランスにおけるコミュニケーションの未来は，必要な時点で，ワンストップ（1カ所で用を済ませる）な相談と意思決定を支援するために，患者の全般的な健康の要求と優先事項に関係する，包括的で統合された情報とデータの提供への関与にあるだろう。

## 9.8　Jobs-To-Be-Done：ユーザーは最もよいことを知っているのだろうか？

　　Henry Fordは"私が消費者たちに何が欲しいと尋ねたら，彼らはより早い馬が欲しいというだろう"と述べたと言われている。提供者は，彼らの消費者やユーザーの想像力によって完全に制限されているだろうか？　ほとんど進捗はないだろうし破壊的な改革はまったくないだろう（Buurtzorgは，良い事例である。患者は，患者が夢見るような社会的介護の経験のようなものを表現することがで

---

[19] Gray et al. [27]参照。
[20] どのように専門家を管理しているか？あなたはしていない！：in, K. Monsen and J. de Blok, 'Buurtzorg Nederland' American Journal of Nursing, Aug. 2013 113(8): 55-59.

きるだろう．だがしかし，彼らの希望を満たすための急進的で組織的な解決策の概念化は彼らには多分できなかっただろう）．偉大な革命と大きな進歩は，しばしば，大衆の現在の願いや必要性，あるいは期待をはるか超えて起こる（電力，電話装置，車そしてiPhoneはこの真実をよく表す4つの事例である）．一方で，既存のサービスまたは製品，あるいは"援助希望"の合図についてのユーザーや消費者の意見に注意を払わない提供者は，即座にビジネスから撤退するだろうし，影響力や信用力を完全に失うだろう（KodakとWoolworthは他に存在する業界の2つの事例である．ファーマコビジランスは完全にビジネスから撤退したわけではないが，想像の世界を手に入れてもいない）．

Christensenにより触発されたコンセプトはJobs-To-Be-Doneである．これはユーザーが欲することを正確に見つけ出して製品やサービスで成功を収めることをいう．これはしばしば構築された製造の，計画のそして販売の戦略の再批判的吟味が必要になる．古典的な，文献でよく引用される事例は，5mmのドリルを買うあるいは借りる消費者のことで，Jobs-To-Be-Doneの考え〔による消費者の目的〕は，すばらしい5mmドリルを所有することではなく，5mmの穴を作ることである．Christensenは，製造業者にとって，伝統的な統計（年齢，性別など）は気晴らしであるという．なぜなら，それらは〔購入の〕因果関係ではなく，購入と関係する単なる特徴を与えるだけだからである．ユーザーは，若いか年寄りか，お金持ちか貧乏か，あるいは男性か女性かということでもなく，必ずしも提供されている物を彼らが欲しいあるいは好きかどうかでもなく，彼らはJobs-To-Be-Done（成されるべきこと）があるからドリル，新聞，あるいは患者情報を求めているのである．彼らは彼らの必要性に最も適切な供給源を選ぶだろう．伝統的なそして〔売り手の〕自己満足の市場では，多くのユーザーは十分なサービスを受けておらずそしていささか（あるいはとても）不満で，確実に満足しきってはいない（これは医薬品の安全性情報の公的な評価において真実である[21]）．Jobs-To-Be-Doneの供給源が適切でない場合，ユーザーは，彼らの要求に合わせて，回避策あるいは折衷案，またはいくつもの手法を見つけだす．

分割化された個人としての消費者は，間違った分析の単位である．消費者や技術はずっと変わり続けても，その日を支配し，時を経ても安定しているというのがJobs-To-Be-Doneである（分割化は，個人が共通のJobs-To-Be-Doneに対する解決手段に関連して区別される必要性を持つと思われるときにだけ役割をも

---

[21] 例えば，Abubakar et al. [28]

つ：読み書きの力，移動力あるいは視力の3つはそのように分類されるだろう）。

では，ファーマコビジランスにとってのJobs-To-Be-Doneとは何であろう。Uppsala Monitoring Centreの目標の言葉の中に，「すべての患者と医療従事者が，彼らの医薬品使用において，賢明な治療の決定をする世界」というのがある[29]。これは，必要な時点で，それぞれの患者や医療従事者の好みや能力に完全に合わせた形で，医薬品と手技について最高で，最新のエビデンスと情報，そしてそれらの代替案を得ることを意味する。ファーマコビジランスの叡智はすべての医薬品情報という全世界の1つの要素であるため，患者と専門家が，いくつものアクセス可能な形式で1つの，権威のある信頼できる現代の情報とガイダンスの情報源をもつことができることを保証することにおいて，Jobs-To-Be-Doneは多くの他の関係者との目的を持った協働の1つでもある。これが私のJobs-To-Be-Doneの公式であるが，欲しいものを本当にわかっている世界中の数百万の患者や専門家への問い合わせに基づくものではない。彼らに尋ねることでしか確認できない。

少なくとも一時的でも，完全なJobs-To-Be-Doneを提供する製品やサービス，そしてユーザーが以前にサービスが十分でないと感じていた，あるいはお金をとられたと感じた範囲を救済する製品やサービスと共に現れる者が，破壊的革新者である（すでに名声を確立した者かもしれない）。それは，小売の食料雑貨店，コンピュータ，車で起こった。何十年も地に足をつけているすばらしい破壊的革新者の1つはIKEAである。IKEAは家具をそんなにたくさん売っているわけではないが，多くの他の必要性も満たしているので，空っぽなマンションや家屋を設備したり備えたりするJob-To-Be-Doneに対して1カ所ですべて満たせる解決策を低価格で売っているのである[22]。

破壊的な革新者は，見込みがあるとすれば，すでに存在する組織内にあるだろう自由思想のスタッフや門外漢のグループから出てくるもので，経営会議や上級

---

[22] 最近，IKEAの持続可能性の責任者が逮捕されたように，家庭服飾品の西洋の消費者の意欲が，そのピークに達したとしたら，その支配的ポジションを維持するための過激で新たな戦略を描くことになる。Guardian Live Event, 14 Jan 2016, http://theguardian.com/membership/audio/2016/jan/14/is-business-action-on-climate-change-believable-guardian-live-event参照。

[23] 例えば，大きな広告会社は，実際には機能しないが，創造的なリスクを取ることを実践する知的で証明されていないアイデアを認識するための四半期に一度のHeroic Failureトロフィーを表彰する。またあるオンライン給与支払業者は，Best New Mistake Awardの勝者（間違いを犯したがそこから学んだ従業員）に400ドルを賞与する。そして，そうすることで，他の従業員が同様のミスを避けることを助けている。両方の表彰に隠されたアイデアは，過ちについて正直であることを奨励し，彼らの過ちから謙虚に学ぶ者をたたえることで，創造性をサポートすることである（アクセンチュア　P88のボックステキスト中の称賛を参照）。

職の会議から出てくることはそれよりも少ないだろう。最高の革新的組織はオープンで協力的で横断的な規律があり，開放的で，リスクを取る文化を有し，その中では間違いは許容されて（称賛さえされる[23]），アイデアが大事にされ追い求められる。

　企業と官僚は，過去のものである日々の過程と業務に没頭させられていて，そして日々のビジネスを変わらず維持することに夢中になりすぎていて，何も破壊することができない。Christensenが指摘したように，彼らはそれらは過去にだけ関係をもち，そして現在についてはほとんど語らず，そして極端に異なる未来の可能性はまったく語らないに等しい。データとエビデンスに取りつかれていることは，その影響のいくつかの兆候として，非常に抑制的で，退化的である。

**内省**　CrowdMed，BuurtzorgそしてAppleは（今日まで）3社とも彼らのユーザーが最も愛情を持つ（あるいは選択肢を与えられると最も愛情を持つことに気が付いている）ようなJob-To-Be-Doneについて，鮮明でそして妥当な定義をもっている。彼らがするすべてのことは，最も効果的な方法でユーザーがJob-To-Be-Doneを達成することを助けることおよび何が可能かというユーザーの概念を拡大することに焦点が当てられている。ファーマコビジランスは明確なJob-To-Be-Doneの定義がなく，あるあいまいな患者の安全性というゴールを与えるかもしれないし与えないかもしれない過程の中に埋められていて，特定の，現実的なそして緊急の焦点がまったく不足している。ファーマコビジランスにおける真のJob-To-Be-Doneは，実際にはとてもシンプルであるが，それは歩いたりひとりでに飛び立つことが難しいくらいにまで，複雑化されていて，堕落させられていて，そして官僚化されている。

　これらの事例を提示している真意は，構築された習慣からの革新的な解決法の不連続性を示すことである。破壊的な革新は，"われわれがこの辺でやっていること"を捨て去り，知識的，専門的，官僚的そして営利的な既得権や習慣への挑戦を必要とする。

## 9.9　これらすべてはわれわれをどこに置き去りにするのか

　ファーマコビジランスが，壮大で重要な約束を果たすのであれば，ファーマコビジランス活動全体が変わらなければならない。ファーマコビジランスは独りよがりな中央集権的な官僚制度から脱却され，ファーマコビジランスに関心のある人々の間に分散されなければならず，しばしば単純だが急進的な技術によって支

えられた洞察力や真実を明らかにすることから利益を得るだろう。力のバランスは，質の高い情報や質の高い決断に，あるいは健康と安全を維持し再び得ることを助けてくれる人々に自身の健康と安全を委ねているすべての人々の間で均等化されなければならない。それは，過激で破壊的な思考と行動の支配下にあるに違いない。

とりわけ，われわれはJob-To-Be-Doneを明確に大胆に定義し，そしてそれをすばやく，効率よく，そして現代世界では費用対効果良く届けるためのわれわれの活動やシステムを形作らなければならない。ファーマコビジランスが救うべき人々の願いや必要性に関するJob-To-Be-Doneとは何なのか？ 何をファーマコビジランスの存在意義と定義するのかについて良心的な決断によって，そして患者や医療専門家が本当に何が欲しいのか，必要なのかを鋭くついた調査を通じて，これに答える必要がある。私は提案はできるが，それは私がこの論説を通して批判しているのと同じ腐敗した過程を単純に象徴するものである。私は一体何者なのか，Job-To-Be-Doneは世界の患者や医療専門家のためのものであることを伝えるための意思疎通における作家や講師なのだろうか？

## 9.10　私が言うだろうことはこれだ…

副作用と薬剤の安全の懸念を報告するという中心的なファーマコビジランス活動において，一般的に，われわれはどうすればよいのか？　2つの考え方がある。1つは，これを書いている時点において，1,100万件の個別症例安全性報告がWHOのデータベースVigiBaseにあるが，それはすばらしく聞こえるだろうか？それならこれはどうだろう。1,100万件の報告を集積された40年で割り，さらにこのWHO事業の加盟国数120で割る。11,000,000 ÷ 40 ÷ 120，つまり年間平均で全体で275,000件，さらに国ごとに2,291件が40年にわたり報告された。世界人口7,300,000,000人（2015年9月）[30]であるから，世界で毎年20,500,000人に1件の報告があった。一方，米国の薬局における年間の処方数は4,002,661,750（2014）である[31]。いかがだろうか？（これはとても粗い集計と平均値であるが，それらの数字自体は誤解を招くことはない[24]）。

私はこの嘆かわしいパフォーマンスの責任が報告手法にのみあるということを

---

[24] とても些細な始まりから，1年の報告数は，最近の莫大な増加と共に上昇傾向に乗る。引用された数値はこれまでに改善されてきた傾向を反映していないが，この集積の歴史の平均は正しい（VigiBaseの報告数は，あなたがこれを読むまでにとても多くなるだろう）。

証明することはできない（そして，報告手段のせいではないかもしれない）。しかしながら，世界を見渡すと，私は報告用のアプリケーションとウェブベースの報告サイトを少数見つけることができる一方で，全世界の大陸で吐き出されたおびただしい量の紙の様式を見つけることができる（それらのほとんどは放置され，無視されている）。下手にデザインされた複雑な黒と白の紙の様式を完成させることは，世界の道理をわきまえた，意識の高い忙しい多くの人々の気に入る活動ではないだろう。それは二流でしかないこの制度を向上する情報の質を高めない。私はこのことを20年間も教育や記事そして本の中で言い続けているが（それは私だけではないが），私が判断する限りにおいては，その効果は多くの場所でほとんどないか多くの場合まったくない。官僚主義は，外の世界で起きていること，調査の結果あるいは共通認識についてほとんどまたはまったく気にすることなく，はじめから彼らがしてきたことをし続けている[25]。副作用報告制度は機能していない，直す必要がある。

## 9.11 薬剤とファーマコビジランス

歴史的に薬剤における革新は，慣例手法として受け入れられるのに多くの時間がかかる（例えば脳卒中における血栓溶解薬やCATスキャン）。そして，いまだに変化に対する強い組織的なそして専門的な抵抗がある。しかしながら，技術的進歩，特に家庭でのモニタリング基盤が否応なしに物事を行う新しい手法を抵抗なくけん引するあらゆる種類の急進的な新しい可能性（費用の抑制を含む）を広げている。患者の安全性の動きは，近年，大きな進歩も遂げているが，目標と現実の格差はいまだ大きい。われわれの周りのいたるところで，世界は変わっている。すばやいAgile的過程と技術はますますわれわれの注目を引き付け，ますます利益を提供している。われわれは供給側が最も良い現代の基準を満たさないとき，われわれは世の中の動きについていけず，われわれが期待する方法でわれわれが欲しい物とサービスを提供することができない者に対して寛容でないことをわれわれは皆認識している。もしファーマコビジランスがかつてそういった種類の精査を受けていたら，多くの勲章を得ることはなかっただろう。

---

[25] 2000年に発出されたWHOの現存のファーマコビジランスセンターを設立するためのガイドラインには，活動リストのアイテム番号2として，'報告フォームを作り，そして病院部門や家庭医等へそれを配布することでデータの収集を始める'がある。そこには，その仕事を行う他の方法があるだろうことの注釈や提案はない（WHO: Safety Monitoring of Medicinal Products 2000）。

ファーマコビジランスの実践では，薬剤と社会という競技場のどこで何が起こっているのかをどのようにして推定するのだろうか。ファーマコビジランスは風変わりで無意味なのか，あるいはダイナミックで活気に満ちているのだろうか。疑いようもない。それを救うのは誰なのか。われわれでなければならない。

**参考文献**

1. Light DW (2014) New prescription drugs : a major health risk with few offsetting advantages. Harvard Edmund J Safra Centre for Ethics. 27 June 2014. http://ethics.harvard.edu/blog/new-prescription-drugs-major-health-risk-few-offsetting-advantages
2. US Government Accountability Office (GAO) (2016) Drug safety : FDA expedites many applications, but data for postapproval oversight need improvement. 14 Jan 2016. http://www.gao.gov/products/GAO-16-192
3. Walter W (2015) Drug approval bureaucracy is detrimental to patients. Center for Policy Studies. 4 Aug2015. http://www.cps.org.uk/blog/q/date/2015/08/04/drug-approval-bureaucracy-is-detrimental-to-patients/#Acomment
4. Goldacre, Ben, Bad Pharma, Fourth Estate (2012)
5. Onakpoya IJ, Heneghan CJ, Aronson JK (2015) Delays in the post-marketing withdrawal of drugs to which deaths have been attributed : a systematic investigation and analysis. BMC Medicine 13:26, http://www.biomedcentral.com/1741-7015/13/26
6. Chrisafis A (2014) France shaken by fresh scandal over weight-loss drug linked to deaths. The Guardian, 6 Jan 2014. http://www.theguardian.com/world/2013/jan/06/france-scandal-weight-loss-drug
7. American Society of Consultant Pharmacists (ASCP). When medicine hurts : the silent epidemic. http://www.ascp.com/articles/when-medicine-hurts-silent-epidemic
8. WHO/Monitoring Medicines (2012) Capturing patients' experience of the harms of medicines. News release, 22 May 2012. http://www.monitoringmedicines.org/graphics/26786.pdf
9. Rademaker M (2001) Do women have more adverse drug reactions? Am J ClinDermatol 2(6):349-51, http://www.ncbi.nlm.nih.gov/pubmed/11770389
10. Brhlikova P, Jeffery R, Rawal N, Subedi M, Santhosh MR (2011) Trust and the regulation of pharmaceuticals : South Asia in a globalised world. Globalization and Health 7:10, http://globalizationandhealth.biomedcentral.com/articles/10.1186/1744-8603-7-10
11. Dobbs R, Manyika J, Woetzelm J (2015) No ordinary disruption. Public Affairs
12. Browne J (2015) Connect : how companies succeed by engaging radically with society. W H Allen
13. http://www.agilealliance.org/the-alliance/the-agile-manifesto/
14. Feiler B. Agile programming – for your family. https//www.youtube.com/watch?v=J6oMG7u9HGE
15. James JT (2013) A new, evidence-based estimate of patient harms associated with hospital care. J Patient Saf 9(3) :122-8, http://www.ncbi,nlm.nih.gov/pubmed/23860193
16. Najjar S, Hamdan M, Euwema MC, Vleugels A, Sermeus W, Massoud R, Vanhaecht K (2013) The Global Trigger Tool shows that one out of seven patients suffers harm in Palestinian hospitals : challenges for launching a strategic safety plan. Int J Qual Health Care 25(6) :640-7, http://www.ncbi.nlm.nih.gov/pubmed/24141012
17. Christensen C (2013) The innovator's dilemma. Harvard Business Review Press 2013 reprint
18. http://www.cvs.com/minuteclinic
19. http://telemedindia.org/india/e-health%20Initiatives%20in%20India.pdf

20. http://nuviun.com/content/the-status-of-telemedicine-in-africa
21. http://www.mbsonline.gov.au/telehealth
22. http://www.theguardian.com/healthcare-network/2013/dec/16/telehealth-reduce-costs-help-patients
23. http://www.georgeinstitute.org/sites/default/files/smart-health-india-brochure.pdf
24. WHO (2007) Community health workers : what do we now about them? http://www.who.int/hrh/documents/community_health_workers_brief.pdf
25. Subramanian S et al (2015) Personalized technology will upend the doctor-patient relationship. Harvard Business Review, 19 June 2015
26. https://www.crowdmed.com/
27. Gray BH, Sarnak DO, Burgers JS (2015) Home care by self-governing nursing teams : the Netherlands' Buurtzorg Model. The Commonwealth Fund, May 2015. http://www.commonwealthfund.org/publications/case-studies/2015/may/home-care-nursing-teams-netherlands
28. Abubakar AR, Simbak NB, Haque M (2014) Knowledge, attitude and practice on medication 6(4). http://www.academia.edu/9778225/Knowledge_Attitude_and_Practice_on_Medication_Use_and_Safety_among_Nigeria_Postgraduate-Students_of_Unisza_Malaysia
29. http://www.who-umc.org/
30. http://www.worldometers.info/world-population/
31. http://kff.org/other/state-indicator/total-retail-rx-drugs/

# 第10章
# 医薬品安全性の未来のために必要なファーマコビジランスの指標

Ambrose O. Isah and Ivor Ralph Edwards

## 10.1 はじめに

### 10.1.1 歴史的視点

　サイドマイドの悲劇によって，服薬が引き起こす受け入れ難い害と薬の潜在的リスクが浮き彫りになった[1]。このような悲劇を二度と起こさないよう，世界の先進諸国では，あらゆる手法をより体系的に導入してきた。この初期の迅速な対応は，最終的にはWHO国際医薬品モニタリングプログラム（PIDM）の確立をもたらすこととなった[2]。初期には，副作用の疑いのある事象に対して焦点が当たっていたが，時を経て，その範囲は医薬品に関連するその他の問題を含むものへと拡大した。サリドマイド事件後に発生した医薬品安全性に関する問題によって，医薬品安全性の継続的な監視が必要であることが強調された。その用語体系はより包括的なものとなり，医薬品安全性に関わる分野は「ファーマコビジランス」と命名された。

### 10.1.2　ファーマコビジランスの定義および範囲

　ファーマコビジランスは，「医薬品の有害な作用やその他の医薬品に関連する諸問題の検出，評価，理解および予防に関する科学と活動」と定義される[3]。

　その範囲は，副作用，投薬過誤，規格外・偽造医薬品（SSFFCs）だけに限定されるものではなく，薬効欠如，薬剤の誤用・乱用，また薬物間相互作用に関する症例報告も含む。ファーマコビジランスの対象は，医薬品，西洋医療，代替医療，伝統医療，ワクチン，バイオシミラーなども含む。

　WHO副作用用語集（WHO-ART），ICH国際医薬用語集（MedDRA）およびその他医薬品安全性に関する用語集の開発に伴い，医薬品の安全性に関する共通の用語が定義されると，ファーマコビジランスの確立された仕組みの実施を可能にする基盤が構築されることになった[4-6]。シンプルな症例報告の書式から，副作用の疑いのある症例報告，因果関係の評価，シグナル検出および，ベイズ確率論によるデータマイニングの活用を含む確認・確証手順等のプロセスの発展により，さまざまなファーマコビジランス活動を集約することが可能になった。さらに，症例管理システム，VigiFlow，サーチ機能や統計機能の継続的改良により汎用性が高まったVigiLyzeなどの技術の開発によって，ファーマコビジランス分野の成長が推進された。現在（2017年），PIDMには124の正会員と29の準会員がおり，今やグローバルデータベース（VigiBase）は1,300万件を超える個別症例が集積されている。

　60年以上にわたり，ファーマコビジランスに関する科学や技術が高度に進化してきたにもかかわらず，最近まで，ファーマコビジランスの状況，成長，インパクトを分析，評価，監視するための指標の開発は不十分であった。米国の研究成果が示しているように[7]，薬の副作用が疾病や死亡の主要な要因である。このことは，英国のPirmohammedらによっても明らかにされている[8]。薬剤関連の問題による通院や長期の入院，救急外来への訪問などには莫大なコストがかかっており，実際のところ，米国では，年間301億ドル以上に及んでいる[9]。

　このように，薬物関連問題による社会的，経済的影響の認識が高まるにつれ，ファーマコビジランスの活動と成果を客観的に観察する必要性がより高まってきている。

### 10.1.3　指標の根拠

　ファーマコビジランスの構造，プロセス，成果およびインパクトを測定することを可能にする基準を開発する根拠は，次のように説明できるだろう。

一目見ただけでファーマコビジランス活動の状況がわかり，さまざまな関係者がファーマコビジランスの過程にインプットを行うために必要な情報を提供するための役立つ評価基準を作ることである。このような評価基準を設定することで，ファーマコビジランス体制内の弱点を特定し，適切な対応をすることが可能になる。この評価基準はさらに，変化をモニタリングするためのツールを提供することにより，ファーマコビジランス活動の進捗，増加および傾向を追跡することを可能とする。主目的は国や組織間の比較ではないものの，その指標により，ある与えられた状況内における改善すべき事項について重要な所見を得ることができるのみならず，複数の状況間を比較することでファーマコビジランス体制に重要な要素を特定できるような推論も可能となる。このような情報が蓄積することにより，関係者はファーマコビジランス活動の実績を評価することが可能となり，目指すべき目標へ向かう意欲を刺激することになる。

　前に示唆したようにファーマコビジランスの歴史の初期段階では，ファーマコビジランス体制の実績を評価するための基準の開発に注意が払われることはなかった。この目的のための最も早い総合的な試みの1つが，ドイツのテュービンゲン大学病院の臨床研究コーディネーションセンターと共同で，ドイツのカルルスルーエにあるフラウンホーファーイノベーション研究所が発表した，ファーマコビジランス欧州機構システムの総合的評価であった。フラウンホーファーの調査と報告の重要な成果は，ファーマコビジランスの重要な成功要因，またパフォーマンス指標として，いくつかの基準を示唆したことである。しかしながら，より世界的基準でのファーマコビジランス指標の利用については，最近まで追求されることはなかった。

## 10.2　ファーマコビジランス制度

　あらゆる状況においてもファーマコビジランス活動を評価するための指標を示すためには，ファーマコビジランス制度の包括的な理解が不可欠である。ファーマコビジランス制度は，開始以来，そして現在でも多くは，疑わしい副作用の自発報告に基づいて実施されてきた。初期のファーマコビジランス活動においては副作用は医療従事者や製薬企業を通して自発的に報告されていたが，年月を経て，副作用や有害事象の報告を増加させるためのさまざまな方法が講じられるようになった。現在では，薬の安全性プロファイルの情報を得るために望ましいステップとして，有害事象を積極的に追跡するアクティブ・モニタリング（集中的

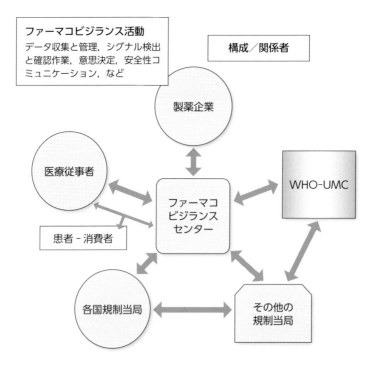

図10.1 ファーマコビジランス体制の図表

なモニタリング，コホートイベントモニタリングなど）が広く受け入れられている。繰り返しになるが，副作用報告の情報源は，医師だけでなく，薬剤師，看護師，助産師，また今では患者，一般消費者を含むよう広まってきた一方で，ほとんどの場合は，今もなお製薬業界からの報告が義務づけられている。国家ファーマコビジランスセンター（the National Pharmacovigilance Centres），国家医薬品規制当局（the National Regulatory Agencies）やその他米国FDA，EMA，およびWHO協力センターのような定評のある機関を含む，さまざまな関係者により，医薬品安全性問題の取り扱いについて，相互に連携する，明確で総体的なシステムが構築されている。

　図10.1は，医薬品関連の疑わしい問題を同定するための基本的な過程，つまり情報収集，照合，およびデータの初期分析と保存という流れを示している。このプロセスに引き続き，データは専門的な知識と技術によって処理され，より集中的で高度な評価が実施されることになる。その結果，シグナル検出，因果関係の評価，および検証・確認が可能となる。特定されたリスクを入念に調査し，迅速にコミュニケーションすることによって，リスクの管理が可能となる。これらのプロセス全体が，医薬品と患者の安全性を確保するというファーマコビジラン

スの主な目的を達成することを可能にしている。

## 10.3　ファーマコビジランスの指標

### 10.3.1　定義

　指標とは，あるサービスや介入を評価する際に，既定のシステム内で作り出される最低限の状況とその進捗の評価を可能にするような基準，と定義される。ファーマコビジランスの指標は，ファーマコビジランス体制を評価をするための基準となるようなツールであり，関連する情報，手順，発信，および成果／影響を評価することを可能とするものである。

### 10.3.2　理想的な指標の特徴

　指標を設定する際にいつも問題となるのは，目的とするターゲットグループまたは関係者がその指標を使用してくれないことである。指標が使用されない理由のいくつかは，その指標の複雑さに起因している。理想的な指標は，必ず使用され，日々のファーマコビジランスの下位組織に浸透しているべきである。つまり，指標は多額の費用をかけずに入手できるだけでなく，簡単に評価して，理解し解釈できるものでなければならない。指標を使用するために極端に高い専門知識を必要とすべきではないし，どの担当者が評価しても同じ結果が得られる必要がある。指標は，ファーマコビジランスの対応すべき問題点を検出するために，精度の高いものであり，かつ効率的なモニタリングツールとして機能するよう十分に堅固であることが重要である。

### 10.3.3　ファーマコビジランスの指標の開発過程

　ファーマコビジランスの初期段階では，上記に示唆したように，ファーマコビジランス体制の指標の開発に注意が払われることはなかった。この指標の発展に向けた，最も初期の包括的な試みの1つが，ドイツのフラウンホーファーシステムイノベーション研究所がテュービンゲン大学病院の臨床研究コーディネーションセンターと共同で発表したファーマコビジランスの欧州共同体組織による包括的な評価であった[10]。フラウンホーファーの調査と報告は，重要な成功要因と成果を測るためのいくつかの指標を提案することに注力したものであった。しかしながら，より国際的基準でのファーマコビジランスの指標に関しては近年まで追求されることはなかった。この10年間に開発が試みられた包括的なファーマ

コビジランスの指標には次のようなものがある。

- 欧州医療ケア品質学会（デンマーク・オーフス，品質指標の研究室）[11]。
- 医薬品のリスクと安全性の国際ジャーナルの論文，Kshirsagar NM, Olsson S と Ferner RE[12]。
- MSH-USAID指標に基づくファーマコビジランス評価ツール（IPAT）[13]。
- WHOファーマコビジランスの指標[14]。

いくつかのファーマコビジランスの評価基準は，規制評価チェックリストに含まれる可能性がある。これらはたいてい異なるフォーマットであり，ファーマコビジランスセンターで包括的に使用する様式になっているものではない。その他，ファーマコビジランスの査察基準に含まれている指標もあり，それらはファーマコビジランスに関わる他の関係者を含む過程を除外し，販売承認取得者としての役割に焦点を当てている。

WHO汎米保健機構（PAHO）傘下の国々や，東アフリカ地域コミュニティのような地域団体が，彼らのニーズに適した指標を選択する計画もある。フランスの医療制度では，施設におけるファーマコビジランス活動を評価するための指標を導入している。

過去5年間では，指標に基づくファーマコビジランス評価ツール（IPAT）[13]，より近年ではWHOファーマコビジランスの指標[14]という2つの指標が，とりわけ注目を集めている。また興味深いことに，基準のうちのいくつかは規制の評価のために使用されており，IPATは，アフリカやアジアのいくつかの国でファーマコビジランス体制を研究するために使用されている[15]。

この章では，IPATについていくらか言及し，WHOの指標が発展してきた経緯についてさらに詳しく説明していく。WHOの指標は，国家ファーマコビジランスセンター（National Pharmacovigilance Centres）の観点から開発されたもので，ファーマコビジランスセンターの状況について自己評価するツールを準備する必要があることに焦点が当てられている。IPATはよりシステムワイドなアプローチを伴い，その適用のためにいくらか専門的な指導が必要になる可能性がある。

## 10.4　WHOファーマコビジランスの指標

　WHOファーマコビジランス（WHO PV）の指標を開発する構想は，2007年ガーナのアクラで開催されたアフリカファーマコビジランス専門家会議（後のPVSF-Pharmacovigilance Sans Frontier（国境なきファーマコビジランス））において，ジュネーブのWHO本部とスウェーデン・ウプサラにあるウプサラ・モニタリング・センターの指揮のもとで具体化した。その指標は，WHO医薬品の安全性に関する諮問委員会（ACSoMP）で議論された政策と勧告に従って，上記アフリカのファーマコビジランス専門家，国家ファーマコビジランスセンターと合意のうえで開発された。これは，評価すべき構成，プロセス，および成果／影響といった重要な要素からなる，ファーマコビジランス体制の組織的な評価につながるものである。その他WHO指標マニュアル[16-18]に従ったアプローチも取り入れられ，Olssonら[19]の文献とりわけ概況調査から見出された知見により，ファーマコビジランス活動における主なプロセスが一層明確になった。これは，さらなる指標候補の特定へとつながった。また，オーストラリアの治療指標政策にも言及された[20]。候補となった指標は，指標の選択と分類の過程で，（参加した）国家ファーマコビジランスとPVSFのメンバーによって綿密に精査され，ファーマコビジランスの専門家により指標の検証が実施された。

　IPATは，対象となる指標を明らかにするため，初期に文献検索を行うことで同様に開発された。重複を避けるため，情報源に注意し，評価質問を用意するという入念な努力を行った。初期に得た指標に含まれていない分野を特定し対応する必要があった。これは，15人のグループによるデルファイ法に従って行われ，最終的な結果が外部の専門家によって評価された。

### 10.4.1　WHOファーマコビジランスの指標の分類

　WHO指標は63あり（表10.1），次の3タイプに分類される：構成（21），プロセス（22），および成果／影響（20）。また，評価が行われている環境を明確に把握するために，追加で背景情報に関する11項目が規定されている（付録10.1）。

　それぞれのタイプは，さらに2つに分類される：中核（合計27）と補足（合計36）。中核指標（C）は，ファーマコビジランスの特性評価に非常に関連性が高く，重要かつ有用であると考えられるものである。補足的な指標（T）は，関連して有用であると考えられる追加の測定値であり，ファーマコビジランスの状況をさらに特徴付けるのに役立つが，すべての事例で必ずしも使用される必要はな

表10.1　WHOファーマコビジランスの指標の分類および性質

| 種類 | 分類 | | |
|---|---|---|---|
| | 中核 | 補足 | 合計 |
| 構成 | 10 | 11 | 21 |
| プロセス | 9 | 13 | 22 |
| 成果 | 8 | 12 | 20 |
| 合計 | 27 | 36 | 63 |
| 公衆衛生プログラム | NA | NA | 9 |
| 背景情報 | NA | NA | 11 |

い。

　実質的に，指標には6つの項目がある。「中核的な構成」「補足的な構成」「中核的なプロセス」「補足的なプロセス」「中核的な成果／影響」，および「補足的な成果／影響」である。概要と主要な指標のリストを付録10.2，10.3，および10.4に示す。補足的な指標は，マニュアル[14]または提供されるリンクから入手することができる。公衆衛生プログラムの重要性の観点から，いくつかの指標は，構成，プロセス，および成果／影響指標の全領域で選択されている。

### 10.4.2　背景情報

　背景情報（付録10.1）は，人口動態，経済，医療制度，製薬計画に関わる情報を含んでおり，ファーマコビジランス活動を行う環境やそれに影響を及ぼしそうなその他要因を示している。ここで得られたデータは，指標の分母としての機能も果たす。背景情報に含まれる構成要素の動態は，ファーマコビジランスの展望にかなり大きな影響を及ぼすため，明確に理解する必要がある。社会人口動態のパラメーターは絶えず変化し，人口の年齢や性別構成に影響を与えており，治療分野，販売・使用される医薬品の種類，保険医療施設の水準や個人の意向というような医薬品に関する状況を決定づけている。有害事象のプロファイルは，明らかにこれら状況の変化によって影響を受けている。

### 10.4.3　構成指標

　構成指標（付録10.2）は，ファーマコビジランスの主要な構成，組織，仕組みの存在を評価するものである。これらは，ファーマコビジランス活動の要素を可視化し，評価する。すなわち，ファーマコビジランスの実施を可能とする，基本的な体制の基盤の存在とその可用性を評価する。これらはまた，ファーマコビ

ジランス活動を適切に運用するための人的資源が確保されているか，ファーマコビジランスのポリシー，法律および規制に則った有効なツールが存在しているか評価するものでもある。ファーマコビジランスの組織や機能を維持するために十分な資金を確保することは最重要である。ファーマコビジランスの組織は財政的に独立し，既得権益により干渉を受けないものでなければならない。これはファーマコビジランス活動の成果の信頼性を維持するために不可欠である。ここでの指標はまた，ファーマコビジランスに関する情報やその重要な成果を適切に関係者に連絡するためのコミュニケーション戦略を評価している。この指標で求められる回答は必然的に定性的であり，それらの要素の有無を示すことになる。

### 10.4.4 プロセスの指標

プロセスの指標（付録10.3）は，ファーマコビジランス活動の全体的なメカニズムや深度を評価するものである。これらは，ファーマコビジランス体制が稼働している程度について直接的あるいは間接的に測定するものである。動的で相互作用するファーマコビジランス活動は，その成果やインパクトにかなりの影響を及ぼす。プロセスの指標は，ファーマコビジランス活動の速さを測定しその情報を提示する。そして，短期あるいは長期に得られた情報は望ましい目標を達成するため，迅速で適切な介入を可能にするものである。

### 10.4.5 成果／影響の指標

成果／影響の指標（付録10.4）は，ファーマコビジランス活動による効果（結果と変化）を測定するものである。これらは，ファーマコビジランスの運用過程で観察される効果と傾向を，短期的および長期的に提供するとともに，資源配分に関して，政策責任者，衛生管理責任者，その他の関係者を説得するための支援活動ツールとしても利用できるため最も重要である。また，患者の安全性の確保というファーマコビジランスの目的がどの程度実現できているか評価するためのものである。ファーマコビジランスの影響評価は，明確に，有効的かつ安全な医薬品の使用に焦点を置いている。

### 10.4.6 公衆衛生プログラムの指標

公衆衛生に対する〔企業・団体等の〕協力者から医薬品が供給されたことにより，HIV/AIDS，マラリア，結核，ハンセン病，住血吸虫病，フィラリア，腸蠕虫病などに対応するための公衆衛生プログラムが設立された。この事業は，資源

表10.2 公衆衛生プログラムの指標

| # | 評価質問表 |
|---|---|
| PH1 | 公衆衛生プログラム（PHP）にはファーマコビジランス活動は組み込まれているか？ |
| PH2 | PHPで使用する主な治療ガイドラインまたはプロトコルは，ファーマコビジランスを体系的に考慮しているか？ |
| PH3 | 標準形式の副作用報告書が用意されているか？ |
| | PH3a：標準形式の副作用報告書には，疑わしい投薬過誤の該当欄があるか？ |
| | PH3b：標準形式の副作用報告書には，偽造／規格外医薬品の該当欄があるか？ |
| | PH3c：標準形式の副作用報告書には，治療の無効性の該当欄があるか？ |
| | PH3d：標準形式の副作用報告書には，疑わしい誤用，乱用あるいは薬物依存の該当欄があるか？ |
| PH4 | 前年にPHPで収集した副作用報告書の総数は？ |
| PH5 | 前年に収集した副作用報告書（PHPで医薬品が投与された患者1000人当たり）の数は？ |
| PH6 | 前年に治療の無効性が何件報告されたか？ |
| PH7 | 前年に国家ファーマコビジランスセンターに提出された，評価が完了された報告書の割合は？ |
| | PH7a：十分に評価完了し，国家ファーマコビジランスセンターに提出した報告書のうち，WHOのデータベースに格納された報告書の割合は？ |
| PH8 | 前年にPHPで薬を投与された1000人につき，薬に関連した入院患者数は？ |
| PH9 | 前年にPHPで薬を投与された1000人につき，薬に関連した死亡者数は？ |

が限られたアフリカとアジアにおいて，人々の健康状態に重要な影響を与えた。一般的に大量の医薬品が多くの人々に対し展開される。このような状況では，多くの要因が相互作用することにより最終的な結果が決まる。特に，施設や資源が不十分でファーマコビジランス体制が脆弱な環境で，低レベルの医療従事者から投与される医薬品はより有害事象を起こしやすいことが知られている。

　公衆衛生プログラムの指標はこれらのプログラムから得られていることを測定する機能を果たせるように，構成，プロセス，成果を含み9つに限定されている（表10.2）。指標を設定することにより，危害を早期発見し，ファーマコビジランスの体制，運用および重点的な取り組みを評価することが可能になった。危害の発見が遅延すると修復不可能となりうることから，ファーマコビジランスにおいて早期発見，警告は非常に重要である。多くの国において，WHOファーマコビジランスの指標のチェックリストは，自己評価のために用いられており，継続的な監視を可能にするウェブツールやデータベースの包括的な開発が検討されている。

## 10.5　MSH-USAIDによる指標に基づく評価ツール（IPAT）[13]

　指標に基づく評価ツール（IPAT）には，43の指標（中核26と補足17）があり，次の5つの構成要素に分類される。

　方針，法律および規制；組織，構成および関係者の調整；シグナル発生とデータ管理；リスク評価；リスク管理とコミュニケーション。これらはさらに製品ごとに構成，およびプロセス成果の指標に分類される。

　構成：組織および物的基盤を評価する。プロセス：どのようにファーマコビジランス体制が機能するのか評価する。

　成果：ファーマコビジランス活動へのすべてのインプットを考慮した最終成果物を評価する。

　指標は，ファーマコビジランス活動にいかにそれが重要であるか，また必要であるかという点に基づいて再び分類される。中核的な指標は，最も不可欠なものであり，その他の指標は補足として使用される。

　いくつかのアフリカおよびアジア諸国において，医薬品と医療サービスへのアクセス改善システム（SIAPS）プログラムの一環としてファーマコビジランス体制の予備的比較分析が実施された[15]。

## 10.6　指標の一般的な制約

　ただし，指標を使用する際にはいくつかの制限がある。ある構成の指標が定性的であり，その得られたデータが二分しているような場合，結果の分布を正確に捉えているわけではない。例えば，現行の指標は，資金に関する問題のレベルを決定することはできない。つまり，より包括的な情報を取得するためには継続的に確認する質問が必要であることを意味する。しかしWHOファーマコビジランスの指標は，想定される重み付けと定量化のスコアリングシステムを採用し，この問題に対応する見込みである。

　価値のある成果の指標値を得ることの難しさが指摘されるが，ある状況ではやむを得ないといえる。必要なデータを取得するために，適切なサポートを提供するような医療制度を整備する必要がある。IPATは成果／影響の指標に対して，あまり重きを置いていない。

　ファーマコビジランスの評価を補完するために，企業や伝統医療を行う医師に関してさらに詳細な活動を実施する必要となる場合がある。ファーマコビジラン

ス体制の適切な比較分析，データ交換やガイドラインを確保するため，規制調和の過程においては，ファーマコビジランスの下部組織・体制において各指標が適切に位置付けられることが必要となる．

## 10.7　考察（未来に向けたロードマップ）

　ファーマコビジランス体制に対するモニタリングと評価のための指標が開発されることにより，医療制度の中で医薬品の安全性に注意が注がれることとなった．その指標は，ファーマコビジランスの「構成」やその他関連する活動において起こりうる不備や欠陥を早期に検出することを可能にするものである．法律により定められた政策的かつ法的な環境が整備されるにつれ，広範囲に及ぶ成果をもたらす，繊細な活動を実施するファーマコビジランスチームを保護する方向に向かいつつある．政策と法的手段が用意されることにより，ファーマコビジランスの意思決定のプロセスは保護され，またファーマコビジランス周辺の医療制度や一定程度のそれ以外の医療制度へ適切な介入が可能となるのである．指標は，持続可能なファーマコビジランス体制の実現に必要な適切な資金分配や，必要なサービスを実施するための人材の確保に役立つのである．また，薬の安全な使用のために適切な情報を，関係者や一般消費者に届けられるような，効果的なコミュニケーション戦略が存在しなければならない．

　リスクを早期に検出することで，予期せぬ事態への介入と調整を可能にする．指標のその他の有益な活用法としては，継続的なモニタリングからトレンドの変化に関する情報を得ることで，有効性がわからない事項に対して，再警告を行うことを可能にする．前者の例では，指標を設定することで，検出された進行中の活動の再確認や，他の状況でも同様にリスクを発見することを可能にする．後者の例では，事前に明らかになった要因を体系的に追跡し，その影響を制限または停止する必要がある．

　影響の指標は，医薬品の安全性に関する貴重な情報を提供するツールとして非常に価値がある．ファーマコビジランス活動で作り出されたシグナルは，初期の警告（ウェイクアップコール）であり，医薬品の使用に関する注意を促すためのものである．初期のファーマコビジランスの担当者やファーマコビジランス創設の父が意図したとおり，ファーマコビジランス体制での業務実施者が効率的かつ有効なツールを使用して潜在的なリスクを検出することが必要不可欠であるといえる．

この分野の他の指標は，薬に起因する危害の度合い（死亡率，死亡数）に焦点を当てるもので，その指標をモニタリングすることで，それらの度合いを減らすために適切な対応をとることを可能にする。繰り返しになるが，取得した統計情報は，危害の発生を防ぐための介入を行うために適切な分野へのリソースの割り当てを正当化したり事例を作成したりすることを主張するための有効なツールである。ファーマコビジランス活動が効果的に実施される場合に，リソースが適切かつ適時に割り当てられ，保健当局の幹部，政策責任者，政府のその他職員によりそれまで実現しなかった最大限の顕著なコスト削減が可能になる。将来を考えてみると，ファーマコビジランスは，医療制度における医薬品の有害作用の臨床的な対応を促進することが期待される。現在の運用は，報告された有害事象と医薬品の因果関係の有無を決定すること，対応策の決定，およびコミュニケーション戦略を策定することなど報告された有害事象に焦点が当てられている。リスクの認識とその管理は，現代のファーマコビジランスにとって，極めて重要な要素である。しかしこれは，患者にとっての視点から見ると十分あるいは総合的なものではない。なぜなら，患者は，不良な医薬品は世の中に出る以前に検出され，投与されないことを望み，万が一にも有害事象が発生したら，一刻も早く診断され，適切な治療がなされることを望むからである。有害事象が発生した場合の法的意味は何であろうか？　法的責任があるのだろうか？　一体誰が有害事象を含む一連の治療を検討しているのだろうか？

　患者の安全性のため，ファーマコビジランスが適切に実施されることを監視する指標により，保健制度が望ましい成果を達成することはファーマコビジランスの究極の目標である。すべての指標は正しく解釈されたとき，莫大な価値を生み出すこととなる。ファーマコビジランスに関する構成の存在や，影響や成果・インパクトをはかることを可能とするこれらのさまざまな指標は，効率的で効果的なファーマコビジランス体制を確実なものにする。日々の医薬品の安全性をモニタリングし評価することと，患者の安全性を確保するためのファーマコビジランス活動を考慮した保健システムを統合して考えることが必要不可欠である。このような測定基準を効率良く効果的に使用することにより，低・中所得諸国の脆弱で未熟な体制を明確なパラメーターで言及することが可能となり，理想とする未来につながるものと期待される。

**謝辞：**
　ACSoMP メンバー，国家ファーマコビジランスセンター，アフリカのファー

マコビジランスの専門家，Lembit Rago，Clive Ondari，Shanthi Pal（WHO本部ジュネーブ），ステン　オルソン，Serge Xueref（コンサルタント），Marie Lindquist（UMCウプサラ，スウェーデン）とファーマコビジランスを促進するためにその概念を普及すると同時に，堅固で使いやすい指標の設定の発展に尽力していただいたその他大勢の方々。

　A.O. イサとI.R.エドワーズ

## 付録

### 付録10.1 背景情報[a]

| # | 評価質問表 |
|---|---|
| BG1 | 設定（国，地域または施設）の総人口数は？ |
| BG2 | 人口の性別および年齢構成は？ |
| | BG2a：男性；女性 |
| | BG2b：寿命 |
| | BG2c：依存比率 |
| BG3 | 医薬品製造所の総数 |
| BG4 | 製薬企業の総数 |
| BG5 | 薬局および医薬品販売店の総数 |
| | BG5a：公共 |
| | BG5b：民間 |
| BG6 | 登録されている医薬品（全製品を含む）の総数 |
| | BG6a：処方薬 |
| | BG6b：薬局販売薬 |
| | BG6c：一般薬 |
| BG7 | 国家必須医薬品リストの医薬品の総数 |
| BG8 | 正規以外のルートで販売または入手した医薬品の比率 |
| BG9 | 医薬品市場における偽造／規格外医薬品の割合 |
| BG10 | 病院と診療所の総数 |
| | BG10a：公共 |
| | BG10b：民間 |
| BG11 | 職域別医療従事者の総数 |
| | BG11a：医師 |
| | BG11b：歯科医師 |
| | BG11c：薬剤師 |
| | BG11d：看護師 |
| | BG11e：その他 |

[a] WHOファーマコビジランスの指標を用いた設定を評価する際に入手。

# 中核的なWHOファーマコビジランスの指標

付録10.2　中核的な構成の指標

| # | 評価質問表 |
|---|---|
| CST1 | 標準的な施設を備えたファーマコビジランスセンター，部門またはユニットはあるか？ |
| CST2 | ファーマコビジランスに関する，法的な規定（国策，法律）はあるか？ |
| CST3 | 医薬品規制当局または機関はあるか？ |
| CST4 | ファーマコビジランスセンターには，定期的な財務規定（例：法定予算）があるか？ |
| CST5 | ファーマコビジランスセンターには，その機能を適切に遂行する人材がいるか？ |
| CST6 | 標準様式の報告書は設定されているか？ |
| | CST6a：標準様式の副作用報告書には，疑わしい投薬過誤の該当欄があるか？ |
| | CST6b：標準様式の副作用報告書には，偽造／規格外医薬品の該当欄があるか？ |
| | CST6c：標準様式の副作用報告書には，治療の無効性の該当欄があるか？ |
| | CST6d：標準様式の副作用報告書には，疑わしい誤用，乱用あるいは薬物依存の該当欄があるか？ |
| | CST6e：標準様式の副作用報告書には，疑わしい投薬過誤の該当欄があるか？ |
| CST7 | 副作用報告書の収集，記録および分析に関する手順はあるか？ |
| CST8 | さまざまな医療従事者の国の教育課程はファーマコビジランスを組み入れているか？ |
| | CST8a：医師の国の教育課程はファーマコビジランスを組み入れているか？ |
| | CST8b：歯科医師の国の教育課程はファーマコビジランスを組み入れているか？ |
| | CST8c：薬剤師の国の教育課程はファーマコビジランスを組み入れているか？ |
| | CST8d：看護師や助産師の国の教育課程はファーマコビジランスを組み入れているか？ |
| | CST8e：その他の国の教育課程はファーマコビジランスを組み入れているか？－予定はあるか？ |
| CST9 | ニュースレター，情報，会報またはウェブサイトはあるか？（ファーマコビジランスの情報／普及） |
| CST10 | 設定には，医薬品安全性に言及できる国の副作用あるいはファーマコビジランスの諮問委員会や専門部会はあるか？ |

付録10.3　中核的なプロセスの指標

| # | 評価質問表 |
|---|---|
| CP1 | 前年に受領した副作用報告書の総数は？ |
| | CP1a：前年に受領した副作用報告書の，人口の10万人当たりの総数は？ |
| CP2 | 国別／地域別／都市別データベースにある報告書の数は？（現在の総数） |
| CP3 | 承認／発行したフィードバックの数は，年間の報告書総数の何割か？ |
| CP4 | 報告の受領を知らせた数は，報告書総数の何割か？ |
| CP5 | 前年に，国のファーマコビジランスセンターに，十分に評価が完了されて提出されたのは，年間の報告書総数の何割か？ |
| | CP5a：国のファーマコビジランスセンターに，十分に評価が完了されて提出された報告書のうち，WHOデータベースに送られたのは何割か？ |
| CP6 | 前年に受領した治療の無効性は，報告書数の何割か？ |
| CP7 | 前年に受領した投薬過誤は，報告書数の何割か？ |
| CP8 | 実用的なファーマコビジランス体制を有する登録製薬企業は，何割あるか？ |
| CP9 | 過去5年間で，開始，継続あるいは評価完了したアクティブな調査活動はいくつあるか？ |

## 中核的なWHOファーマコビジランスの指標（続き）

付録10.4　中核的な成果／影響の指標

| # | 評価質問表 |
|---|---|
| CO1 | 過去5年間で，ファーマコビジランスセンターが検出したシグナルは何件あったか？ |
| CO2 | 前年に，国のファーマコビジランス活動でとられた規制措置は何件あったか？ |
| | CO2a：添付文書を何回改訂したか（種類） |
| | CO2b：医薬品の安全警告は何回あったか<br>CO2bi：医療従事者に対して<br>CO2bii：一般に対して？ |
| | CO2c：医薬品の回収は何件あったか？ |
| | CO2d：他の制限は何件あったか？ |
| CO3 | 1000人あたりの，医薬品関連で入院している人数は？ |
| CO4 | 病院で診察された1000人あたりの，医薬品関連での死亡者数は？ |
| CO5 | 人口10万人につき，医薬品関連での死亡者数は？ |
| CO6 | 医薬品関連の病気の治療にかかる金額の平均は？（US$） |
| CO7 | 医薬品関連で入院が延長した日数の平均は？ |
| CO8 | 医薬品関連で入院の金額の平均は？（US$） |

参考文献

1. McBride WG (1961) Thalidomide and congenital abnormalities. The Lancet 278(7216):1321-1368
2. Venulet J, Helling-Borda M (2010) WHO's international drug monitoring the formative years, 1968-1975 preparatory, pilot and early operational phases. Drug Saf 33(7):e1-e23
3. WHO (2002) Importance of pharmacovigilance. Safety monitoring of medicinal products. World Health Organization, Geneva
4. Aronson JK, Ferner RE (2005) Clarification of terminology in drug safety. Drug Saf 28(10):851-870
5. Edwards IR, Aronson JK (2000) Adverse drug reactions: definitions, classifications, diagnosis, management, surveillance. Lancet 356:1255-1260
6. Lindquist M (2007) The need for definitions in pharmacovigilance. Drug Saf 30(10):825-830
7. Lazarou J, Pomeranz BH, Corey PN (1998) Incidence of adverse drug reactions in hospitalized patient: an meta-analysis of prospective studies. JAMA 279(15):1200-1205
8. Pirmohamed M, James S, Meakin S, Green C, Scott AK, Walley TJ, Farrar K, Park BK, Breckenridge AM (2004) Adverse drug reactions as cause of admission to hospital:prospective analysis of 18820 patients. BMJ 329:15-19
9. Sultana J, Cutroneo P, Trifiro G (2013) Clinical and economic burden of adverse drug reactions. J Pharmacol Pharmacother 4(1):S73-S77
10. European Commission Assessment of the European Community System of Pharmacovigilance. Final report 2006. Fraunhofer Institute Systems and Innovation Research, Karlsruhe
11. Kristensen S, Mainz J, Bartels P (2009) Selection of indicators for continuous monitoring of patient safety:recommendations of the project 'safety improvement for patients in Europe'. International J Qual Health Care 21:169-175
12. Kshirsagar NA, Olsson S, Ferner RE (2010) Consideration of the desirable features and possible forms of practical indicators the performance of pharmacovigilance centres. Int J Risk Saf Med 22:59-66\
13. Strengthening Pharmaceutical Systems (SPS) Program (2009) Indicator-Based Pharmacovigilance Assessment Tool: Manual for Conducting Assessments in Developing Countries. Submitted to the U.S. Agency for International Development by the SPS Program. Management Sciences for Health, Arlington.
14. WHO Pharmacovigilance Indicators : A practical manual for the assessment of pharmacovigilance systems (2015) World Health Organisation, Geneva. www.who.int/medicines/areas/quality…/EMP_PV_Indicators_web_ready_v2.pdf
15. Strengthening Pharmaceutical Systems (SPS) Program (2011) Safety of medicines in SubSaharan Africa : assessment of pharmacovigilance systems and their performance. Submitted to the US Agency for International Development by the Strengthening Pharmaceutical Systems (SPS) Program. Management Sciences for Health, Arlington
16. WHO (1999) How to investigate drug use in health facilities. World Health Organization, Geneva
17. WHO (1999) Indicators for monitoring drug policy. World Health Organization, Geneva
18. WHO (2004) How to investigate the use of medicines by consumers. World Health Organization, Geneva
19. Olsson S, Pal SN, Stergachis A, Couper M (2010) Pharmacovigilance activities in 55 low and middle-income countries. A questionnaire-based analysis. Drug Saf 33(8):689-703
20. Indicators for quality use of medicines in Australian hospitals (2007) New South Wales Therapeutic Advisory Group, Darlinghurst

## 第11章
## 今後のファーマコビジランスに対する見解:
## さらなるWeber効果

Ronald H.B. Meyboom, Hubert G.M. Leufkens, and Eugène P. van Puijenbroek

　この数十年間で,ファーマコビジランスは,実施,責任および意思決定の面で大きな変化を遂げた。それは言い換えれば,患者に起きた予期しない何かを見つけた安全監視を担う医師が,同僚や,法的に義務づけられた科学的な社会システムに報告することである[1, 2]。現在,医薬品は,診療業務および調剤業務に導入された後も,例えば自発報告,リスク管理計画,前向き安全性研究および患者レジストリ等といった方法でフォローアップされている。ファーマコビジランスを支える正式な科学的要求と,業界,当局および医療従事者による法的な扱いの両方によって,医薬品安全性の環境は決定的な変化を遂げた[3, 4]。

　最初のファーマコビジランスセンターが設立され,解析の対象となる報告数が徐々に増加すると同時に,新しい方法が生み出された。より重要になってきたのはシグナル検出に寄与する薬理作用および個別のリスク因子といった仮説を含む

---

R.H.B.Meyboom (✉)
Division of Pharmacoepidemiology and Clinical Pharmacology, Utrecht University, Utrecht, The Netherlands
e-mail: r.h.b.meijboom@uu.nl

H.G.M. Leufkens
Utrecht Institute for Pharmaceutical Sciences (UIPS) and the Medicines Evaluation Board (MEB), Utrecht, The Netherlands

E.P. van Puijenbroek, MD, PhD
Netherlands Pharmacovigilance Centre Lareb, ' s-Hertogenbosch, The Netherlands

©Springer International Publishing Switzerland 2017
I.R.Edwards, M.Lindquist (eds.), Pharmacovigilance,
DOI 10.1007/978-3-319-40400-4_11

個別症例報告だけではなく，そのような自発報告の解析に基づく数値的な情報である。さまざまな解析方法を用いた不均衡分析および時間的傾向分析が登場したが，基本的には"観察された"事象の報告数と推定に基づき"期待された"事象の報告数の対比であった。しかしそれでも，十分に裏付けされた包括的な，医学的に練られた個別報告の重要性および深い価値が消え去ることはなかった。同じことが，化学構造という要因および作用機序に基づいたファーマコビジランスについての薬理学的思考についても言える[5, 6]。

　ファーマコビジランスがより定量化されていく転機となったのは，1984年のPeter Weberの有名な解析であり，彼は，英国における非ステロイド性抗炎症薬（NSAID）の副作用報告数が上市から最初の数年に増加し，その後減少するという時間的パターンについて明らかにした[7]。上市からの年数，処方の経時変化，医療従事者の報告行動，その後の患者および消費者の報告行動などといった，個々の医薬品に関する自発報告の時間的傾向と市場サイクルのダイナミクス（動態）を対比させるこのパターンは，Weber効果としてたびたび報告された。

　Weberの原論文が発表されてから，さまざまな研究者がこの報告行動に対する市場効果を再現したが，そうしなかった研究者もいた。それはともかくとして，Weberの論文から得られる重要なメッセージは，自発報告の時間的傾向はほぼ規則正しいという点である。そして，そのような報告システムから導き出される結論には，報告が行われる社会システムを考慮すべきである。したがって，Weber効果という概念は，ファーマコビジランスがどのように構築され，法的に実施され，科学的に研究されたかについての多くの点で強い影響を与えてきている。疑わしい有害事象の自発報告は決して"単独"ではない。これは特に薬物作用，基礎疾患および疾患の変容が密接に関係する生物学的製剤の分野で言えることである[4]。

## 11.1　ファーマコビジランスの3つの特徴

　ファーマコビジランスでは"自発的なモニタリング"が根幹を成し，そのような文脈の中で，症例報告は，患者および疑われる副作用に関する医師からの「お知らせ」であると定義され，また同時に，暫定の被疑薬または相互作用を念頭に置いた臨床的診断である。長年にわたり，薬剤師，看護師および患者自身もまた，副作用の疑いについての警告発信に大いに貢献してきたが，最終的には，臨床，薬理および疫学の専門家によって，診療業務および調剤業務，科学および

ファーマコビジランスが行われる社会システムのルールの中で，その有害反応を定義し分類する必要がある。

この観点から，ファーマコビジランスの主な特徴は3つに分けられる。

### 1. 医療，医薬品および不確実性：患者に対して良いことをする

医療とは，診療業務の他，知識，経験およびスキルを豊かにすることである。はるか以前から，患者のケアは不確実性および不安定さに結びついている。多数の治療および介入のうち，科学的な裏付けおよび知識は多かれ少なかれ不完全または不確定であり，有効性および安全性の証明は不確かであるか，疑わしいこともある。多くの疾病が早期の診断および治療を要するが，そのいずれもが持つ不確実性をどのように減らすかは常に大きな課題である。医学的判断にはスキル，コミットメントおよび責任が必要であり，意図せず予想外に転帰が有害となることがある。そのような転帰は，本質的に医療技術および医学に関連している。

### 2. モニタリング，ビジランスおよび科学：最良のエビデンスを作る

医薬品の安全性の歴史には，（新規の）医薬品において，遅かれ早かれ，予想外なまたは予期できない有害事象が後に発見されたという例がたくさんある。規制当局によって承認された後，医薬品に対し常に周到で体系的なモニタリングを行う必要がある。自発報告のモニタリングおよび体系的なシグナル検出から，正式な科学的調査が行われることになり，疑わしい副作用について学びエビデンスを作ることを可能にする。ビジランスと正式な科学的調査は，コインの表裏のようであるが，原理上および実際面では異なるものである。ビジランス（警戒）は，総合的な医療活動に特徴づけられるものであり，科学的調査は多くの医療活動とも関連はあるものの，基本的には学び・知識の習得に重点が置かれている。

### 3. 規制，業界および法制度：公衆衛生を保証する

医薬品の安全性の重要な特徴は，業界，当局および医療従事者などの利害関係者の役割および責任が，国内外の無数の法制度の中で厳しく規制されていることである。規制は，原則的には公衆衛生を保証するために作られているが，利害関係者の責任の取り方および役割の果たし方は，彼らの行動，管理および意思決定に影響を及ぼす。長い年月の間に，ファーマコビジランスは，個々の医師の領域の"安全な"環境を離れ，官僚制に特有の特徴，制御メカニズム，リスク回避および法的手続きの遵守の重視を併せた社会システムの一部になった。

## 11.2 もう1つのWeber効果:"鉄の檻"

　　従来,業務の質の理由から,ファーマコビジランスは逐次的なシステムではなく,正式なファーマコビジランスの知識基盤から日常の診療への体系的なフィードバック機能を介して患者に害がより少ないケアを提供することにつながる周期的システムであるべきと,医師は常に強調してきた。言い換えれば,医療の質を高めるための他のシステムと同じく,ファーマコビジランスは上述した3つのすべての特徴がバランス良く保たれる環境において発展することを意味している。患者に対して良いことを行うことを目指す医療活動は,考えられる最良のエビデンスの構築および利害関係者が既存の規制および法制度を遵守しなければならない環境によって,確実に恩恵を受ける。過去数十年で,ファーマコビジランスは次第に制度化された。しかし,もう一人のWeber,すなわち"われわれの"Peter Weberではなくドイツ人社会学者のMax Weberが,およそ一世紀前に,制度は効率,合理的な計算および統制のために官僚的になることを示している[8]。

　　制度化されていくファーマコビジランスの現在の流れに正当な理由が多くあることは間違いない。ファーマコビジランスはその歴史からみて効率が良いものではなかった。しかし,この流れは,Max Weberが"鉄の檻"と名付けた特徴を徐々に示してきており,手続き,予防的な支配,規制の遵守および法的執行が非常に強い権威を持つため,臨床,患者または公共衛生の観点から安全上の問題を解決することがしばしば(ときには頻繁に)危険にさらされることがある。Weberの"鉄の檻"を信じていなくても,ファーマコビジランスという重要な社会活動が自動的に制度化されていくダイナミクスの危険性を目の当たりにすることであろう。

　　欧州では,2006年に実施された欧州共同体におけるファーマコビジランス制度のFraunnhofer評価が,新しい法制度の構築に影響を与えている[9]。その新しい法制度の導入については,明確な目的,ツールおよび規制ガイダンスの設定という点では前向きに受け止めることができるが,前述した3つの特徴のバランスについては懸念がある[3]。これは他の多くの国々でもみられることである。効率性および科学的または法的な理由による要件は,患者に対して良いことをする,およびより良い薬物治療の質を保証するといったファーマコビジランスの原点を犠牲にして行われる可能性がある。

　　従来,ファーマコビジランスは,医療従事者といわゆるファーマコビジランス"センター(中心地)"がお互いの意見に耳を傾け段階的に学んでいく双方向のコ

ミュニケーションシステムとみなされていた。稀な予期せぬ有害事象が一貫して類似していて，かつ，よりもっともらしい説明が他にない場合に，それが一群の臨床的な観察だけであっても，医学的な説得力および統計的な証明の有無にかかわらず，特定の被疑薬との関連性を指摘する大きな根拠になった。

地域または国家ファーマコビジランス"センター"の役割は，シグナル検出を促し診療業務と連係する上で常にとても重要であった。一方で，それはまた非常に変わりやすく，ときに予測不可能である。これらのセンターのいくつかがまるで病棟や薬学部に付随する売店であるかのように運営されていることが示すように，多くのセンターは資源が十分に投入されず過小評価されているという事実が，安全上の危機が起こった際の行動や信頼面に関して，センターの持続性および信頼性に対して大きな懸念を抱くことへとつながった。

ファーマコビジランスは，初期世代のこれら"ファーマコビジランスセンター"による膨大なアウトプット，極めて有用な"ファーストシグナル"および具体的な診療経験を歴史的に示してきた[10, 11]。初期のファーマコビジランスにおいて，世界の国々では医薬品規制および医薬品モニタリングはほぼ同時に導入された。医薬品の承認および規制は基本的には行政の活動とみられたが，医薬品の安全性モニタリングはしばしば国の医師会が役割を担ったり主導権を持ったりしたこともあった（例：ドイツ，オランダ）。

## 11.3　進展

医師がろうそくの光の下，患者を注意深く観察して話を聞き予期しない事象を探すという，ややもするとロマンティックな光景が広がる過去のファーマコビジランスから，未来が今後開かれていくとは思われない。経験上，さもなければ初期に検知しにくい医薬品の問題を明らかにするためには今後もこのような方法も必要であると考えられる。日常診療で起きていることと，効率性および規制上のさまざまな理由による記録，入力，報告という秩序だった数多くのシステムの間に有益な流れを確保できるかどうかが，ファーマコビジランスの健全な未来のために非常に重要なことである。この流れはまったく"ロマンティック"ではなく，医薬品の安全性に関するエビデンス構築の面で最高の成果を得て，必要なときに診療業務および調剤業務を変えるための本質的な要素である[12, 13]。新たなシグナルに注意を払うことは患者を診る者にとってある意味自然な原点である。副作用は，生物学的，物理的および心理的なさまざまな要因によって引き起こされ

る病態である。

　このように，ファーマコビジランスは，一般的にはすべての医師が考慮すべき鑑別診断の一環とするべきである。したがって，ファーマコビジランスでは，画素数が多すぎるとより大きい画像がぼやけ（感度），画素数が少なすぎると正確な信号対雑音比が得られない（特異度）というように，解像度の扱い方に大きく左右されることも忘れてはならない。解像度の問題は，前述した3つの特徴の明確なバランスによって最もうまく対処できる。それはまた，思慮深い臨床的および薬学的な論理的思考論，利用可能な最善の科学的方法で行うシグナル検出，解析およびデータベースの集計作業を意味する。しかし，そのような技術的要件とは別に，医療行為に強く組み込まれているファーマコビジランスの基本概念は，継続的な支援を要する。"鉄の檻の中"にファーマコビジランスの進展はないことは確実である。

**参考文献**

1. Edwards IR, Bencheikh RS (2016) Pharmacovigilance is…vigilance. Drug Saf 39(4):281-5
2. Staffa JA, Dal Pan GJ (2012) Regulatory innovation in postmarketing risk assessment and management. Clin Pharmacol Ther 91(3):555-557
3. Wise L, Parkinson J, Raine J, Breckenridge A (2009) New approaches to drug safety: an pharmacovigilance tool kit. Nat Rev Drug Discov 8 (10):779-782
4. Vermeer NS, Straus SM, Mantel-Teeuwisse AK, Hidalgo-Simon A, Egberts AC, Leufkens HG, De Bruin ML (2015) Drug-induced progressive multifocal leukoencephalopathy: lessons learned from contrasting natalizumab and rituximab. Clin Pharmacol Ther 98(5):542-550
5. Jessurun N, van Puijenbroek E (2015) Relationship between structural alerts in NSAIDs and idiosyncratic hepatotoxicity: and analysis of spontaneous report data from the WHO database. Drug Saf 38(5):511-515
6. de Jong HJI, Meyboom RHB, Helle MJ, Klungel OH, Niskanen L, Tervaert JWC (2014) Giant cell arteritis and polymyalgia rheumatica after reexposure to a statin: a case report. Ann Intern Med 161(8):614-615
7. Weber JCP (1984) Epidemiology of adverse reactions to nonsteroidal anti-inflammatory drugs. In: Rainsford KD, Velo GP (eds) Advances in inflammation research, vol 6. Raven Press, New York, pp1-7
8. Maley T (2004) Max Weber and the iron cage of technology. Bull Sci Technol Soc 24:69-86
9. Bührlen B, Reiβ T, Beckmann C, Gassner UM, Gleiter CH (2006) Assessment of the European community system of pharmacovigilance. Stuttgart: Fraunhofer IRB
10. Mann RD (1992) Drug safety alerts – a review of 'Current Problems '. Pharmacoepidemiol Drug Saf 1:269-279
11. Meyboom RHB, Gribnau FWJ, Hekster YA, De Koning GHP, Egberts ACG (1996) Characteristics of topics in pharmacovigilance in The Netherlands. Clin Drug Invest 12:207-219
12. Meyboom RH (2000) The case for good pharmacovigilance practice. Pharmacoepidemiol Drug Saf 9(4):335-336

13. Ebbers HC, Pieters T, Leufkens HG, Schellekens H (2012) Effective pharmaceutical regulation needs alignment with doctors. Drug Discov Today 17(3-4):100-103

# 第12章
# 効果的な治療は重要：
# ファーマコビジランスの活性化

Emmanuel Obi Okoro

## 12.1　序文

　サリドマイドの惨事は，薬物治療がリスクをはらんでいることを常に思い起こさせる出来事として依然記憶に残る。以後，国境を越えた連携により国際的な認知度は上がり活動が活発化されてきた。そうした努力の成果が，副作用（ADRs）の検出や薬物治療のリスク‐ベネフィット評価のための治療方針の決定を左右するような優れたツールを生んでいる。しかしながら，このような進歩や幅広く認知された医薬品安全性監視活動にも関わらず，残念なことに，国民に影響の大きい疾患に対する治療の質にはいまだ解決すべき課題がある。

　例として，2型糖尿病患者における高血圧治療に関して言えば，自由に治療を受けられる状況にあるにも関わらず，その質は基準に及ばず不十分である。いくつかの論文[1-5]によると，ある母集団の中で治療を受けた患者のうち，突然死やその他の心血管イベントを防ぐとされている目標値まで血圧を下げることができていた患者は，20%にも満たなかったと報告されている。血圧を下げるという治療介入により突然死の発生は50%も防げるにも関わらず，これらの論文の結果は，その効果には遠く及ばない懸念があることを示唆している[5-8]。今や世

---

E.O. Okoro, MB BS
Division of Hypertension, Diabetes and Therapeutics, Department of Medicine, University of Ilorin Teaching Hospital, University of Ilorin, PMB 1515 Ilorin, Nigeria
e-mail：eookoro2003@gmail.com

©Springer International Publishing Switzerland 2017
I.R.Edwards, M.Lindquist (eds.), Pharmacovigilance,
DOI 10.1007/978-3-319-40400-4_12

界中のほぼすべての地域において，高血圧と2型糖尿病は突然死や障害の牽引役になってしまっているという事実は，この問題の緊迫度に輪をかけている。しかし，幸運なことに，突然死や無用の苦痛を回避するための効果的な薬物はほぼすべての地域に存在しているのだ。

## 12.2 問題

　問題は，遺伝子構造や民族・人種的背景の違いにより疾患の病態がバラエティに富むため，異なる個人・集団において同じ治療効果を目指すにはそれぞれに見合う異なった治療介入が必要となるという点である[7, 9-12]。例えば，脳卒中，心臓発作，突然死などの引き金となる閉塞性アテローム性動脈硬化症は高血圧や2型糖尿病をより重症化させる場合があり，こうした場合，血圧低下に効果があるとして通常用いられる薬剤に加えて，追加的な薬剤が必要となる。しかし，患者それぞれの疾患の遺伝子配列の違いにより，このような治療が必ずしも全員にとって第一選択となるわけではない。残念ながら，日常生活においては，患者一人一人にカスタマイズされた治療は行われていないのが現状である。

## 12.3　なぜこのような事態が起きるのか

　こうした事態を招く要因として以下のことがあげられる：

　第一の要因は，医薬品は時として，医薬品を使用する患者を保護する立場にある者の積極的な関与により『万人に効果があるもの』として，不適切に宣伝されたり利用されたりしていることである。

　第二に，複雑な勢力構造で成り立っている病院では時に，大規模な薬剤調達が，治療を受ける患者集団における疾患パターンや優先度について最適なエビデンスに従って決定されているかどうかを監視する機能が弱体化していることがある。

　第三に，選択可能なオプションの中から状況に応じた最善策を模索するときに，利害の不一致によってエビデンスやその時の環境によって推奨される他のより優れた治療法を無視してある特定の治療法を優先する結果になる可能性がある。

　これらの事実から得られる結論は，つまり，多くの患者が不要な治療を受ける羽目になり，そのことが治療の低水準化と資源・人員の無駄使いにつながってい

るということだ[25-35]。

　さらに言えば，エビデンスに基づいた効果的かつ効率的治療を提供するための医療制度の許容範囲に対して，こうした事実が悪影響をもたらしているという点に，多くの学者たちは注目している[32-41]。興味深くさえあるのは，時として，医師たちが患者に最善の治療するために決定する医療行為から利益を得ている第三者が存在し，そのビジネス目的と一致するように，医学教育が捻じ曲げられてしまうことである。これによって医療制度に対する国民の満足度を損うことになる[36-39]。（2014年6月19日のガーディアン紙の記事を参照のことwww.ngrguardiannews.com）このような方法で医薬品のマーケティングを行うと，売上を伸ばすことにはできるかもしれないが，結果は裏目にでるかもしれないのだ。

## 12.4　挑戦

　前述に照らしてみると，もし効果的な解決方法を見つけたいのであれば，重要なのはそもそも一体なぜこのような事態が起きたのかをしっかりと理解するよう心がけることである。

　第一の理由として，製薬企業は，薬剤開発に不可欠な開発フェーズを通さず（こうした過程の多くは多額の資金と手間がかかるのだが）市販にこぎつけるようなより安価な後発品との厳しい競争に，ますます直面しているという現状がある。

　第二に，地域全体で規制要件の調和がなされていないために，似通った人口集団をもつ同じ地域内で製造販売承認を得るために，同じような手続きを重複して行う必要がある。

　第三には，医薬品研究開発への投資は，巨額の資本を要するハイリスクなベンチャーであるということだ。開発が失敗に終われば損失だが，成功すれば大きな利益が得られると投資する側は承知している。しかし，そこにはさらに別の『失敗』が潜んでいる。健康に非常に大きな利益をもたらす投資であっても，その医薬品自体の過失ではない理由によって失敗する場合があるのだ。例えば，より高い治療効果をもたらす製品であっても，薬剤の調達や処方の段階で無視されてしまうことがあり，この場合，資金や資源は他の効果の劣る治療に使われてしまうことになる。国民の健康と幸福に責任ある政府としては，そうした投資家たちの損失を補償する責任がある。それは大多数の患者にとっての利益になりうる治療

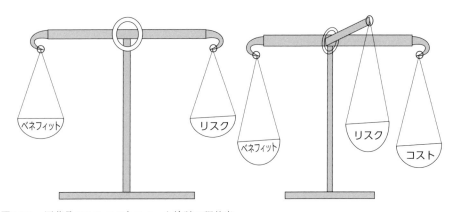

図12.1　医薬品のリスクベネフィット検討の調整案

法の開発に対して，政府が共同事業のベンチャーパートナーとなることで実現するかもしれない。ベンチャーパートナーになることによって，政府は，国民へ最適な医療を提供している医療制度の経費に負担をかけるような運用に対して，監視機能を否応なく強化せざるを得なくなる。リスクベネフィット概念が，健康に役立つ代替の競合品との価格比較にも及べば，このような戦略は資源活用の効率化を推し進め，サービス向上とコスト抑制を可能にするだろう。そうすることで，企業利益が治療効果に連動している場合は特に，治療効果が乏しいにも関わらず価格が高くなるといったリスクを最小化できるのだ（図12.1）。

　投資家は小規模で利益率が低いと見込んだ市場において，新規の治療を開拓することに通常熱心ではない。だがもし，その疾患が，糖尿病や高血圧のように公衆衛生の関心事であって，大多数の人に影響のある疾患であれば，投資家に動機を与えられるかもしれない。特に小規模のバイオ医薬品会社においては，予想もしない活用方法を秘めている市場に着目した製品開発に力を注ぐ意欲が沸き，大手製薬企業においては，自身の製品を各地の現状に合わせた商品に作り替える意欲が沸くかもしれない。潜在的顧客の大多数を支払い能力のないことを理由に排除してしまうような製品やサービスでは，ビジネスにおいて売る側と買う側としての好ましい利害関係にあるとは言えない。

　こうした観点から考えると，次に示す考え方は合理的だと言えるのではないか。第一に，市場の拡大とともに製品の価格が徐々に下がってしまうならば，特許の有効期限を，現在得ている期間より延長することによって，重要な治療薬に投資することを後押しすることができる。第二に，民族的に共通性がある地域間における医薬品の規制要件を調和させることで，開発コストを抑えたり，効果の

高い薬剤がいち早く患者のもとに出回るよう促すことができるかもしれない。こうしたコストと時間の節約によって，高価な医薬品がより消費者の手に届きやすくなるのが望ましい。

## 12.5 基礎作り

　こうした考えを実現させるのに不可欠なのは，主要な関係者を招集できる場を作ることであり，そこが重要な議論が交わされる場となることである。相互に理解し尊重する雰囲気のなかで，さまざまな立場，視点，洞察力，アイデアや意見に耳を傾けることにより，必要な対話は始まる。この「対話」こそ，患者の真の願い，そして医療従事者がより患者ニーズに合った医療を提供する上で必要としているものに対する理解を深める力を秘めている。研究者や投資家，医療従事者はこうした洞察力を持つことで，限られた地域や一部の人々のみだけではなく，世界のどこにいても優れた治療を提供できる絶え間ない可能性に対する解決策を探し始めることができるのだ。

　時として個々の努力が矛盾した結果になってしまうことがある。例えば，医療従事者と製薬企業はより優れた治療を提供するために互いに連携できる。しかし一方で，法律をよそに，弱い立場の患者に不要な治療を提供することを可能にしてしまう「望ましくない連携」にもなってしまいかねない。（図12.2参照。2012年12月8日付Vanguard newspaperを参照。下記urlでも参照可：www.vanguardngr.com）

　加えて，医薬品のバリューチェーン（価値連鎖）の中で供給者側に位置づけられる，投資家や研究者，規制当局，消費者保護局，医療提供者や専門家たちは，何が消費者や受益者にとってベストであるかを知っていると思い込んでいる。しかし，これは事実ではない。例えどんなに善意的な医療制度であろうとも，その制度を使う人々に「本当に優先すべきことは何か」を探し出させる方法がなければ，その制度は人々の必要性を満たしているとは言えない。万人にとって有益な解決策を導き出すには，アイデアや意見，懸念点についてやりとりすることによって，信頼やコンセンサスを強めることだ。しかしながら不幸にも，現在稼働している医療制度は，何らかの支障が生じた際には，お互いに非難し合う状況を作り出している。その結果として，それぞれ関係者は自分の課題のみを追い続けることになる，選んだ方法が例えバリューチェーンの中の他の人々にとってはひどい結果をもたらすものであってもだ。例えば投資家たちは，価値のある治療法

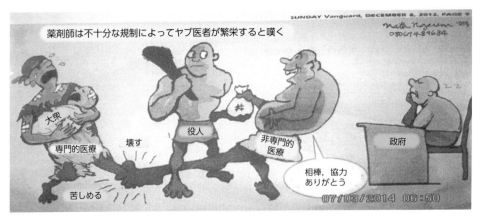

**図12.2** 医薬品の患者保護（Sunday Vanguard Newspaper of 08 December, 2012, www.vanguardngr.com より）

を世に出すために自分たちが負っているリスクに比べて現在の制度や政策は十分に公平ではないと（正しいか正しくないかはさておき）感じているかもしれない。物事が構想どおりに進んでいないときは特にだ。このような投資環境では，患者が低水準な治療法のために不要な医薬品を投与される羽目になったり，最新の安全性情報が隠蔽されることがどれだけ重要か，容易に想像できるだろう。

一方で消費者たちは，政府の資源には限りがあり，医療制度にはそもそも費用がかかるという状況の中で，他にも優先順位が高い案件があるにも関わらず，自分たちは常に効果的な治療を受けることができると政府が約束してくれていると錯覚しているのかもしれない。このように一見すると考えが対立しているような状況の中では，調停人である規制当局は，物事がうまくいっていない時は特に大衆受けを狙うように圧力をかけられているのかもしれない。不幸にも，このような重圧下では，「医薬品はすべての人にとってリスクフリーだ」という間違ったシグナルを何の気なしに発信してしまう可能性がある。これは，思わぬ面倒を招き，医療制度の信用を損なうことになるのである。だからこそ，人々は，病気が治るよう薬を飲むということには常にリスクが付きまとう，という現実をきちんとわきまえるために知識をよく身に付けておかなければいけない。飛行機で旅する人たちが，その利便性を歓迎しつつも空の旅のリスクについても容認しているのと同じように。

## 12.6　公聴会

全人類が最良の医療ベネフィットを享受するには，個々の地域の要望に従って

医薬品〔の供給や承認内容など〕を調整するほかない。それに伴い，ファーマコビジランスがもし今日的課題に直結するならば，医療を受ける人々の変化する医療ニーズに常に合わせるようにしなくてはいけない。

　これまで生み出されてきた推進力は，医療制度の不可欠な一部としての安全性モニタリング活動は医薬品治療に伴うリスクを最小化することに，常に絶えまぬ努力をしていると楽観的に考えてきた。しかし悲しいことに，最良の意図をもってしても医薬品に関連した危害のリスクをすべての人，すべての事例からどんなときも完全になくすなど不可能なのだ。現代医学からすばらしいベネフィットを受け続けていく限り，少なくとも現時点でこれはわれわれが甘受しなくてはならない現実なのである。残念ながら，世の中の人々がわれわれのメッセージをどう受け取っているのか完全にはわからない。それゆえ，『ファーマコビジランス』というものに対して非現実的な期待を抱かせることになってしまいかねない。

　現状では，すべての医薬品はひとたび承認されれば，常に万人にとって安全なものなのだという人々の思い込みを，われわれは何の気なしに強めてしまっているのかもしれない。より良い治療効果をもたらそうとする「ファーマコビジランス」の一面が今以上に人々に強調されていく時期を迎えているのではないだろうか。医薬品というものは常に万人にとって安全ではないのだから。

　重要なのは『薬』について定義し直すことではないか。セックス，火，水，ガソリン，車や飛行機などのように生活に必要不可欠なものとまったく同じように，時として危険をはらみ，死に至らしめるようなものであっても，きちんと使えばとてつもなく大きな恩恵を受けることができるのだ。具体的に言えば，絶対に安全，または逆に絶対に危険な医薬品などないのだと理解し，医薬品そのものの毒性が問題なのではなく，どう使ったかによって結果が変わるのだと理解することである。そういったことからも単に危険がないという理由で使用する薬は仮にあったとしてもほとんどない。むしろ賢く使用することによって期待を上回る健康へのベネフィットをもって受けることができるはずなのだ。

　医薬品の適正使用を推し進めることによって，優れた治療効果をもたらし，また投資金を守ることができる。とりわけ消費者保護メカニズム（特に医療機関や規制当局から独立しているもの）は，処方された医薬品の「治療の結果」と「金額に見合う効果であるか」をきちんと説明する風潮を作っていくことによって，医薬品の適正使用を推し進めていくことができるはずだ。

　そうは言っても，もし医薬品の安全性に関して重大な疑念がある場合，そしてそれが公衆衛生上重要な疾患に対する効果的な治療法の提供に関係することであ

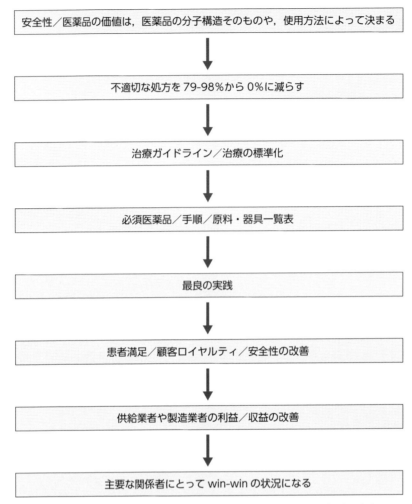

図12.3 ある大学病院において採択されたファーマコビジランス戦略の概要（Okoro, EO, 2005 references[42, 43]参照）

る場合は，関係者間で公聴会を開催するのが効果的なのではと私は考える。企業と利害関係のない科学者，生命倫理学者，医薬品の製造販売承認取得者，規制当局，NGO，メディアそして市民などを巻き込むことができる。これにより大衆への説明が適切に行われるだろうし，個人の選択を導いたり，根拠に基づく政策を打ち出すことを通じてさらには解決すべき課題に対する当事者は社会へ移行する。こうした傾向や考え方の流れは，図12.3や12.4で示したように，医薬品の特定された問題点に対応するための戦略や，ファーマコビジランスに関する重要なメンバーを巻き込んだ会議を発端として，実際の治療施設レベルにまで浸透していくのである。

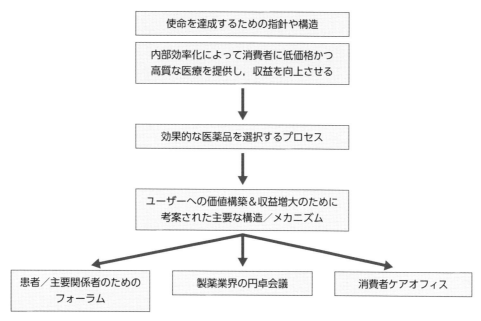

図12.4　図12.3で定義された戦略を達成するための構造／プロセス

　疾患の病態を遺伝的に解明しようとする現在進行中の数々の研究は，患者個人個人に最適な治療法を選択するという観点において，有益な情報となるだろう。しかし，これが現実に医療に応用できるものになるまでの間は，最初はどんなに困難を極めようともわれわれが諦めさえしなければ，「効果的な治療法」を見出すことはできるはずだ[40, 41]。

　要約すると，医療分野における主要な関係者たちを，共通の議論の場に立たせる仕組みを構築することによって相乗効果が生み出される。そしてその相乗効果によって，投資は経済的なリスクを負うことなく社会に貢献することができるようになる。私の見解だと，世界的な健康を増進する多国籍機関という多国間関係は，プロセスを有利に進めるための最適な立場にある。将来のISoP会議がスタートの場になってもよい。患者利益団体に特化した分科会などを作り，そこで，一般市民，患者，その代表者，メディア，関係者，製造販売業者，医療提供者といったあらゆる人々が一堂に会し，彼らに関わる問題の提起や課題の共有について議論できる自由で開かれたセッションを設けることだ。

**参考文献**

1. Chew BH, Mastura I, Shariff-Ghazali S, Lee PY, Cheong AT, Ahmad Z, Taher SW, Haniff J,

Mustapha FI, Bujang MA (2012) Determinants of uncontrolled hypertension in adult type 2 diabetes mellitus : an analysis of the Malaysian diabetes registry 2009. Cardiovasc Diabetol 11:54, http:///www.cardiab.com/content/11/1/54
2. Paulsen MS, Andersen M, Scholl HT, Larsen PV, Lykkegaard J, Jacobson A, Larsen ML, Christensen BO, Sondergaard J (2013) Multimorbidity and blood pressure control in 37 651 hypertensive patients from Danish medical practice. J Am Heart Assoc 2, e004531.doi:10.1161/JAHA. 112.004531
3. Lindbald U, Ek J, Eckner J, Larsson CA, Shan G, Rastam L (2012) Prevalence, awareness, treatment, and control of hypertension : rules of thirds in the Skaraborg project. Scand J Primary Health Care 30 : 88-94
4. Okoro EO, Oyejola BA (2004) Inadequate control of blood pressure in Nigerians with diabetes. Ethn Dis 14(1):83-87
5. Olarewaju TO, Aderibigbe A, Chijioke A, Sanya EO, Busari OA, Kolo PM, Dada SA (2011) Descriptive analysis of blood pressure control among treated hypertensive patients in a tertiary hospital in Nigeria. Afr J Med Med Sci 40:207-212
6. Joffres M, Falaschetti E, Gillespie C, Robitaille C, Loustalot F, Poulter N, McAlister FA, Johansen H, Baclic O, Campbell N (2013) Hypertension prevalence, awareness, treatment and control in national surveys from England, the USA and Canada, and correlation with stroke and ischaemic heart disease mortality : a cross-sectional study. BMJ Open 3 : e003423. doi : 10.1136/bmjopen-2013-003423
7. ALLHAT (2002) Authors Major outcome in high-risk hypertensive patients randomized to angiotensin converting enzyme inhibitor or calcium channel blocker vs diuretic : The antihypertensive and Lipid-lowering Treatment to prevent Heart Attack Trial. JAMA 288:2981-2997
8. UKPDS (1998) 38 Tight blood pressure control and the risk of macrovascular and microvascular complications in type 2 diabetes : UK Prospective Diabetes Study Group. BMJ 317:703-713
9. Matterson BJ, Reda DJ, William MS et al (1993) Single drug therapy for hypertension in men : a comparison of six anti-hypertensive agents with placebo. N Engl Med 328(13):914-921
10. Enwere OO, Salako BL, Falade CO (2006) Prescription and cost consideration at a diabetic clinic in Ibadan, Nigeria : a report. Ann Ibadan Postgrad Med 4(2):35-39
11. Chaturvedi N (2003) Ethnic differences in cardiovascular diseases. Heart 89:681-686
12. Lip GYH, Barnett AH, Bradbury A, Cappuccio FP, Gill PS, Hughes E, Imray C, Jolly K, Patel K (2007) REVIEW ethnicity and cardiovascular disease prevention in the United Kingdom : a practical approach to management. J Hum Hypertens 21:183-211
13. Ajayi AA, Oyewo EA, Ladipo GOA, Akinsola A (1989) Enalapril and hydrochlorothiazide in hypertensive Africans. Eur J Clin Pharmacol 36:229-234
14. Obiora CC, Amakiri CNT (2012) Systematic analysis of sudden natural deaths at Braithwaite Memorial Specialist Hospital, Port-Harcourt, Nigeria. Nig Health J 12(2):47-51
15. Rotimi O, Fatusi AD, Odesanmi WOO (2004) Sudden cardiac deaths in Nigerians : the Ile-Ife experience. West Afr J Med 123(1):27-31
16. Akinwusi PO, Komolafe AO, Olayemi OO, Adeomi AA (2013) Pattern of sudden death at Ladoke Akintola University of Technology Teaching Hospital, Osogbo, South West Nigeria. Vasc Health Risk Manag 9:333-339
17. Markus HS, Khan U, Birns J, Evans A, Kalra L, Rudd AG, Wolfe CDA, Jerrard-Dunne P (2007) Differences in Stroke subtypes between Black and White Patients with Stroke : the south London Ethinicity and Stroke Study. Circulation 116:2157-2164

18. William AO, Loewensen RB, Lippert DM, Resch JA (1975) Cerebral atherosclerosis and its relationship to selected diseases in Nigerians : a pathologic study. Stroke 6(4):395-401
19. Erete IE, Ogun OG, Gladipo OO, Akang EU (2012) Prevalence and severity of atherosclerosis in extra-cranial carotid arteries in Nigeria : an autopsy study. Cardiovasc Disord 12:106-112
20. Joubert J, Lemmer LB, Fourie PA, Van Gelder AL, Daraz S (1990) Are Clinical differences between black and white stroke patients caused by variations in the atherosclerotic involvement of the arterial tree. S Afr Med J 77:246-251
21. Taylor GO, Barber JB, Jackson MA, Resch JA, Olufemi A (1975) Africans : a comparative study lipid composition of cerebral vessels in American Negroes, Caucasians and Nigerian. Stroke 6:298-300
22. Osuntokun BO, Bademosi O, Akinkugbe OO, Oyediran AB, Carlisle R (1979) Incidence of stroke in an African City : results from the Stroke Registry at Ibadan, Nigeria, 1973-1975. Stroke 10:205-207
23. Wiredu EK, Nyame PK (2001) Stroke-related mortality at Korle Bu Teaching hospital, Accra, Ghana. East Afr Med J 78(4):180-184
24. Mbakwem AC, Oke DA, Ajulukwu JNA et al (2009) Trends in acute emergency room hypertension related deaths : an autopsy rate. Nig J Clin Pract 12(1):15-19
25. Falase AO, Cole TO, Oshuntokun BO (1973) Myocardial infarction in Nigerians. Trop Geogr Med 25:145
26. Falase AO, Oladapo OO, Kanu EO (2001) Relatively low incidence of myocardial infarction in Nigerians. Trop Cardiol 27(107):45-47
27. Casas JP et al (2005) Effect of inhibitors of the rennin-angiotensin system and other antihypertensive drugs on renal outcomes : systematic review and meta-analysis. Lancet 366:2026-2033
28. Blood Pressure Lowering Treatment Triallists' Collaboration (2005) Effects of different blood pressure – lowering regiments on major cardiovascular events in individuals with or without diabetes mellitus. Arch Intern Med 165:1410-1419
29. Adigun AQ, Ishola DA, Akintomide AO, Ajayi ALL (2003) Shifting trends in the pharmacologic treatment of hypertension in a Nigerian tertiary hospital: a real-world evaluation of the efficacy, safety rationality and pharmaco-economics of old and newer antihypertensive drugs. J Hum Hypertens 17:277-285
30. Ajayi EA, Ajyayi AO, Olalekan OE (2010) Treatment to targets in type 2 diabetics : analysis of out –patients practice at a remote Western Nigerian hospital. Int J Med update 5(2):8-14
31. Falase AO, Salako LA, Aminu JM (1976) Lack of effect of low dose prazosin in hypertensive Nigerians. Curr Therap Res 19(6):603-611
32. Okoro EO, Kolo PM, Davies AE (2009) Low-cost is the key to quality outcome in type 2 diabetes in Nigeria. In:Alberto T(ed) Handbook of type 2 diabetes in the middle aged and elderly. Lignalli, New York
33. Okoro EO, Oyejola BA (2015) Aspirin and diabetes care in Nigeria:treatment or exploitation? J Clin Res Bioeth 6:2, http:/dx.doi.org/10.4172/2155-9627.1000227
34. Isaacs A, Manga N, Le Grange C, Hellenberg DA, Titus V, Sayd R (2015) Quality of care and cost of prescriptions for diabetes and hypertension at primary health facilities in the Cape cost of prescriptions for diabetes and hypertension at primary health facilities in the Cape Town Metoropole. South Afr Fam Pract 53(3):187-193
35. Brown JB, Ramaiya K, Besancon S, Rheeder P, Tassou CM et al (2014) Use of medical services and medicines attributable to diabetes in Sub-Saharan Africa. PLoS One 9(9), e1067. doi:10.1371/

journal.pone.106716

36. Light DW, Lexchin J, Darrow JJ (2013) Institutional corruption of pharmaceuticals and the myth of safe and effective drugs. Fall 41(3):590-600. doi:10.1111/jlme 12068
37. Neuman J, Korenstein D, Ross JS, Keyhani S (2012) Prevalence of financial conflicts of interest among panel members producing clinical guidelines in Canada and United States : a cross sectional study. Br Med J (Afri Ed) 16(3):96-102
38. Okoro EO, Davies AE (2001) Sponsorship of Educational Programmes in Nigerian Medical and Pharmacy School by Pharmaceutical companies : possible risk implications for public health. Ethics Med 17(1):52-60
39. Okoro EO, Davies AE (2003) Misleading advertisements sponsored as educational programmes in Nigerian medical and pharmacy schools by pharmaceutical companies. Philosophers Index 37(4):257. Columbia University Press, Ohio 43402, USA
40. Okoro EO, Jolayemi ET, Oyejola BA (2001) Observations on the use of low dose hydrocholorothiazide in the treatment hypertension in diabetic Nigerians. Heart Drug/Excell Cardiovasc Trials 1:83-88
41. Okoro EO, Oyejola BA (2005) Long term effects of hydrochlorothiazide on diabetic control and blood pressure in Nigerians. Kuwait Med J 37(1):18-21
42. Okoro EO (2005) Priority healthcare needs of customers (TG 1) of University of Ilorin Teaching Hospital, Ilorin, Nigeria. November 15, 2005. NATHADEX Publishers, Ilorin (see www.unilorin.ng/index.php/en/public)
43. Okoro EO (2005) Treatment guidelines (TG 2) of university of Ilorin Teaching Hospital, Ilorin, Nigeria. November 15, 2005. NATHADEX Publishers, Ilorin (see www.unilorin.ng/index.php/en/public)

# 第13章
# ファーマコビジランスの範囲を拡大する

Eugène P. van Puijenbroek and Linda Harmark

## 13.1 要約

　これまでにファーマコビジランスの範囲が拡大したことで，規制関係者，臨床家，患者のいずれのニーズに対しても，よく調整された薬物有害反応（副作用）（ADR）に関する情報を示すようになった。

　ADRの治療や管理において，その臨床的な側面に関する情報のみならず，それらADRに対する私たちの態度や振る舞いもまた重要である。医療従事者および患者にとって，この情報は治療を最適化するために不可欠である。不幸なことに，ファーマコビジランスにおいて用いられる手法の多くは，未知で重篤な事象で，しばしば頻度の低い事象の検出に焦点が当てられている反面，既知で頻度が高い事象で，しばしば患者にとって負担の大きい事象に対して知識を広げることには焦点が当てられていない。これを行うために，ファーマコビジランスは新規の，従来知られていなかった事象と薬剤との関係や事象の頻度を明らかにすることから，患者や医療従事者にとってのADRの内容や意味合いを分析することに移行すべきである。これはまた，集団や規制に基づくファーマコビジランスから，患者中心のファーマコビジランスへの移行を示すものである。

　規制や法令の食い違いはよくあることで，患者と医療専門家のニーズが懸念事

E.P. van Puijenbroek (✉) • L. Harmark
Netherlands Pharmacovigilance Centre Lareb, 's-Hertogenbosch, The Netherlands
e-mail: e.vanpuijenbroek@lareb.nl

©Springer International Publishing Switzerland 2017
I.R. Edwards, M.Lindquist (eds.), *Pharmacovigilance*,
DOI 10.1007/978-3-319-40400-4_13

項である。本章で筆者が述べることは，ファーマコビジランスの概念が長きにわたって展開してきたことや，ファーマコビジランスの現在の活躍の場，近年の規制や法令による影響，異なる関係者の視点を考慮に入れたADRの情報の必要性と日常業務での有用性との間に存在する差を克服するための方法案，についてである。

## 13.2 背景

　過去にファーマコビジランスのほとんどは，承認された医薬品のこれまでに知られていないADRの検出に焦点が当てられてきた。不幸にして，医薬品とADRの関係に対する厳密な焦点は，必ずしも日常診療においてADRが評価され，取り扱われる方法を反映したものではない。そのためファーマコビジランスの範囲は経時的に拡大しており，これは2002年にWHOがファーマコビジランスを「医薬品に関連する有害な作用やそのほかの問題の発見，評価，理解と予防に関する科学と行動」とした定義によって説明されている[1]。EUにおいても，「医薬品に対する，有害で意図しない反応」と定義されており，有害反応は製造販売承認の範囲内あるいは範囲外および職業性曝露のいずれからも生じ得る[2]。製造販売承認の範囲外である使用例としては，第三者の使用，適応外の使用，過量投与，誤った使用，誤用，投薬過誤等が含まれる。

　ADRの特徴は，製造販売承認の用法に従って医薬品を用いたときに発現する反応だけを単に伴うものではないため，シグナルという表現は新規のADRのみではなく既知のADRに対する新たな側面も含む。例えば，日常診療における医薬品の使用方法や知識といった側面は，ADRを理解，防止，管理することに役立つため，ファーマコビジランスにおいてその重要性が増している。ファーマコビジランスの範囲が拡大していることは，CIOMSによるシグナルの定義にも見てとれる：「単一あるいは複数の情報源（観察および実験）から得られた情報であり，それらは，介入と事象の関係，あるいは有害もしくは有用な事象の中での新たな潜在的な因果関係や，すでに知られていた関係での新たな側面を示すものであり，検証するに足りる十分な可能性があると判断されたもの」[3]。

　ファーマコビジランスにおける別の発展として，上記とほとんど並行して発展してきたものに，患者をファーマコビジランスにおける重要なキープレイヤーとする認識がある。2000年代初頭，ヨーロッパ諸国が初めて患者による副作用自発報告システムの受入れを開始した。2007年のEriceマニフェスト[*1]において，

ファーマコビジランスの科学的活動の発展とその有益性を維持するための取組みに関する要約が提供されている。それは患者と市民を，彼ら自身の健康や疾患の治療に関する意思決定や，医薬品のベネフィットとリスクに関する議論に巻き込むことについて，成功のための道のりの一案として述べている[4]。ファーマコビジランスの中心的存在としての患者の役割は新たなファーマコビジランスのEU法令においても示されており，一般市民の関与を促進するためのいくつかの試みや患者によるADR報告システムを義務とすること等が含まれる[5]。一方で，これまでにファーマコビジランスは臨床的な見方が強く，患者によって報告された情報は実際の医薬品の使用者にとっての意味合いや結果を明らかにするためのツールとして重要になっている。

　このような新しいファーマコビジランスの役割に関するビジョンに基づいて，規制当局，臨床家，医薬品を使用する患者のニーズに対して，より調整された情報が可能となるべきである。規制関係者は，有益性と害のバランスを決定するために集団レベルでの医薬品の安全性情報を必要とすると同時に，患者の視点を勘案すべきである。臨床家はADRの防止や管理に関する情報を必要とし，患者は彼ら自身がADRを認識，理解し，対処するための手助けとなる情報を求める。これらはすべてファーマコビジランスの傘下として適するものである。しかしながら，今日ファーマコビジランスにおいて用いられている多くの手法では，真に検討範囲を拡大するための情報を補足することができない。依然として現行の方法は，主に未知，重篤で，しばしば稀な事象を検出することに焦点が当てられており，患者にとってしばしば負担となる，既知で一般的な事象に関する知識を向上するものではない。医療従事者と患者の双方から，リスク因子，時間的経過，処置，生活の質への影響等の情報が求められており，稀で重篤な事象と比べて，患者集団全体としてより高い患者負担をもたらす可能性があるありふれた事象，非重篤な事象について特に求められている。

## 13.3　現行の発展

　新たな規制や法令や規制の実装および医薬品安全性に関する関心の高まりの結

---

*1 訳者注：1997年に公開された「医薬品安全性情報の伝達に関するエリス宣言（the Erice Declaration on Communicating Drug Safety Information）」は，世界がまだ達成していない，医薬品の安全性における倫理的で開かれた患者中心のコミュニケーションのあり方を提案した。エリスマニフェスト（文献[4]）では，これを再認識し，ファーマコビジランスについてより新しい近年の課題について検討している。

果として，より多くのデータが活用可能となり，また不均一な性質となった。〔副作用〕報告数が増加している理由は多様である。新たなEU法令は，地域レベルでの評価・分析に代わり，中央行政で受領し分析する報告の増加をもたらした。加えて，ADR報告の要求事項が変更され，より厳格になった。1つの例は，製薬企業によって実施される患者支援プログラム等の体系化されたデータ収集システムからの報告義務である[6]。これらの事象を報告する理由と動機が，真の「自発的な」状況において実施される報告と異なることは明白である。欧州医薬品庁（EMA）のEudraVigilanceデータベースと，WHOの国際的な医薬品モニタリング活動の一環であるウプサラモニタリングセンターが管理するデータベースは両方とも，最近数年間における報告数の増加を示している[7, 8]。これは他の多くのファーマコビジランスのデータベースにおいても同様である。過少報告の程度を抑制し，シグナルを見出す可能性を上げるために膨大な報告数を要するとの議論がなされているが，過少報告とは生来的に自発報告システムが有する性質である。この方法で受領した報告書は，それを経験した医療従事者または患者によって選択されたことを前提として，臨床的な懸念として解釈されるべきである。報告数の増加に伴う否定的な側面は，個別症例に基づく内容の分析がより困難になることであり，したがって不均衡分析が先行して実施される。しかしながら，現行の不均衡分析は，ADRの状況や臨床的な所見に関する詳細な分析を行うことができず，ましてや医療従事者や患者の態度または行動等に関する分析はできない。

現代の自発報告システムは，多様な情報源を利用しており，これらの異なる情報源のためにデータ分析においてさまざまなアプローチが必要となる。自発報告は臨床上の懸念を反映しており，主に新しいシグナルの検出における第一ステップとして役割を担っている。その価値は，主に品質と臨床的データに関する記述にある。特に，臨床的経過の記述が重要である。文献に基づくADRの症例報告には，自発報告と非常に類似している場合があるが，同じ医薬品を販売している異なる製薬企業によって重複報告が生じるリスクを負っている。

自発報告データベースにおける別の情報源は，患者支援プログラムなどの体系化されたデータ収集システムである。通常，これらの報告書には，医薬品の使用中に発生したすべての事象が，因果関係の強さに関わらず，記載されている。最後に，前向きなコホート・イベント・モニタリング研究の報告書には，さまざまな時点でのADRの発生可能性が，関連の強さに関わらず，言及されているかもしれない。シグナル検出の目的のためには，仮に同じデータベースに登録されて

いるとしても，これらのさまざまなデータを別の方法で処理する必要があり，自動的に合わせて分析することが不可能であるのは明白である。加えて，これらのデータソースに関する知識なくしては，不均衡分析は困難であり，得られる結果は相対的に信頼できないだろう。

## 13.4 ファーマコビジランスに関する望ましい焦点

　初期の段階では，ファーマコビジランスは医薬品とADR自体の関係に強く焦点が当てられていた。ADR情報の収集，報告，分析，情報普及までの対象の広がりは，新しい関心分野とともに起こった。例えば，適応外使用中の安全性，乱用，誤用，職業性曝露，投薬過誤である。

　これによって，この情報をどのように分類し，分析すべきかという問題が提起される。主に区別されるべきことはADR自体に関する情報と，医療従事者と患者がADRを取り扱う方法に関する情報である。

　ADRの臨床的側面に関する知識については，ADRが生じる可能性のあるリスク因子や状況に関する情報だけでなく，徴候や症状に関する情報も重要である。ADR自体に関する情報は，潜在的なリスク因子およびADRが起こる前に存在していた医薬品が使用される状況に関する知識，ADRの発生中における臨床的側面およびその影響，ADR消失後の結果および後遺症に関する情報に細分化することができる。リスク因子の例は，併存疾患，併用薬剤の使用，病歴または遺伝的素因等，患者の他の特徴である。ADR自体は，その臨床症状，発症までの時間および反応の経過によって特徴づけが可能である。ADRが消失した後，患者の健康に影響を及ぼし得る後遺症が存在する可能性がある。ADRの臨床的側面に関する概要を**表13.1**に示す。

表13.1　ADR発現前，発現時，発現後のADRの臨床的側面の例

|  | 前 | ADR発現 | 後 |
| --- | --- | --- | --- |
| 臨床的側面 | リスク要因（遺伝学的多様性，併存疾患，併用薬） | 臨床症状<br>ADRの経過 | 転帰<br>後遺症 |

　ADRの治療および管理のためには，臨床的側面に関する前述の情報は重要であるが，ADRに対する私たちの態度および行動を特徴づける患者および医療従事者の双方による情報も重要である。私たちがどのようにADRに対して反応す

るかは，多くの関係者の態度や行動の結果であり，患者や医療従事者はその主要なプレイヤーとして含まれる。

　FishingbeinとAjzenによる合理的行為理論によれば，実際の行動意思は，主に態度と主観的規範（subjective norm）の結果である[9]。本理論によれば，人の行動は，2つの要因によって決定される。第一に，行動を実行するための意思，第二に，この意思は行動への態度，主観的規範，および知覚された行動制御に基づいているということである。主観的規範は，人々が問題行動をどのように判断するかに関する信念に基づく。知覚された行動制御は，与えられた行動を実行するある人の実際の能力に対するその人の認識である。例えば，ADRの可能性がある患者が，実際に医師を訪れるか否か（行動）は，最初はその人の〔症状の〕訴えに対する態度に依存する。重症度を考えて，医師の診察が必要な治療を望むか，あるいは，疑わしい薬の使用を止めることが有益であり医師との接触は必要ない，と考えるかもしれない。この状況における主観的規範は，患者が経験している症状について，他の人が彼がなすべきだと考えていることに関する考えによって決定され得る。すなわち，彼の親戚は彼から何を期待しているか。彼が仕事に行くことができないとき，彼の雇用主は彼が受診することを期待しているか。最後に，彼の知覚される行動制御は，彼が実際に一般開業医を訪問することができるか否かという事実に基づき決定され得る。同様に，患者が主治医によって病院に入院した（行動した）か否かは，第一には医師のADRに対する態度に依存する。医師はADRを，生命を脅かす状況であると考えているか，あるいは，自己限定性のものと考えているか。主観的規範は，患者またはその家族の期待に基づいて決定され得るが，専門的ガイドラインの情報によっても決定され得る。最後に，知覚される行動制御は，この患者を病院に入院させることの実現可能性によって決定される。すなわち，この時点で利用可能なベッドがあるか否かである。

　ADRの臨床症状の場合と同様に，時に応じて異なる場面で，態度，主観的規範および実際の行動は変化し得る。**表13.2**と**表13.3**は，態度と主観的規範に基づいて，患者と医師の行動に関するいくつかの例を示す。知覚される行動制御の要素は非常に個人的であるため，表には言及されていない。

　教科書や製品概要書（SmPC）[*2]に示されているADRの性質に関する情報は，通常，医薬品とADRの知識のみに基づいて示されている。タイミング，管理，

---

[*2] 訳者注：Summary of Product Characteristics：EUの医療関係者向け添付文書

表13.2 患者視点での態度と行動,およびそれによるADR発現前・発現時・その後の結果

| 患者 | 発現前 | ADR発現時 | 発現後 |
|---|---|---|---|
| 態度および主観的規範 | リスクの認知<br>管理する意識 | 受け入れの程度<br>対処能力 | 経験 |
| 行動 | アドヒアランス<br>適応外使用<br>誤用・乱用<br>製品概要書を読む<br>ソーシャルメディアを使う | 医療・看護・介護等のケア<br>常習的欠勤 | 医療・看護・介護等のケア<br>常習的欠勤<br>今後の治療への遵守 |

表13.3 医療専門家視点での態度と行動およびそれによるADR発現前・発現時・その後の結果

| 医療専門家 | 発現前 | ADR発現時 | 発現後 |
|---|---|---|---|
| 態度および主観的規範 | リスクの認知<br>ADRに関する知識の習得 | 注意を払う<br>過去の経験 | 経験 |
| 行動 | 教育活動<br>ガイドライン遵守<br>投薬過誤<br>適応外使用 | 診断<br>ADRの治療 | 防止策をとる<br>禁忌に気をつける<br>ADRを報告する |

　治療および結果に関する,他の(臨床的)側面が言及されることは少ない。しかしながら,医療従事者や患者にとって,この情報は非常に重要である。

　ファーマコビジランスの範囲が広がるにつれて,前述の側面も考慮されるべきであり,異なる関係者によってファーマコビジランスが行われる方法について,概念的思考の変更を含むことは明らかである。

## 13.5　異なる見方から異なる方法へ

　前述の問題を克服するためには,焦点の当て方を以前は知られていなかった新たな関連性を発見し事象の頻度を明らかにすることから,医療従事者と患者の両方にとってのADRの内容(意味)を分析することに移行すべきである。これは,集団および規制に基づくファーマコビジランスから,より患者中心のファーマコビジランスへの移行を意味する。

### 13.5.1　報告者のタイプ

　報告者という文脈で医療専門家について語るとき,ある人はしばしば医師について考え,一部の国では薬剤師についても考える。しかし,患者が医師と接する時間は短かく,看護師や他の医療関係職種と接する時間のほうが長い。後者の集

団を報告者として含めることに焦点を当てれば，報告数が増加し得ると同時に，単なる臨床面以外の情報を提供することができる。

ファーマコビジランスに寄与する報告者のもう1つのタイプは，患者自身である。患者の権利強化（エンパワーメント）は，今日の患者が自分のケアに関する決定に関与することを促した。患者報告アウトカム（PRO）は，一般的なヘルスケアおよびライフサイエンスにおいてますます使用されている。PROはFDAによって，"〔治療に対する〕反応に関して臨床家や他者による解釈を挟まず，患者から直接得られた患者の健康状態に対するあらゆる報告であり，自己の知覚に基づく症状の重症度（他の報告に対する絶対的あるいは相対的なものを含む）および身体的能力を含むが，第三者から得られた身体検査や医療従事者によって評価された能力等の情報は含まれない"と定義されている[10]。

市販製品の安全性監視におけるPROの広範な応用の1つは，報告者として一般市民を自発報告制度を加えることであった。報告者として一般の市民を対象にすることの当初の目的の1つは，報告数の増加であった[11]。しかしながら，ファーマコビジランスに対する患者報告の貢献は，定量的な貢献にとどまらない。患者はADRに関する最初の情報を提供し，これらの報告はADRに関する患者の経験（生活の質や心理学的な効果，日常の作業に関するより詳細な情報を含む[15, 16]）のより良い理解につながる[12-14]。しかしながら，より多くの医療情報が必要な場合は，医療従事者へのフォローアップが必要であり，これは常に望ましい。

ADRの重症度が患者報告の主たる動機であることから[14, 18]，患者からの情報は，「許容できる」ADRとは何であるか[17]という概念に影響するかもしれない。ADRの「忍容性」の概念と同様に，ADRの「重篤性」という概念に対する医学会の見解は，患者の見解とは大きく異なる可能性がある点に注意することが重要である[19]。患者にとって許容できず，重篤で重要な問題が存在すると考えられているにも関わらず，多くのADRが国際的に合意された専門的基準に従って非重篤とみなされている[19, 20]。「重篤度」，「転帰」，「重症度」（度合いやレベル）の区別は，正確にすべきである。重度の発疹はめったに重篤ではなく，死亡または四肢の喪失を重症であると表現できるはずがない。

患者報告はまた，シグナル検出に寄与し，特定のシグナルを同定するために重要であった。英国とオランダの研究では，シグナル検出において患者報告を含めることで肯定的な効果が認められ，患者報告がシグナル検出全体の利便性を損なう影響は認められなかった[15, 21, 22]。

### 13.5.2 データ収集方法

自発報告は，個別症例に基づく分析の基礎であり，規制措置に最も貢献する方法である[23]。しかし，ファーマコビジランスの対象範囲を広げ，ADRについて収集される知識の種類を拡大したい場合，データ収集のための他の方法を開発する必要がある。オランダでは，ウェブを用いた集中監視システムが開発されており，患者は情報源として含まれている。患者は受入れ拠点で参画し，オンラインで登録後，患者は特定の時点で電子メールによって質問票を受け取り，縦断的（長期的）なデータ収集が可能となる。これらのアンケートでは，医薬品の使用と可能性のあるADRについて質問している。本システムによって，医薬品とADRに関する時間経過や対応のようなより多くの情報収集が可能となる。また，患者が医薬品をどのように使用するか，ADRが生活の質に与える影響に関する情報も収集される。ADRが発生した時期が明確であれば，それがどの程度持続するか，ADRの対処にどのような行動が有益であるか，という情報が得られる。この知識は個々の患者の薬物療法を最適化するのに役立つ。ウェブに基づく集中的なモニタリングは縦断的なデータを収集するため，この種の質問への回答が可能である[24]。患者からの情報の直接収集は，ADRが生活の質に与える影響に関する情報の収集も可能にする[25]。

### 13.5.3 ソーシャルメディアの利用

現在のファーマコビジランスにおけるデータ収集方法のほとんどは，報告者がファーマコビジランスの目的のために情報提供を決断した場合にのみ機能する。一般に，報告制度は一般大衆にはあまり知られておらず，ほとんどの人が報告書に記入する時間を設けないため，報告者自身が情報を共有しようとしている場所でこの情報を探し求めねばならない。新たな技術により，患者は，フォーラム，ブログ，ソーシャルネットワークシステム（SNS）などのソーシャルメディア上で，医薬品の使用とADRの経験を共有し，これが新たなファーマコビジランスのデータ源になる可能性がある。ソーシャルメディアの量と即時的な性質によって，リアルタイムなADRの監視，より広範なADRの捕捉，および正確に利用されれば迅速なシグナル検出を実施できる可能性がある[26]。しかしながら，この新しい情報源を利用するためには，情報を獲得するための方法論を開発し，検証する必要がある。さらに，これらのデータはもともとファーマコビジランスの目的のために共有されているわけではないため，倫理的な問題に取り組まなければならない。

## 13.6 シグナル検出および評価における異なる方法論

　過去10年間の終盤には，新しい情報源を導入することによって，報告数や情報の種類を増やすことに多くの努力が払われた。新しい方法論と強力な分析手法により，小さなリスクの検出が可能となった。これらの努力の焦点は，主にADRの存在の確認と最終的な発生率の推定にある。これらすべての進展にも関わらず，シグナル検出の主なアプローチは依然として2つである。すなわち，個別症例に基づく分析と，不均衡分析である。

### 13.6.1 個別症例に基づく分析

　臨床現場においても，特定の事象が実際にADRであるか否かを決定する際には，個別症例の分析だけでなく，さまざまな側面が考慮される。同じ関連についての複数の報告を評価する場合，いくつかの症例は，報告の完全性および臨床内容の質に基づいて，他の症例よりもシグナルに大きく寄与する可能性がある。これらの症例がシグナルに寄与する程度は，評価担当者と報告者の個人的判断に応じて異なる場合がある。ADRの報告や症例報告は，報告者が観察結果を共有することを選択した動機を伴っていなければならない。報告書の完全性を評価するための有望な方法論が報告されているが[27]，さまざまな情報の寄与に関して解釈するには，臨床的スキルが必要である。ADRの報告と科学文献における症例報告の公表との間には密接な関係が存在する。両方とも，過去の経験では得られなかった観察について，他の医療従事者に知らせることを目的にしている[28, 29]。複数の同様の観察が，真のシグナルの存在を裏付ける可能性がある。

### 13.6.2 医薬品－事象の組合せに基づく不均衡分析

　報告数が増加するにつれて，不均衡分析をなくしてシグナル評価の第一段階を行うことはできない。データベースの規模が増大するにつれて，これらの大規模なデータセットの分析におけるフィルタリングの手順として，統計学的ツールを使用する以外の選択肢は存在しない。基本的に，被疑薬とADRとの関連に関する報告数が，データベース内の他の医薬品における同様な関連と比較される。もともとこの方法は，個別症例に基づく分析では見逃されたかもしれない関連を強調するスクリーニングのツールとして開発された。個別症例に基づく分析とは対照的に，不均衡分析では，すべての報告は等しい重みで扱われ，計算上も等しく扱われており，報告書内の情報の品質は考慮に入れない。さらに，データベース

内のADRを分類するために，例えばMedDRAまたはWHO-ARTによってコード化され，報告書の臨床的な豊富さは単純なコードのセットにまとめられる。ほとんどの分析は，このコード化されたレベルで実施され，これにより，報告書に提供される多くの情報が分析されないことになる。因果関係の強さと報告書の記載レベルは，ほとんどの日常的な統計学的不均衡分析には使用されない。しかしながら，これを考慮する方法が開発されている[30]。この情報を省略することにより，すべての症例に対する臨床的判断に基づけば選択されたであろうシグナルが見逃されるという潜在的リスクが存在するかもしれない。

　個別症例に基づく方法と不均衡性分析を組み合わせた段階的アプローチは，シグナル検出のために用いられるほとんどのデータセットにみられる異質性に対して有益かもしれない。しかしながら，適切な評価のために，シグナルに関する詳細な臨床的および薬理学的評価は相変わらず必須である。

　因果関係の強さは，医薬品と疑われているADRとの間の数値的な相関のみに依存するのではないという事実が，かつてブラッドフォード・ヒル卿[31]によって言及された。そうは言うものの，依然として数値的な相関の強さは因果関係において最も寄与する要因であると考えられるが，他の側面も同様に貢献する可能性がある。例として，医薬品とADRとの時間的関係，薬理学的妥当性およびADRを調べるために実施された検査である。上記の側面は，シグナル検出プロセスをより効率化するためにも使用されるべきである。

　医療従事者からのデータを含むデータベースは，ADRの検出およびシグナル強化にとってますます重要性を増している。患者が医師に連絡するとき，その理由は通常，医薬品によって治療される可能性のある状態である。例えば，医療従事者は，頻繁に生じる非重篤なADRにしばしば遭遇する。これらのADRは，徴候や症状が重篤である場合を除いて，構造化された方法ではめったに言及されず，自由記述としてのみ言及される。例えば，一般開業医が使用するプライマリケアの国際分類（ICPC）のコード体系にはADR発現に対応したコードが存在するが，このADR自体に関連する臨床診断または症状は，通常ICPCコードとして記録されない。ファーマコビジランスが臨床診療における日常的な業務の一部でない限り，軽微なADRに関するこれらのデータが記録されているか否かはまったく疑問である。とはいえ，より重篤で稀な事象の場合，観察情報のデータベースはシグナル検出と強化に役立ち，発生率の推定や関係の強さの定量化を可能にする。

### 13.6.3 ADRを特徴づける情報によるシグナル検出

ADR自体を特徴づける情報を学習することは，ADR検出に関する研究の二次的な課題であると考えられてきた。それにも関わらず，症例報告はADRの発生する状況を研究する有効なツールとして機能している。報告が不完全な場合，または症例報告の情報がADRを特徴づけるための追加の研究につながる場合，追加情報が求められる。この方法論は，付加的な情報を効率的に得られる方法であることが証明されている[32]。ファーマコビジランスのデータ収集に積極的な方法を導入することにより，より効率的なプロセスと妥当なシグナルの選択が可能になり，ADRが発生する状況にも焦点を当てることができるかもしれない。リスク管理計画ですでに同定されている潜在的なシグナルに関する選択的モニタリングは，製薬業界の日常的なファーマコビジランスの一部であるが，各国のファーマコビジランスセンターの大部分にはいまだ存在しないため，データ収集におけるより積極的な方法論として使用することができる。

しばしば集中的モニタリングの仕組みが，日常診療における積極的なモニタリングに用いられる。これらのシステムの例として，Lareb Intensive Monitoring (LIM)，ニュージーランドの医薬品の集中的モニタリングプログラム（Intensive Medicines Monitoring Programme, IMMP），英国の処方イベントモニタリング（Prescription-Event Monitoring, PEM）等がある[33-35]。より一般的なADRに関連して，前向きなコホート・イベント・モニタリングは，有効性に関する情報と共にICEに関する情報を得るための有望なツールであることが示されている。

## 13.7 ADRに関する異なるコミュニケーション方法

ファーマコビジランスは，ADR候補に関する情報収集と分析のみでなく，適切なフィードバックを提供することにも焦点を当てている。臨床においてADRに関する知識の実装は依然として注目されている。製造販売業者（MAH）および規制当局のあらゆる努力にも関わらず，メッセージを伝え，実際に医療従事者や患者の行動を変えるのはいまだ困難なことがある[36-38]。今日，情報の大半は電子的に送信されるが，医薬安全性に関する公式なコミュニケーションは医療専門家に対する直接の伝達（direct healthcare proffessional communication, DHPC）によって行われており，これは現状の医療従事者と患者の双方のコミュニケーション方法に対応していないため，追加の電子的なコミュニケーション方

法の使用が有用かもしれない[39]。

　われわれは，個々のADRに関するより詳細な情報が必要であると信じている。EUのSmPCおよび患者用情報リーフレットに提示された情報はすでに豊富であるが，ADRの頻度，経時変化，管理に関する情報は非常に限定的である。加えて，患者用情報リーフレットは読みづらい[40]。これは，患者にとってADRの意味をよく理解するには多くの情報を必要とする一方で，患者や医療従事者の側では適切に考慮され，実際に使用されることを保証するには情報はより少ないことが求められる，というパラドックスを伴う。情報技術は，患者や医療従事者の必要度に合致した臨床経過情報やQOLに影響する情報のより効率的な提示に役立つ可能性がある。

　ファーマコビジランスには複数の関係者が存在するため，個別の集団のニーズに合わせることが重要である。現時点では，ファーマコビジランスは規制当局のニーズを満たす情報に特に重点が置かれており，医療従事者と患者が求めていることにはあまり焦点を当てていない。医療従事者と患者との対話を通じて，実際に必要とされている臨床活動が何であり，この情報を使用する人々のニーズに対応する方法でどのように提示すべきかを見出すことは，ファーマコビジランスに関わる団体の役割である。

## 13.8　考察

　ADRに関する理論的知識と，ADRの発生，経過，患者の日常的生活への影響との間には，依然として大きなギャップがある。また，特定の医薬品の使用に関する態度や行動，ADRの発生と防止に関する知識は容易には入手できない。規則や規制が実装されている方法と，患者と医療従事者のニーズとの間にある食い違いが懸念されている。各人がADRを起こす個別の可能性を持っているが，治療に対する反応も非常に個別化されている。それぞれの患者において，有効性と害のバランスは異なる場合がある。このリスクのバランスをとることができるのは，個人の立場に立ち，そして，害と有効性の双方を個別に見積もるために必要な個人の情報が利用可能な場合に限られる。有益性と有効性に関する情報，ADR自体および患者と医療従事者の態度に及ぼすADRの影響に関する情報は，前臨床の研究と承認後研究の両方における前向きな疫学的コホート研究によって，同時に収集されるべきである。

**参考文献**

1. The importance of pharmacovigilance. (Safety monitoring of medicinal products) (2002) World Health Organisation
2. European Commission (2001) Directive 2001/83/EC ofnthe European Parliament and of the Council
3. CIOMS (2010) Practical aspects of signal detection in pharmacovigilance. Report of CIOMS Working Group VIII. CIOMS, Geneva
4. The Erice Manifesto: for global reform of the safety of medicines in patient care (2007) Drug Saf 30(3):187-190
5. Borg JJ, Aislaitner G, Pirozynski M, Mifsud S (2011) Strengthening and rationalizing pharmacovigilance in the EU: where is Europe heading to? A review of the new EU legislation on pharmacovigilance. Drug Saf 34(3):187-197
6. European Medicines Agency (2015) Guideline on good pharmacovigilance practices (GVP) module VI-Management and reporting of adverse reactions to medicinal products. London. Report No.:EMA/873138/2011
7. Uppsala monitoring Centre (2015) Reporting Trends. 22 Oct 2015
8. Substantial increase in ADR reports on Eudravigilance (2014) Reactions Weekly 1501(1):1
9. Ajzen I, Fishbein M (1980) Understanding attitudes and predicting social behavior. Prentice Hall, Englewood Cliffs
10. FDA (2009) Guidance for industry, patient-reported outcome measures: use in medical product development to support labeling claims
11. Golomb BA, McGraw JJ, Evans MA, Dimsdale JE (2007) Physician response to patient reports of adverse drug effects: implications for patient-targeted adverse effect surveillance. Drug Saf 30(8):669-675
12. van Hunsel F, Passier A, van Grootheest K (2009) Comparing patients' and healthcare professionals' ADR reports after media attention: the broadcast of a Dutch television programme about the benefits and risks of statins as an example. Br J Clin Pharmacol 67(5):558-564
13. Medawar C, Herxheimer A, Bell A (2002) Paroxetine, Panorama and user reporting of ADRs : consumer intelligence matters in clinical practice and post-marketing drug surveillance. Int J Risk Saf Med 15:161-169
14. Medawar C, Herxheimer A (2004) A comparison of adverse drug reaction reports from professionals and users, relating to risk of dependence and suicidal behavior with paroxetine. Int J Saf Med 16:5-19
15. Avery AJ, Anderson C, Bond CM, Fortnum H, Gifford A, Hannaford PC et al (2011) Evaluation of patient reporting of adverse drug reactions to the UK 'Yellow Card Scheme' : literature review, descriptive and qualitative analyses, and questionnaire surverys. Health Technol Assess 15(20): 1-iv
16. Rolfes L, van Hunsel F, Wilkes S, van Grootheest K, van Puijenbroek E (2015) Adverse drug reaction reports of patients and healthcare professionals-differences in reported information. Pharmacoepidemiol Drug Saf 24(2):152-158
17. Blenkinsopp A, Wilkie P, Wang M, Routledge PA (2007) Patient reporting of suspected adverse drug reactdions: a review of published literatiure and international experience. Br J Clin Pharmacol 63(2):148-156
18. van Hunsel F, van der Welle C, Passier A, van Puijenbroek E, van Grootheest K (2010) Motives for reporting adverse drug reactions by patients-reporters in the Netherlands. Eur J Clin Pharmacol 66(11):1143-1150

19. Frankenfeld C (2004) "Serious" and "severe" adverse drug reactions need defining. BMJ 329(7465):573
20. de Langen J, van Hunsel F, Passier A, de Jong-van den Berg L, van Grootheest K (2008) Adverse drug reaction reporting by patients in the Netherlands: three years of experience. Drug Saf 31(6):515-524
21. Hazell L, Cornelius V, Hannaford P, Shakir S, Avery AJ (2013) How do patinets contribute to signal detection?: A retrospective analysis of spontaneous reporting of adverse drug reactions in the UK's Yellow Card Scheme. Drug Saf 36(3):199-206
22. van Hunsel F, Talsma A, van Puijenbroek E, de Jong-van den Berg L, van Grootheest K (2011) The proportion of patient reports of suspected ADRs to signal detection in the Netherlands: case-control study. Pharmacoepidemiol Drug Saf 20(3):286-291
23. Lester J, Neyarapally GA, Lipowski E, Graham CF, Hall M, Dal PG (2013) Evaluation of FDA safety-related drug label changes in 2010. Phbarmacoepidemiol Drug Saf 22(3):302-305
24. Harmark L, Puijenbroek E, Grootheest K (2011) Longitudinal monitoring of the safety of drugs by using a web-based system: the case of pregabalin. Pharmacoepidemiol Drug Saf 20(6):591-597
25. van Balveren-Slingerland L, Kant A, Harmark L (2015) Web-based intensive monitoring of adverse events following influenza vaccination in general practice. Vaccine 33(19):2283-2288
26. Sloane R, Osanlou O, Lewis D, Bollegala D, Maskell S, Pirmohamed M (2015) Social media and pharmacovigilance: a review of the opportunities and challenges. Br J Clin Pharmacol 80(4):910-920
27. Bergvall T, Noren GN, Lindquist M (2014) vigiGrade: a tool to identify well-documented individual case reports and highlight systematic data quality issues. Drug Saf 37(1):65-77
28. Vandenbroucke JP (1998) Observational research and evidence-based medicine: what should we teach young physicians? J Clin Epidemiol 51(6):467-472
29. Vandenbroucke JP (2001) In defence of case reports and case series. Ann Intern Med 134(4):330-334
30. Viola E, Coggiola PA, Drahos A, Moretti U, Conforti A (2015) Photosensitivity with angiotensin II receptor blockers: a retrospective study using data from VigiBase((R)). Drug Saf 38(10):889-894
31. Hill AB (1965) The environment and disease: association or causation! Proc R Soc Med 58:295-300
32. van Puijenbroek EP, Broos N, van Grootheest K (2010) Monitoring adverse events of the vaccination campaign against influenza A (H1N1) in the Netelands. Drug Saf 33(12):1097-1108
33. Mackay FJ (1998) Post-marketing studies: the work of the Drug Safety Research Unit. Drug Saf 19(5):343-353
34. Harrison-Woolrych M, Coulter DM. PEM in New Zealnad. In: Mann R, Andrews E, eds. Pharmacovigilance. 2nd edition. John Wiley & Sons Ltd; Chichester, UK; 2007. p.317-332
35. Shakir SA (2007) PEM in the UK. In:Mann R (ed) Pharmacovigilance. Wiley, Chichester, pp 307-316
36. Mol PG, Straus SM, Piening S, de Vries JT, de Graeff PA, Haaiger-Ruskamp FM (2010) A decade of safety-related regulatory action in the Netherlands: a retrospective analysis of direct healthcare professional communications from 1999 to 2009. Drug Saf 33(6):463-474
37. Piening S, Reber KC, Wieringa JE, Straus SM, de Graeff PA, Haaijer-Ruskamp FM et al (2012) Impact of safety-related regulatory action on drug use in ambulatory care in the Netherlands. Clin Pharmacol Ther 91(5):838-845
38. Reber KC, Piening S, Wieringa JE, Straus SM, Raine JM, de Graeff PA et al (2013) When direct health-care professional communications have an impact on inappropriate and unsafe use of

medicines. Clin Pharmacol Ther 93(4):360-365
39. Piening S, de Graeff PA, Straus SM, Haaijer-Ruskamp FM, Mol PG (2013) The additional value of an e-mail to inform healthcare professionals of a drug safety issue: a randomized controlled trial in the Netherlands. Drug Saf 36(9):723-731
40. Raynor DK, Blenkinsopp A, Knapp P, Grime J, Nicoloson DJ, Pollock K et al (2007) A systematic review of quantitative and qualitative research on the role and effectiveness of written information available to patients about individual mediciens. Health Technol Assess 11(5):iii1-iii160

# 第14章
# 植物薬と伝統薬，現在と未来

Souad Skalli and Scott A. Jordan

## 14.1 背景

　植物薬（Herbal medicines；HMs）は，薬草そのものから，加工原料，中間製品（原料を粉砕・粉末化したもの，あるいは，原料のエキス，チンキ，油脂など），錠剤やカプセル剤などの医薬品としての剤形を有する最終製品までを指す[1]。植物薬使用の普及割合についての信頼できる見積もりはほとんどないものの[2]，植物薬の市場は急速に拡大し続け，全世界で数十億ドル産業にまで成長している[3]。植物薬の使用において，特に中国，インド，アフリカ社会では，宗教，社会文化学的・社会経済学的問題，伝統的習慣および信念が影響することは明らかである[4, 5]。西洋社会における植物薬の使用も多いと報告されている。消費

---

[訳者注]
日本における生薬，漢方薬は規制上，化学薬品と同様の医薬品であり，標準化された品質規格が日本薬局方に規定されている。さらに，医薬品等安全性情報報告制度の対象でもあるため，最終製品の副作用情報はPMDAの医薬品副作用データベースに開示される。

S. Skalli (✉)
Centre Anti Poison et de Pharmacovigilance du Maroc, Rabat, Morocco
e-mail: sophieskalli@gmail.com

S.A. Jordan
Marketed Biologicals, Biotechnology and Natural Health Products Bureau, Marketed Health Products Directorate Health Canada, Ottawa, ON, Canada
e-mail: Scott.Jordan@hc-sc.gc.ca

©Springer International Publishing Switzerland 2017
I.R. Edwards, M. Lindquist (eds.), Pharmacovigilance,
DOI 10.1007/978-3-319-40400-4_14

者の間では，天然物を起源とする治療薬は安全だと広く信じられており，世界的に見て，ほとんどの植物薬が処方箋なしでさまざまな入手先から手に入れることができる。

今日まで，世界的な植物薬使用の普及に関する長期的変化のデータはまったくないが，市場調査データは，承認，無承認両方の植物薬の売上げが増大していることを示していることから[6-8]，多くの人々が植物薬を使用していると考えられる。

すべての薬剤と同様に，植物薬も，有毒成分などの植物本来の特有成分，不純物の混入，間違った植物種の誤用，不適切な用量，服用ミス，汚染などのさまざまな原因に関連した有害作用を引き起こす可能性を持つことが示されている。さらに，植物薬は，従来薬の薬物動態学的・薬力学的性質に影響し，結果としてハーブと医薬品の相互作用を起こし得る[9]。このような理由から，植物薬のためのファーマコビジランスの発展を維持，継続する必要があるとの意識は高まっている。

植物薬の使用では，安全性，有効性，一貫性および品質を考慮に入れなければならない。こうした製品の安全性には，不純物の混入，用量の表示，禁忌，製造技術，全成分リストに対する厳密な管理が求められる。いくつかの国では，しばしば，ラベルに全原料の個々の成分を記載するよう求められることはなく，また，いくつかの国では，中間製品に含まれる活性成分含量の正確な記載は必要とされない。こうした事情から，植物薬の安全性は市販後調査での監視が困難になりやすく，この状況は，ファーマコビジランス手順と取り締まりによって，よりよく管理でき得る[10]。

現在のファーマコビジランスのすべてのツールと手法は，従来薬のために開発されたものであり，植物薬はファーマコビジランスに対して植物薬特有の課題を提示している。

## 14.2 課題

植物薬そのものと，命名法，供給方法，利用法の特異性が，植物薬ファーマコビジランスの課題の本質である。

### 14.2.1 名前と命名法

従来薬とは異なり，植物薬の名前には，ラテン語の学名，一般名，現地名，あ

るいは，薬用名，（もしあれば）局方上の名前，あるいは，中国伝統医学で使用されるような特別な植物薬品名が使用される[11]。処方箋，製品パッケージ，あるいは添付文書（label）（添付文書がないこともあるものの）には，製品の供給源と規制の状況に応じて，1つまたは複数の名前が記されるかもしれない。こうした添付文書から情報を読み取る際には，学名ですら，命名上の異名があり得ることに注意しなければならない。一般名あるいは現地名は，正確さに欠け，異なる属や種の植物にも同名が使われているかもしれないので，可能であれば使用は控えるべきである。一般名は，植物性原料や無承認の植物薬に使用された場合に誤解や混乱を起こすかもしれない。曖昧さを避けるためには，原料生薬の容器・包装か製品のどこかに，植物の属名，種名と使用部位を記載することが望ましい。植物学上正しい表記であっても，必ずしも添付文書等に記載された通りの成分が製品に含まれているとの確認にはならない。誤同定により意図せず有毒植物が混入したなど，具体的な毒性物質の存在が疑われる状況で，重篤な有害事象が起こった場合には，製品／薬草の実験室の分析によって報告書の真正性を確認したほうが良いかもしれない。メーカーに対してGMP遵守の規制要件が存在する場合には，このような品質の問題は最小化されるが，完全に除去されるわけではない。

### 14.2.2　化学組成

　植物薬は数百種類の成分を含み，化学的に複雑である。こうした化学成分の多くは不明であり，たとえ化学成分がよく調査された植物薬であっても，薬理活性を担う特定の成分が完全に解明されることはほとんどない。成分は植物内に均一に分布するものではないため，大多数の植物薬では，種子や根など特定の部位だけが治療目的に使用される。加えて，気候や土壌といった生育条件や，収穫時期（年数，季節，時間帯），輸送，乾燥，貯蔵方法が，種間に限らず種内変異にも関係するため，植物性原料のロットの違いによって，成分が質的にも量的にも変化しやすい。これらの要因は，植物薬の最終製剤における品質と有効性に大きな影響を及ぼす。

### 14.2.3　加工調製法

　抽出法は植物薬の中間および最終製品の化学組成に影響することがある。実際に，原料となる薬用植物（あるいは植物部位）の活性成分が熱に不安定でありながら抽出法に煎出を使った場合，活性成分はこうした条件で容易に分解し，加熱

工程により特性が失われがちである。植物薬の潜在的な毒性や副作用を減弱するためには，正確で標準化された加工調製法が必要である。有害な恐れのある天然化合物の濃度は，原料生薬を有機溶媒で抽出することにより大幅に増加する。

抽出工程では，活性化合物に付随し効果あるいは毒性の増減をもたらす化学成分を分離，除去することにより，期待される生物学的・臨床学的効果が変化し，もとの植物部位と比べて変化する可能性がある。

### 14.2.4　その他の成分

油や酢，蜂蜜は，生物活性そのものを目的として，あるいは，加工調製の手段として伝統薬に使用される。薬草の加工時に使用される添加剤は，例えば，過酸化オイルで炒められて毒性汚染を誘発したり[12]，植物薬と相互作用したりするかもしれないので，その品質管理は特に重要である。

### 14.2.5　製造

適切な実務と標準化された製造は，植物薬および伝統薬の品質にとって極めて重要である。製造者は特定可能であるべきであり，メーカーは，「薬用植物の栽培と採取（GACP）に関するWHOガイドライン」で推奨される品質評価に従って，薬用植物を同定する基準を厳しく守るべきである[13]。

## 14.3　植物薬の利用状況

### 14.3.1　セルフメディケーション

患者は，専門のハーブ施用者やその他の医療関係者に相談することなく植物薬を自分で選択しがちである。植物薬は，一般用として，薬局，スーパーマーケット，市場やインターネットから，医療関係者と何も相談せずとも購入できる。

### 14.3.2　ハーバルプラクティショナー

処方者と調剤者は，ともに植物薬の有害事象に関する有用な情報源である。彼らは必ずしも植物薬の有害事象報告者として認識されないばかりかファーマコビジランス報告制度からも除外さえされてしまう。ハーバリスト（薬草を専門に扱う者）は，しばしば，複数の薬草を配合した中間製品あるいは最終製品を加工あるいは粉末の状態で処方，調剤するが，こうした形状は副作用が起きた場合の製品の特定を難しくするかもしれない。

### 14.3.3 処方情報と添付文書

　処方情報と添付文書は，植物薬の適正使用と投与のガイドとして，医療者にとっても患者／消費者にとっても重要な情報源である．規制が存在する場合は，承認された製品には，ラベルに成分，用量，適応と注意，禁忌と潜在的な薬物相互作用の記載が求められる[14]．規制が存在しない場合には，そのような添付の表記は存在しないか，極めて不完全であるかもしれない．アフリカ諸国の「国家必須医薬品リスト」には，植物薬は収載されていない．標準治療ガイドラインや植物薬に関する薬局方がないということは，植物薬適正使用を推進する際の大きな課題である．すなわち，伝統薬の専門医と消費者の両者において植物薬の使用過誤が生じ，有害事象が発生するリスクは非常に高いかもしれない[10]．

### 14.3.4 不純物の混入した植物薬

　低品質，汚染，不純物等の問題のある植物薬は，患者の安全にとって深刻な脅威である．これは今や世界的な現象になっており，どの国の消費者も，こうした安全でない製品のリスクにさらされている．植物薬の品質問題は，無届けの合成薬物の混入，無届けの重金属および粗悪な植物薬（活性成分を含まないものや成分が誤同定されたもの）による汚染あるいは混入を含む[15]．

### 14.3.5 従来薬との不適切な組み合わせ

　植物薬の人気が上がるにつれて，植物薬と従来薬を組み合わせた使用もよく行われるようになった．このようなポリファーマシー（多剤併用）は，高齢者やHIV，AIDSなどの特殊疾患を抱える患者のような〔従来薬の〕多剤併用者の間で増加している．植物薬は，従来薬の薬物動態学的・薬力学的性質に影響し，結果としてハーブ（薬用植物）と医薬品の相互作用を起こすが[9]，問題の深刻さを評価するための情報や適切な分析は十分ではない[16, 17]．マオウ科マオウ属植物から得られたアルカロイドが例として挙げられるが，これは，植物薬あるいは合成化合物としてのエフェドリンおよびプソイドエフェドリンを含む製品として投与されている．アルカロイドは，不整脈，動悸，頻脈，心筋梗塞，および死亡に繋がる有害な心血管イベントを引き起こす可能性がある[18, 19]．エフェドリンは血圧を上げ，末梢血管の収縮を誘発する．アカネ科コーヒノキ属アラビカ種（コーヒー），同種植物薬，あるいは他の薬剤から摂取したカフェインとエフェドリンを同時に服用すると心血管リスクは増大する[20, 21]．エフェドリン含有製品の使用による危険性は，高血圧，甲状腺機能亢進，糖尿病，神経症，緑

内障，前立腺肥大，発作性疾患，心血管疾患など，交換神経刺激薬の効果に敏感になっている患者でより高くなる[22]。

　専門家，消費者とその他，植物薬の規制当局や製造・販売を含む利害関係者は，将来的に，植物薬が従来薬と同時投与された場合に，有害事象や薬物相互作用が起こる可能性を意識することが重要である。消費者は，しばしば，健康に関する有資格者に相談することなく植物薬を自分で選んでいるが[23]，かかりつけ医および薬剤師であれば，植物薬と従来薬との相互作用の可能性に気付き，国のファーマコビジランスセンターに報告するであろうことから，消費者は，植物薬の使用を彼らに告知するよう推奨されるべきである。患者と医療の専門家の両者がハーブを用いた手当てについて話し合うことを忘れたり，話し合いに積極的でなかったりするケースも少なくない。こうしたすべての関係者にはより効果的なコミュニケーションが必要であり，安全情報の責任が共有されるように，情報は全員に公開されなければならない[24]。

## 14.4　規制

### 14.4.1　市販前安全性試験の限界

　従来薬であっても，前臨床試験と臨床試験は，動物モデルという制約，被験者数の不足，現実の使用例の反映の欠如などために，安全性を適正に評価するのに十分ではない。その多くが植物薬の市販前許可権を持つような多数の管轄では，前臨床と臨床試験は必要とされない。

### 14.4.2　規制の枠組みと品質評価

　植物薬に関する法的状況は，国によって多様である。植物由来医薬品として確立されている国もあれば，食品とみなされ治療効果の標ぼうが認められていない国もある。植物薬のための法律的アプローチは以下のカテゴリーに分類される[25]。

- すべての製品に同じ規制要件
- すべての製品に同じ規制要件とするが，植物薬／伝統薬には特定のタイプのエビデンスを求めない
- 植物薬に対してはすべての規制要件を免除する
- 植物薬に対しては登録と製造販売承認に関するすべての規制要件を免除する
- 植物薬／伝統薬はすべての規制要件に従う

・植物薬／伝統薬は登録や製造販売承認に関するすべての規制要件に従う

　発展途上国には，伝統的に使用されてきた非常に多くの植物薬と，それに関する民俗に根ざした豊富な知識があるが，これらを薬事法令の一部として確立するための登録基準はほとんどない．こうした国では，植物薬のための規制の枠組みがないこともしばしばである．例えば，アフリカでは，25カ国がWHO国際薬物モニタリングプログラムに加盟しているが，そのうち植物薬の規制と品質管理を有するのは5カ国のみである[26]．

　2004年3月31日付EU指令（2004/24/EC[27]）は，伝統的な植物薬に対する規制の枠組みを発表し，未登録の既存の製品に何が必要かを示した．既存品の製造販売者あるいは輸入販売者は，与えられた移行期間中に，指令によって指定された実施案[28]に従い，医薬品規制庁に製品登録を届け出るか，販売を中止するかを選ぶことになった．英国では他のヨーロッパ諸国とわずかに事情が異なり，2012年以来，ハーブ施用者は，対面相談後に無承認で製造された植物薬を扱うことが許可された[29]．

　国際的な規制の枠組みのいくつかは，製造販売者に対して有害事象の報告義務を規定しているが[14]，医師やハーブ施用者からの報告は義務ではない．そのため，例えば，製品が混合されていたりハーブ施用者から直接指示されたりしたもの（当然，未承認であろう）であれば，いかなる有害事象もファーマコビジランスシステムには挙がってこない．たとえ厳しい規制が存在したとしても，植物薬の安全性は究極的には適正使用と製品の品質の良さに依存している．

　適正使用は，添付文書に情報記載を義務化するなど規制システムの力量によって強化することができる．このような重要な情報には，適正な服薬指導と使用方法のほか，警告や禁忌の情報とともに，症状が改善しない場合には専門医を受診するよう勧めるメッセージも含まれる．

## 14.5　植物薬のファーマコビジランスのための方法

### 14.5.1　報告方法

　植物薬のファーマコビジランスはまだ比較的新しいコンセプトであり，多くの国では存在していないかもしれない．植物薬の有害事象が疑われる事例の報告に求められる最低限の情報は，従来薬の場合と同様である．一種類の報告書式で植物薬を含むすべての保健衛生製品がカバーできれば，報告の効率アップに有益で

ある。規制システムが存在する場合は，書式で植物薬製品の認可番号（もしあれば）を報告させ，製品や成分，製造販売者が特定できるようにすべきである。認可番号が入手できない場合や，植物薬の規制システムや製造販売承認前の規模が存在しない場合には，製品の成分と（あるいは）表示等を提出させることによって，特定の助けになるだろう。植物薬との関係が疑われる有害事象例を完全に評価するための付加情報としては，使用された薬用植物の部位，調製法，管理方法とルート，服用量，製造者・供給元の名前が有益である。理想を言えば，報告書式には被疑植物薬のサンプルが入手可能であるかを記入するためのスペースも設けるべきである。植物薬サンプルの分析から構成成分や植物同定のための情報が得られ，品質や混入，汚染の有無まで明らかにできるかもしれないため，入手はしばしば困難ではあるが，被疑薬のサンプルは極めて重要である。報告者に対して，照合と評価のために送るべき情報について教育することも不可欠である（以下参照）。適切に策定された報告書式は，有害事象が疑われる植物薬についての情報収集に非常に有用であるが，同時に，潜在的報告者への教育も重要である。

### 14.5.2 自発的な報告スキーム

その他の薬剤と同様に，植物薬のための自発的な有害事象報告は過小報告という問題を抱えている。消費者および多くの医療関係実務者の「植物薬は安全で副作用はない」という認識や，すべての医療専門家が植物薬に対する反応が報告対象であることを知っているわけではないなど多くの理由から，植物薬有害事象の過小報告は増加する[14]。自発的な報告制度はアフリカなど世界のいくつかの地域で発展の初期段階にある[26]。植物薬による有害事象の報告数を上げるため，米国とカナダでは製造販売者は重篤，あるいは重篤かつ予想外の有害事象を報告するよう求められている[14]。すべての潜在的な報告者に対する教育活動もまた，自発的な報告の質と数を増やすのに有効かもしれない。

### 14.5.3 処方イベントモニタリング

新規に販売された処方箋薬の安全性をモニターする上で，処方イベントモニタリングの方法論はよく確立されており[30]，従来薬のファーマコビジランスに対する貢献はよく知られ，明らかである。しかし，多くの国では植物薬が存在しないか，あるいは，ほとんど処方されないため，植物薬のファーマコビジランスには処方イベントはほとんど活用されていない。これは，植物薬のより良い監視のために重要な将来展望なのかもしれない。

### 14.5.4　シグナル検出

　いくつかの植物薬では，有害事象が疑われる報告数が十分あって，比例報告比が得られるかもしれないが，その比較はしばしば，植物性の有害事象報告のサブセットに対してのみよりはむしろ，すべての保健衛生（基本的に従来薬の報告）からなる残りの有害事象データベースに対してのみ行われる。全体として，植物薬を使用している患者が従来薬の服用患者とは異なる健康プロファイルを示すかもしれないことは確かにあり得る。比例分析と効果の重要性から立てられた仮説は，従来薬の状況のみから議論されてきた[33]。将来的には，植物薬の使用者の特徴をもっとよく捉えることが重要であり，どんなタイプの観察研究においても，慎重に対照群を選択することが不可欠であろう。

　今日までに，植物薬のファーマコビジランスがよく確立された多くの国では，植物薬による有害事象が疑われる事例の報告は比較的数が少ないため，シグナルは単に報告の数[32]か，問題がある特定の薬草に注目特化した調査から検出される。植物薬有害事象に関わる情報のためには，科学文献や伝統的なファーマコビジランス制度以外の情報源の価値を決める方向で努力するべきである。例えば，中毒管理センターが植物性医薬品の有害事象に関する多くの情報を保有していることは認識されている[14, 26]。中毒管理センターから全国的な有害事象データを把握できれば，この分野のシグナル検出は改善するだろう。

### 14.5.5　因果関係評価

　因果関係評価あるいは観察された有害事象と植物薬の関連づけは，そうした〔有害〕反応とその後のリスク管理活動の適切な評価における重要なステップである。因果関係評価には，アルゴリズム解析や，確率を基礎とする解析，専門家の分析などの多くの異なる手法が提案されている。評価において重要な要素は，疑わしい化合物への曝露と有害反応の時間的関連性と，他の病因の可能性としての合併症と治療薬の役割，被疑製品あるいは成分のもっともらしい病態生理学的メカニズムの調査である。しかし，植物薬の反応と製品品質との関係は特に課題である。植物薬への処方薬の混入，重金属汚染，誤同定された薬草を含む製品についての報告が多数ある。こうした品質の問題は，薬草や他成分と反応を関連づける試みにおいて大きな課題となり得る。しばしば，問題になっている植物薬そのものを服用した人数を測定するための信頼できる方法がないため，リスクの定量化も含め，植物薬に関しては評価の別の段階は困難である。また，多くの国では植物薬の安全性と効果に関する臨床データに限りがあり，報告の質と網羅性に

もよるため，ベネフィットリスク分析も困難である。繰り返しになるが，正確で完全なデータこそ不可欠である。

## 14.6 植物薬の安全性への懸念の伝達

　情報伝達を成功させるためには，植物薬の安全性への懸念に関するメッセージの発信タイミング，内容，方法を含め，従来薬のものとまったく同じにすべきである。しかしながら，植物薬の安全性への懸念に関する情報伝達には，患者が植物薬の使用を伝えるか質問されない限り，医療専門家はその使用を把握しづらいというような障害も伴う。なお，多くの使用者は植物薬をアウトレットで専門家の助言を求めもせず購入している。

　ファーマコビジランス活動によって特定された植物薬の安全性への懸念情報を広めるためには多くの手段が使われる。多くの規制局から，有害事象に関するニュースレターや広報誌，リスクコミュニケーションが発信されている。ニュースレターと広報誌は植物薬に特化する場合もあれば，植物薬と従来薬の両方をカバーする場合もあるかもしれない。いずれの場合も，消費者，患者，製造販売者，植物学者，国際的な規制局に情報を伝えるためには，オープンで，透明性が高く，タイムリーかつ効率的な知識伝達が重要である。情報は，専門誌の記事，会議，講座，マスメディア，消費者向けの的を絞ったメッセージ，規制局のウェブサイトあるいは他のファーマコビジランスセンターを介しても共有されるかもしれない[26]。患者が植物薬を使用していることを医療専門家は知らない可能性があるので，消費者との直接のコミュニケーションも重要である。このような情報伝達には，政府機関のウェブサイトに公開される注意や警告（これらはしばしばマスメディアに取り上げられる），規制当局が発布する情報記事，さらに販売時に提供される情報も含まれるかもしれない。

## 14.7 プライマリケアに対する伝統薬の寄与

　現代の医療制度に対する伝統薬の寄与は，言及するに値する。いくつかのよく確立された薬剤は，植物から科学者によって開発されてきた。例として以下が知られている。伝統的に消炎鎮痛のために使用されてきたサリチル酸は，そもそもヤナギ属（*Salix*）植物から抽出され，アセチルサリチル酸の合成に繋がった。テオフィリンは伝統的に気道拡張に使用され，その植物源はニチニチソウ

(*Catharanthus*) である．眼圧降下に使用されるピロカルピンは，ヤボランジ (*Pilocarpus*) に由来する[33]．

## 14.8　植物薬と伝統薬のファーマコビジランスの将来

植物薬と伝統薬のファーマコビジランスの将来は，植物薬のためのファーマコビジランスがいかに改善されるかにかかっており，そうした要素のいくつかはすでにファーマコビジランス制度に存在している．

### 14.8.1　植物薬の安全性，有効性，品質

植物薬の使用では，安全性，有効性，一貫性および品質を考慮に入れなければならない[34-37]．植物薬の安全性を担保するためには，品質と製造技術の厳しい管理および適切なラベル表示（用量，症状，強さ，成分リスト，禁忌，注意事項，警告など）が求められる[32, 38]．これは，原則的として，原材料の調達から患者が服用する治療用製品の配送まで，すべての段階において適切な管理・監督を原則とすることを意味する．現在のところ，このような完璧な構造は世界中のほとんどの国で整っていない．植物薬の安全性と有効性は，直接，製品の品質に依存している．

### 14.8.2　植物薬規制の枠組み

消費者と患者を効果的に保護するためには，植物薬のための適切な規制の枠組みが必要である．植物薬の市販前評価あるいは製造承認が国の規制システムに組み込まれていない場合でも，頑健で，明確に定義された市販後調査の存在により，有害事象や低品質製品を発見し保護レベルを上げることができる．植物薬の市販前評価と承認制度が存在したとしても，低品質製品（例えば，汚染された製品）に対する反応や，実際の使用における未知のリスク（例えば，ハーブと医薬品の相互作用）を監視するために，市販後調査は欠かせない．特別な市販前の〔調査〕環境がなくても，許容できる植物薬のリストや植物薬と従来薬の安全な組み合わせのリストは患者の治療ガイドとして提供可能である[39]．

米国やカナダなど，医薬品製造販売承認取得者に副作用報告の義務が課せられている国もあり，これらの国では，重篤，あるいは重篤かつ予想外の有害反応を国立のファーマコビジランスセンターに報告しなければならない．これには，植物薬に関わる過小報告を一部減らす効果がある．いくつかの国では，企業に対し

て年間の植物薬による副作用概要を管理するよう規定しており，そうした概要は要請に応じて規制当局に提出されることになっている。

### 14.8.3　ハーブと医薬品の相互作用

臨床におけるハーブと医薬品の相互作用がいかに重要であるかは，特定のハーブ，医薬品，患者，同時に，特定の組み合わせに関わる多くの要因に依存する。植物薬が従来薬と併用される場合には，消費者に対して相互作用の可能性があることを適切に添付文書で注意しなければならない。

治療前評価においてのどの段階でも，植物薬の使用や従来薬との相互作用によって起こり得る重篤な問題を防ぎ，認識し，治療するために，医師は植物薬の一般的な治療前使用の効果について十分な知識を持っているべきである。特定の疾患症状の患者群は，複数の処方薬への依存と代替療法の使用のためにハーブと医薬品の相互作用のリスクを上げる。HIV/AIDS患者はそうした一例であり，しばしば処方薬と代替療法が併用される[40]。

### 14.8.4　患者分類

妊娠中や授乳期間中の植物薬の使用拡大により，対象者に安全性と有効性を文書で説明する必要性が増加している。大多数の植物薬では，安全性と有効性に関する適切な情報が大きく欠けているため，逆の証拠がない限り，妊娠中や授乳期間中の使用は推奨できない。

上述のように，特定の患者群は植物薬をより多く，しばしば従来薬と組み合わせて使用する。医師は，こうした可能性を意識し，患者に植物薬の使用について質問すべきである。

こうした患者群には，医療専門家に植物薬使用の情報を提供し，経験したどんな有害事象でも報告するように特別に教育することが有効である。特定の患者会への教育は，関係者にこうした要因の重要性を認識させる一助となるかもしれない。

### 14.8.5　認知

医療専門家，消費者およびその他の利害関係者グループ（規制当局，植物薬の供給元を含む）にとって，植物薬と従来薬との併用に起因する副次的作用や相互作用に気付くことが重要である。患者は医師や薬剤師に対して植物薬の使用を明かすべきで，それによって，医師・薬剤師は植物薬の副作用や薬草と医薬品の相

互作用の可能性を認識することができる．

　最善の治療を提供するため，従来薬，植物薬に限らず患者が服用するすべての薬物を把握することは医師の義務である．場合によっては，患者への直接の質問も実行すべきである．医師は患者，特に，高齢患者[41]や期待通りの治療効果が得られていない患者に対して，定期的に植物薬の使用について尋ねるべきである．医師とその他の医療提供者は，代替療法による患者のセルフメディケーション（自己判断による服薬・手当て）の範囲を把握しておかなければならない[42]．

### 14.8.6　コミュニケーションと教育

　植物薬が関係するすべてのファーマコビジランス関係者の間では，効果的なコミュニケーションが必要であり，また，安全情報も全員に公開，共有されるべきである[43]．関係するすべての聴衆に情報を届けるためにはさまざまな方法が考えられる．例えば，マスメディアと患者／消費者協会の関与（社会全般にとって適切で不可欠な場合は現地語への翻訳を含む），有害事象の速報，または記事の配布やミーティングを通じた保健衛生専門家への啓蒙，植物薬の供給元，アカデミア，研究者／科学者，医薬品と植物薬の産業界に与える影響の教育などがある．コミュニケーションは，包括的なネットワークで，よく構成され，地域の文化的状況に対して協力的で適合したものでなければならない．

　治療法としての植物薬に関する情報の包括は，学問的プログラムに組み込むこともできるかもしれない．植物療法[*1]の薬理学的観点は医学および薬学の標準カリキュラムに含めるべきである[44]．すべての医療専門家に対する教育を改善して，ファーマコビジランスの原理と実践に関する教育が施されるようにすべきである．従来（医学）と代替（自然療法，カイロプラクティック）の両方の学部でこうした科目をカリキュラムに加えることにより，医療実務者に対して，副作用を認識し報告する方法と共に，患者と植物薬の使用について話し合うことの重要性を伝えられるだろう．

### 14.8.7　科学研究

　植物薬の使用および従来治療との併用については，症例報告を含む入手可能なすべての科学的データはもちろん，もしあれば，質の高い発表データに基づき科学的に推奨されるべきである．植物薬と医薬品の相互作用に関するエビデンス

---

[*1] 訳者注：ヨーロッパのハーブを用いた民間の伝統的療法．

データベースが拡大し続けている一方で，ハーブと医薬品の相互作用に関する情報など，一般的な植物薬の安全性に対する懸念情報はいまだに限定的である。現在のデータは，通常，植物薬の使用，植物薬の副作用，あるいはハーブと医薬品の相互作用の発生率を予測するには不十分である。すなわち，植物薬の使用とハーブと医薬品の相互作用については，より大規模な研究，特に個々の感受性による問題を避けるために大規模な集団を対象とした前向き臨床研究のメタアナリシスなどにより調査する必要がある[45]。植物薬およびハーブと医薬品の相互作用を評価する無作為化前向き臨床研究は有益だろう。

国家間でのデータや研究結果の交換は促進すべきであり，国際条約の改善によって支援される。科学や医学研究を対象とした研究費もまた，植物薬の臨床試験に振り分けられるべきである。

植物薬のどんな科学研究においても鍵となる要素は，使用された原料ハーブを確実に特定する必要があることである。副作用についての多くの報告は被疑薬の分析を含んでいないが，こうした情報は，反応が疑わしいハーブそのものによるものなのか，あるいは，汚染や混入，誤同定のせいなのかを確認し，事例を完全に評価するために不可欠である。

植物薬に関する現在の科学的知識に関する課題をよそに，オミクス解析による予測中毒学の使用など，改善する機会はある[14]。こうした新しい分析方法は，より迅速に植物薬の安全性に関わるより多くの情報を集積する機会を提供する。動物実験などの伝統的な研究手法と，こうした新しいタイプの分析法の組み合わせは，植物薬の安全性の全体像をより把握するのに役立つだろう。

### 参考文献

1. World Health Organization (2004) WHO guidelines on safety monitoring of herbal medicines in pharmacovigilance systems. WHO, Geneva
2. Fugh-Berman A, Ernst E (2001) Herb-drug interactions: review and assessment of report reliability. Br J Clin Pharmacol 52:587-595
3. De Smet PA (2002) Herbal remedies. N Engl J Med 347:20-2056
4. Barnes J, Abbot NC, Harkness EF, Ernst E (1999) Articles on complementary medicine in the mainstream medical literature: an investigation of Medline, 1966 through 1996. Arch Intern Med 159:1721-1725
5. Fisher P, Ward A (1994) Medicine in Europe: complementary medicine in Europe. Br Med J 309:107-111
6. Mintel International Group Ltd. (2003) Complementary medicines, UK. Mintel International Group Limited, London
7. Eisenberg DM, Davis RB, Ettner SL, Appel S, Wilkey S, Van Rompay M, Kessler RC (1998) Trends in alternative medicine use in the United States, 1990-1997: results of a national fol-

low-up survey. JAMA 280:1569-1975
8. MacLennan AH, Wilson DH, Taylor AW (2002) The escalating cost and prevalence of alternative medicine. Prev Med 35:166-173
9. Skalli S, Zaid A, Soulaymani R (2007) Drug interactions with herbal medicines. Ther Drug Monit 29:679-686
10. Skalli S, Soulaymani Bencheikh R (2012) Safety monitoring of herb-drug interactions: a component of pharmacovigilance. Drug Saf 35:785-791
11. Zhao Z, Liang Z, Chan K, Lu G, Lee E, Chen H, Li L (2010) A unique issue in the standardization of Chinese material medica: processing. Planta Med 76:1975-1986
12. Zhang L, Yan J, Liu X, Ye Z, Yang X, Meyboom R (2012) Pharmacovigilance practice and risk control of Traditional Chinese Medicine drugs in China: current status and future perspective. J Ethnopharmacol 140:519-525
13. World Health Organization (2003) WHO guidelines on good agricultural and collection practices (GACP) for medicinal plants. WHO, Geneva
14. Jordan SA, Cunningham DG, Marles RJ (2010) Assessment of herbal medicinal products: challenges, and opportunities to increase the knowledge base for safety assessment. Toxicol Appl Pharmacol 243:198-216
15. Mullaicharam AR (2011) Counterfeit herbal medicine. Int J Nutr Pharmacol Neurol Dis 2:97-102
16. Kaufman DW, Kelly JP, Rosenberg L, Anderson TE, Mitchell AA (2002) Recent patterns of medication use in the ambulatory adult population of the United States: the Slone survey. JAMA 287:337-344
17. Makino T, Inagaki T, Komatsu K, Kano Y (2004) Pharmacokinetic interactions between Japanese traditional medicine (Kampo) and modern medicine (III). Effect of Sho-seiryu-to on the pharmacokinetics of azelastine hydrochloride in rats. Biol Pharm Bull 27:670-673
18. Haller CA, Benowitz NL (2000) Adverse cardiovascular and central nervous system events associated with dietary supplements containing ephedra alkaloids. N Engl J Med 343:1833-1838
19. Samenuk D, Link MS, Homoud MK, Contreras R, Theoharides TC, Wang PJ, Estes NA (2002) Adverse cardiovascular events temporally associated with ma huang, an herbal source of ephedrine. Mayo Clin Proc 77:12-16
20. Skalli S, Soulaymani R (2002) A propos des produits Herbalife. L'Officinal 28:4
21. Chung MK (2004) Vitamins, supplements, herbal medicines, and arrhythmias. Cardiol Rev 12:73-84
22. Johns Cupp M (1999) Herbal remedies: adverse effects and drug interactions. Am Fam Physician 59:1239-1247
23. Murray E, Pollack L, White M, Lo B (2007) Clinical decision-making: patients' preferences and experiences. Patient Educ Couns 65:189-196
24. Lexchin J (2006) Is there still a role for spontaneous reporting of adverse drug reactions? CMAJ 174:191-192
25. Zhang X (1998) Regulatory situation of herbal medicines a worldwide review. Geneva, WHO, Traditional Medicine Programme
26. Skalli S, Soulaymani Bencheikh R (2015) Pharmacovigilance of herbal medicines in Africa: questionnaire study. J Ethnopharmacol 171:99-108
27. "Directive 2004/24/EC." Official journal L 136, 30/04/2004 P. 0085-0090. http://eur-lex.europa.eu/legal-content/EN/TXT/HTML/?uri=CELEX:32004L0024. Accessed 11 May 2014
28. "Traditional herbal medicines: registration form and guidance - GOV.UK." https://www.gov.uk/government/collections/traditional-herbal-medicines-r. Accessed 15 May 2015

29. Fan TP, Deal G, Koo HL, Rees D, Sun H, Chen S, Dou JH, Makarov VG, Pozharitskaya ON, Shikov AN, Kim YS, Huang YT, Chang YS, Jia W, Dias A, Wong VC, Chan K (2012) Future development of global regulations of Chinese herbal products. J Ethnopharmacol 140: 568-586
30. Shakir SAW (2002) PEM in the UK. In: Mann RD, Andrews EB (eds) Pharmacovigilance. Wiley, Chicester, pp 333-344
31. Gogolak VV (2003) The effect of backgrounds in safety analysis: the impact of comparison cases on what you see. Pharmacoepidemiol Drug Saf 12:249-252
32. Barnes J (2003) Pharmacovigilance of herbal medicines a UK perspective. Drug Saf 26:829-851
33. Vedavathy S (2003) Scope and importance of traditional medicine. Indian J Tradit Knowl 3:236-239
34. Barnes J (2003) Quality, efficacy and safety of complementary medicines: fashions, facts and the future, part I: regulation and quality. Br J Clin Pharmacol 55:226-233
35. Barnes J (2003) Quality, efficacy and safety of complementary medicines: fashions, facts and the future, part II: efficacy and safety. Br J Clin Pharmacol 55:331-340
36. Choonara I (2003) Safety of herbal medicines in children. Arch Dis Child 88:1032-1033
37. Krochmal R, Hardy M, Bowerman S (2004) Phytochemical assays of commercial botanical dietary supplements. Evid Based Complement Alternat Med 1:305-313
38. Menniti-Ippolito F, Mazzanti G, Firenzuoli F, Bianchi A, Raschetti R (2005) Pilot study for the surveillance of adverse reactions to herbal preparations and dietary supplements. Ann Ist Super Sanita 1:39-42
39. Coxeter PD, McLachlan AJ, Duke CC, Roufoqalis BD (2004) Herb-drug interactions: an evidence based approach. Curr Med Chem 11:1513-1525
40. Roe AL, Paine MF, Gurley BJ, Brouwer KR, Jordan SA, Griffiths JC (2016) Reg Toxicol Pharmacol 76:1-6
41. Kales HC, Blow FC, Welsh DE, Mellow AM (2004) Herbal products and other supplements: use by elderly veterans with depression and dementia and their caregivers. J Geriatr Psychiatry Neurol 17:25-31
42. Woodward KN (2005) The potential impact of the use of homeopathic and herbal remedies on monitoring the safety of prescription products. Hum Exp Toxicol 24:219-233
43. Berry DC, Knapp PR, Raynor DK (2002) Is 15 % very common: informing people about the risks of medication side effects. Int J Pharm Pract 10:145-151
44. Firenzuoli F, Gori L, Neri D (2005) Fitoterapiaclinica: opportunita' e problematiche. Ann Ist Super Sanita 41:27-33
45. Aronson JK (2004) Classifying drug interactions. Br J Clin Pharmacol 58:343-344

# 第15章
# 「健康」という概念

Shirley-Ann van der Spuy

　健康は基本的人権であり，人間にとって最も重要な資産の1つと考えられている。WHOは健康を，「健康とは，肉体的，精神的および社会的に完全に良好な状態であり，単に疾病または虚弱の状態が存在しないことではない」と定義している。健康権は1948年，世界人権宣言において認められた。そして，その後幾度もの国際的な改訂と憲章によりこの権利を守り，維持する必要性が認められてきた[1]。

　健康権を確保するための重要な側面の1つは，すべてのサービス，商品，施設が利用可能で，手が届く範囲にあり，質の高いものでなければならないということである。健康の概念はただ医療の結果としてあるだけでなく，安全な食糧と飲料水，衛生環境，栄養，住居，職場環境，教育，男女平等に対する権利を含むことに留意する必要がある[1]。

　ファーマコビジランスはWHOでは「医薬品に関連する有害な作用やそのほかの問題の発見，評価，理解と予防に関する科学と行動」と定義される。

　2002年5月，WHOは，有害事象の報告を促進し，薬物乱用，事故および制度不備を最小限に抑えるために有害事象から学習する文化を育成することによって，患者の安全に焦点を当てるよう国々に推奨するため，WHO world Alliance for patient safetyを発足した[2]。

---

S.-A. van der Spuy
Red Line Pharmacovigilance Ltd, Milton Keynes, Buckinghamshire, UK
e-mail：Shirley-ann@redlinepv.co.uk

©Springer International Publishing Switzerland 2017
I.R.Edwards, M.Lindquist (eds.), Pharmacovigilance,
DOI 10.1007/978-3-319-40400-4_15

ファーマコビジランスの主な機能の1つは，より良い健康を促進するために，患者の安全を確保し，患者ケアを強化し，保健プログラムを支援することにより，医療製品のベネフィット-リスク特性を継続的に監視することである。

したがって基本的には，ファーマコビジランスを「最適な健康状態である権利を守る義務を果たすため，臨床的ケアの継続的評価が尊重され，履行されること。このことが不十分であると判明した場合，その〔規則等の〕違反・不足を制限するために適切な措置を実施すること。」と再定義可能である。

医療の利点が常に存在するリスクを上回るよう，継続的なリスクアセスメントを行う傾向にあるファーマコビジランスの最近の動向にとって，「健康」を守ることに焦点を当てることは重要である。

## 15.1 政治とファーマコビジランス

新興国は，現在ある存続可能な社会基盤に悪戦苦闘しながら健康維持を行うという大きな課題に直面している。限られた財源と，教育と専門知識の欠如により，これらの国々は，さまざまな方法で健康を守ることが不十分にならざるを得ない。これらの国々の質の高いケアの考え方や患者の期待が，先進国にいる我々と著しく異なることは驚くべきことではない。

新興国の多くの患者にとって，病気や障害は，雇用制限や未就労，賃金未払いや経済的支援の欠如，医療へのアクセス制限などの多大な影響をもたらし，飢餓の可能性さえもある。これらの国々の地域社会の多くでは，病気の被害者は追放され，疎外され，差別されている。新興国の多くの人にとって，最も基本的で最も簡単なニーズを満たすことは現状に大きな改善を与え，大きな影響をもたらすことを理解することが重要である。

対照的に，先進国は，社会基盤，規制の枠組み，経済力，教育，そしてより高度な医療水準へ向け推進するために必要な専門知識を有している。統計的に，先進国は世界人口では少数であるが，ファーマコビジランス情報の大部分を生み出している。

この推進力は，障壁を越えて，医療の完璧な世界的評価を確実に行うため，ファーマコビジランスの範囲を確実に広げていかなければならない。ファーマコビジランスは，世界全体の人々を反映し，すべての患者のリスクを評価できる必要がある。現在，世界の人口の半分以上が都市部に住んでおり，この数字は年々増加している[3]。

マッキンゼーグローバル研究所のディレクター，James Manyukaは未来を形作る4つの重要な力を強調している[4]。
1　新興国市場への経済活動のシフトによる新興国の工業化と都市化
2　空前のペースでのデジタルやモバイルテクノロジーの普及による加速する技術革新
3　低受胎率の拡大・増加は，生産年齢人口を凌駕する高齢者人口とそれによる軋轢をもたらす
4　グローバルコネクションの増加による新しい競争と機会

俯瞰的に見ると，ファーマコビジランスは，患者の健康を守るという主たる目的を達成するため，医学的および療法的介入に関連するリスクの検出，評価および管理を強化するために，これらの傾向をどのように建設的に使用できるか意識する必要がある。

## 15.2　ファーマコビジランスの苦しみ

「Primum no nocere」はラテン語で「何よりも害を成すなかれ」という意味である。医師の誓いは有益な治療を処方する際，しかるべき努力と配慮を行い，良い判断を鍛え，害から患者を守るため持てる力を費やすことを患者に約束することであり，決して不必要に有害物の投与や使用を勧めない[5]。

50年以上前に発生したサリドマイド事件の悲劇は，医薬品市場に深刻な影響を及ぼし，このような薬害が二度と生じないよう，ファーマコビジランスが誕生した[6]。サリドマイドは，前臨床試験を一度も行っていない。しかし，臨床試験は治療関連有害事象の検出に限界があることを，市販後調査の長年の蓄積が明らかにしている。

欧州の自発報告の仕組みは1999年から2001年の間に6製品中5製品で販売停止となる重要な証拠を収集した。同様に，次の9年間（2002年〜2011年）に，安全性の理由から19品目がEU市場から撤収された。これらの販売停止の証拠は，主に自発報告制度という市販後調査から得られた[7]。

薬物有害反応およびその治療は，政府に余分な経済的負担を与え，医療費全体を増加させる。有害事象は，アメリカにおいて，糖尿病，HIV，自動車事故に次ぐ，死亡原因の第4位である[8]。フランスでは，年間123,000人もの患者が薬物有害反応（ADR）により一般開業医を受診していると推定されており，その多

くが入院する。米国とカナダは，ADRが全入院者の30％をも占めると報告している。同様に，オーストラリアとヨーロッパではADR関連入院がそれぞれ18％，10.6％にも上ると報告している[9]。

アメリカではADRが毎年何百万件の傷害を引き起こし，治療費が毎年301億ドルにも達すると推定している。治療費は主に，人件費，消耗品，医薬品に支払われている。さらにこれに加えて，患者の休職による損失，収入の損失やこれらの事象の結果生じるあらゆるその後の影響も考慮しなければならない[7]。資源に乏しい国は言うまでもなく先進国でもこの損失は予防しなければならないものである。

これらの統計データは，自発報告手順を整備する重要性を明確に示しており，保健に関する規制当局を市販後の情報収集実施を推進するあらゆる取組みを支援する方向へ促す。このように，市販後データに迅速かつ安価にアクセスする方法と既存のファーマコビジランスの枠組みにさらなる価値を付加する方法に関する課題が残っている。

最近，ウェブは，規制当局や品質管理のあらゆる方法を回避して処方薬をインターネット販売するという世界的なファーマコビジランスにとっての重大な課題を提起している。そのため，患者へのファーマコビジランスに関する教育が，治療方法を発展させる〔育薬〕の次のステップとなる。

情報技術は医薬品の安全性監視を強化する一方，医薬品のリスクを知らない脆弱な使用者にも危害を加える力をも有している。不正取引者から流通する偽造品や未承認薬は，公衆衛生に大きな脅威をもたらす[10]。2004年以来，イギリスの医薬品・医療製品規制局（MHRA）は，正規の販売網に混入した偽造品に対して，一括回収命令を10回実施している[11]。

## 15.3 医薬品に関わる枠組み

サリドマイドによる悲劇を引き起こした業界圧力は今日でも業界に引き続き受け継がれており，グローバル企業が相互に絡み合い，複雑な様相を呈している。そのため，ファーマコビジランスの関係者が誰であるかを特定し，医療における彼らの役割を理解し，彼らの治療成果への影響を評価することが重要である。

ファーマコビジランスの監視はとても広範であり，（患者の幸福が焦点であっても）有害反応を報告する利用者（すなわち患者）に届いてから開始されるのではなく，最初期である前臨床および臨床試験プロセスから開始する。動物研究に

おける毒性データの収集とそれに続くヒト研究から収集された安全性データは，あらゆる医薬品にとってファーマコビジランスの種が発芽する場である。このプロセスの間，安全性と有効性が重要な焦点であり，参照すべき安全性情報の構築はこれらの初期段階で行われる。

　これに続き，さまざまな剤形での製品試験が行われ，製造工程の確認が行われる。製造工程，包装，および供給方法の変更のようなあらゆる変化は，製品への影響と患者に悪影響を及ぼしうるかを検討するため，ファーマコビジランスによりリスク評価を行う必要がある。

　製品の品質とバッチ間の一貫性は，活性成分および支持賦形剤の化学メーカー，医薬品製造業者および関連試験検査機関の協力より，製品販売前に保証されなければならない。

　さらに，パッケージデザイン作成および印刷作業の変更時には，容器包装および表示・印字を担う企業を，ファーマコビジランスに含める必要性を認識する必要がある。供給・販売のための流通・物流は，すべての行程評価と調査に関する十分な手順書を介して成分保証から患者に届ける配送システムまでの適切な管理監督を含めて，製品を適切な状態で安定して継続的に届けるため，特殊な保管条件である製品を保証するために同様に重要である。

　グローバルな製品流通を可能にするビジネス協力関係は当事者間で効果的にコミュニケーションを取り，早期に安全性の問題点を同定できるよう慎重に管理する必要がある。そのような契約上の義務は，世界市場の至る所での安全性を維持するため，ファーマコビジランスにより監視されなければならない。これらの企業間ネットワークは複雑であり，良好な企業間訓練，施設，および当事者間での公開された透明性の高いコミュニケーションが必要である。

　最後に，企業により処方者と患者が確実にサポートされ，安全かつ効果的にその製品を確実に使用する仕組みは，製品の苦情処理と有害事象の報告を通して，ファーマコビジランスに含まれる。

　市販後には，新薬への反応が，単独の文章化された事案（症例報告や症例集積など）としてしばしば報告される[12]。したがって，経験豊かな企業は，ファーマコビジランスに不慣れで既存のファーマコビジランス制度の効果と本来の意図を阻害する懸念がある国際的な業務提携先を，教え力づけることにより，最高水準を維持することが重要である。

　今後のファーマコビジランスは，健康権が尊重され，保護され，達成されることを確実にするため，複数の利害関係者間の協調的団結に依拠する。ファーマコ

ビジランスの中心に位置する2つの重要な利害関係者は，患者と処方者である。

## 15.4　主たる利害関係者：患者

　まったく同じ患者はどこにもいない。それぞれの患者は生育環境や人生経験の異なる独立した個人である。われわれは，地球は1つの大きな村であると主張しているが，社会的，経済的，地理的な違いにより，さまざまなレベルで分断されている。これらの違いを理解することは，患者自身，患者にとって重要なこと，そして患者にとって効果的な医療をいかにして行うかを理解する上でとても重要である。

　文化的多様性は，先進国にとって大きな課題であり，配慮を要する。多文化社会として，先進国は治療が差別なく平等に受けられ，文化的・宗教的信念が尊重され，ケアは患者がそれぞれの人生を謳歌できるように提供されなければならない。医師は患者の文化的背景が，病気，ケアの提供，および質の高いケアに対する認識にどのように影響するかに意識を配る必要がある。患者は担当医が臨床的にも全人的にも自分を理解していると感じる必要がある。

　世界的に教育レベルは上がり，これまで以上に多くの情報に直ちにアクセスできるようになっている。この傾向は今後も継続し，新興国でもインターネット技術へのアクセスはますます増加するだろう。

　医療システムは，全人的であり，個人のニーズに合わせて，患者を力づけるようなより「患者中心」のアプローチに取り組み，患者のニーズ変化に合わせて発展する必要がある。患者は，複数の治療法に対して情報に基づいた意思決定を行い，自分自身で正しい決定ができるよう，より多くの情報と自由を求めている。多くの患者は意思決定プロセスに積極的に参加したいと考えており，議論し話のできる医師と連携したいと望んでいる[13]。しかし，それにもかかわらず，治療の決定ができない，または意思決定を望まない患者に，適切なサポートを提供する責任を負う医療者にとって，意欲と時間が必要であることは確実である。

　医師へのアクセスと質の高い医療が制限される新興国では，患者が自らの治療に不可欠な存在となるよう，力づけることが最も重要である。

　このコンセプトに基づいて，患者に有害反応を報告するよう促すことは，彼らを治療プロセスに積極的に参加させ，健康問題に関する彼らの知識を向上させる助けになる[12]。

## 15.5 患者と処方者の関係

医師の処方とそれを支援する医療従事者は，副作用を報告する方法を人々に教える重要な立ち位置にある。有害事象を経験した患者にとっては，インターネットがしばしば，副作用の疑いを調べ，治療との因果関係を確かめる出発点である。

自分の健康上の懸念や病状について，使用者自身でインターネットを用いて学習する人が増えている。いくつかの研究では，インターネットでは候補となる病名を提示されるが，しばしば誤っており，病名リストの一番上に提示された診断が正しかった例はたった34%であった[14]。

情報技術は邪魔になると考える医療関係者もおり，患者からその情報が提示される際，彼らの否定的な反応は患者を遠ざけて，コミュニケーションを妨げる可能性がある。イギリスの「NHS choices」というイギリス政府が健康情報を提供しているウェブサイトには，月に1500万を超える訪問者がアクセスし，アメリカでは，成人の3分の1以上が自己診断にインターネットを使用している[14]。

患者と協力し，患者が自分の病態に責任をもち，積極的に関わる手段として「家庭での調査」を解釈することが重要である。医療従事者は，治療の選択に患者が参加できるようにして，この〔患者による〕調査について考え議論し，自らの臨床的解釈を提示し，とるべき行動を提案するよう奨励されるべきである。

しばしば患者は不利な情報は隠し，時にとても不誠実な対応をするときがある。Newsweekでは，喫煙，危険な性行為，アルコール摂取，違法薬物使用，他の薬物や代替医療の使用について「事実を曲げる」人が30〜40%にも及ぶと主張している[15]。

Beverlyらによる糖尿病患者の研究（2012）では，患者が医師に対して高い信頼と良い人間関係を報告しているにも関わらず，30%もの患者はセルフケアに関する議論を避け，食事，運動，血糖値，他の付随する事柄や自己選択薬〔OTCなど〕に関する情報を知らせることを控えている。その主な理由は，医師に批判され失望される恐れであったと報告されている[16]。

2008年12月，米国医師会誌（JAMA）では，57〜85歳の25人のうち1人が，処方薬と非処方薬と栄養補助食品の併用により重大な薬物相互作用のリスクにさらされていると報告した。医師は，そのことに関して尋ねないか，患者がそれらの使用を報告するのを避けるため，〔相互作用のリスクに〕気が付いていない[17]。

2010年に行われたカナダの研究では，副作用を被った患者は自然派健康製品を摂っていてもそれを医療専門家やカナダ規制当局へ報告しないことが示された。一度使用者がADRを疑ったら，その症状を評価するため，製品の使用を中止し，再使用し，またはいろいろ調べたりする。

　患者が報告しない理由は，自己責任の範疇であること，医師が天然物使用を支持しないだろうという懸念，患者が有害反応を何とも思っていないもしくは重症ではないと判断した反応が含まれていた。使用者は，そのような出来事を報告する仕組みを知らない，もしくは方法が複雑であると信じていた。

　最近のイギリス医師会雑誌（BMJ）では，対話型システムのコンピュータにて，オンライン調査やアンケートを提出した場合，患者はより正直に答える傾向があると報告した[19]。

## 15.6　現在のファーマコビジランスに対する課題

### 先端技術へのアクセス

　今年，西ヨーロッパとアジアの経済先進国30カ国が，世界の情報通信技術革命のリーダーとして主導権を握った。これらの高所得国には，新興国市場が到達できない方法でデジタルイノベーションを推進する教育制度と政策がある。新興国はネットワーク成熟度に対して大きな進歩を遂げているが，本質的に技術格差が拡大しており，新興国の進展は遅く，ある地域では停滞している。大きな進展を遂げている新興国市場はリトアニア，マレーシア，ラトビア，カザフスタン，アルメニア，ジョージアである。アフリカでは，ケニア，ナイジェリア，タンザニア，レソト，マダガスカルなどの国々は，市場改革の利益を享受している[20]。

　新興国では，情報通信技術が不平等を軽減し，人々を貧困から解放し，雇用機会を創出する。しかし，インターネットには世界中の多数の地域でいまだにアクセスできないため，非アクセス地区にファーマコビジランスの仕組みを計画・構築する際に，この問題を考慮する必要がある[19]。他方で，ITの急速な発展とスマートフォンの使用は，副作用報告を含む情報伝達に煩雑な紙媒体の使用から「飛躍」する機会を，資源不足の国々にも提供している。

　このような技術の世界中での普及により，使用者が規制当局の企業や医療従事者に副作用の疑い事例を報告しやすくする素地を形成する。しかしながら，患者報告はファーマコビジランスでは比較的新しい概念であり，オランダでは2003年から，イギリスでは2005年から患者報告を直接受け付けている。スウェーデ

ンは1978年以来，オーストラリアは1964年以来，患者報告を受け付けており，アメリカでは患者報告を常に推奨している[21]。

### ファーマコビジランスに対する使用者意識

オーストラリアでの患者報告の年次変化から考察すると，2013年に使用者意識の調査では，報告率の低下が示された。2003年から2009年に治療製品管理局に寄せられた薬物有害反応報告のうち，患者報告はわずか5.7％であり，2011年には3％に減少していた。消費者が利用可能な報告システムへの認識欠如が，主要な要因であると考えられている[22]。

自発報告は市販後調査で最も費用対効果の高い方法だが，「偽陽性」である薬物関連事象を見かけ上過剰に報告してしまうことが懸念されている。この欠点は，対照群設定が不可能であることや非曝露集団のリスク情報の欠如により生じる。Begaud（1993）は，中毒性表皮壊死症や無顆粒球症のような発生率の非常に低いまれなイベントが3例以上報告された場合，薬物有害反応の重要な所見となりうると結論づけた。薬物治療期間（3カ月以内であるか）は，偽陽性のリスクをさらに低減させる[23]。

### 過去の事例の共有

9,113人の妊婦に対するオンライン調査では，サリドマイドの悲劇の一般知識の低下が報告された。OTCや処方薬使用による妊娠へのリスク認知は，31～40歳の女性，経産婦，および女性医療従事者で最も低かった[24]。

妊娠曝露，投薬ミス，製品誤用または濫用，長期使用，職業曝露および臨床試験から除外されるその他の脆弱な集団の情報を提供しうる患者による重要な貢献は過小評価されるべきではない。この領域は，臨床データがほとんどまったく存在しない，そして多くのリスク管理計画において臨床データが抜けている重要な領域である。

### 新興国市場での状況

最も人口の多い大陸の1つ，アジアには世界人口の60％近くが住んでおり，世界全体の価値の最大70％を占める世界第三位の医薬品市場がある。この地域はジェネリック医薬品が中心だが，日本とシンガポールにおいて特許市場での存在感の強化と，臨床試験件数の増加から，高成長が見込まれている。中国は世界第二位の医薬品市場になると予測されているが，そのファーマコビジランス制度は

実装されてから15年しか経っていない[25]。

　2011年に日本は副作用のオンライン患者報告システムを評価するため，実行可能性の検討を行った。患者からの反応は非常に肯定的で，このシステムを友人や家族に推薦し，また使用したいと述べた。使用者は，情報提供がどのようにそのシステムに貢献するのかを理解し，自らの経験を共有し，他の人への警告，再発防止に役立てたいと望んでいた。この研究で注目された重要な要因の1つは，アドバイス等を望む人はほとんどいなかったのにも関わらず，患者は報告した後，ある種のフィードバックを受けることを期待していたことにある[26]。

**ファーマコビジランス適用範囲の拡張**

　ホメオパシー製品への規制要件を基に，EUでは薬草，漢方薬，アーユルヴェーダ薬，化粧品，医療機器に対しても登録承認プロセスの規制を拡大した。現在はEUでの販売にはファーマコビジランスシステムの設置が必須となっている。これらの製品は，使用者が責任を負い，医療従事者をほとんど介さない，自己選択商品として主に販売されている。

　薬草や自然療法は，作用機序や治療効果を裏付ける科学的または臨床的データがほとんどまたはまったくない。この事実だけでも，報告対象に，このブラックホールになっている領域を加え，このような化合物を今後評価可能にする手段として，患者報告を推進する十分な理由がある。

　2013年6月，イギリスの医薬品医療製品規制庁（MHRA）は他のニコチン製品と同様に，電子タバコを医薬品として規制すると発表した[27]。このような物質使用への予防的アプローチは拡大していくと見られ，ファーマコビジランスの適用範囲は多彩で挑戦的な市場にますます拡大していくだろう。

## 15.7　今後のファーマコビジランスの課題

　National ICT Accessibility Framework（ITU）が発表した2015年の統計によれば，インターネットユーザーは32億人に上り，うち20億人が新興国に住んでいる。世界中でのインターネット個人使用者数は2000年の6.5％から2015年の43％と7倍に増加した。モバイル加入者数は，世界中で2000年の7億3,800万人から70億人に増加している。モバイルブロードバンドの普及率は2007年以来12倍に増加しており，ITUは，2015年に世界人口の最大69％が3Gにアクセス可能になり，そのうち34億人が農村地域に住んでいるだろうと報告している[28]。

現在，世界には196の国があり，うち120カ国以上がWHOの国際医薬品モニタリング制度のメンバーである[29]。ブロードバンドは現在111カ国で，1人当たり国民総所得の5%未満の手ごろな価格となっている。

　10〜24歳の若年人口は18億人に達し，人類史上かつてない若者たちが世界中に溢れている。この若者たちの90%が新興国に住んでいるという事実は驚くべきことである[30]。この中に，われわれの将来の母親，父親，医師，科学者，患者がいる。彼らは，ファーマコビジランスの将来の関係者である。

　今こそ，患者がファーマコビジランスを支えられるよう力づけ，育てるときである。ファーマコビジランスの未来は，新興国において，有害事象報告のための，簡素で，使いやすく，対費用効果が高く，容易にアクセス可能な仕組みの構築を支援することにあることは明白である。

　2012年，米国食品医薬品局（FDA）は，市販後の安全性データの情報源を見極める新しい革新的な方法を見出すため，安全およびイノベーション法（FDASIA）を承認した。新たな情報源としてTwitterを評価した調査では，2012年11月1日から2013年5月31日までの670万のつぶやきを分析して4,401件の有害事象報告の有力候補を抽出した。FDAへの使用者報告と比較し，約3倍近く多数の報告がTwitterから同定されたことになる[31]。この結果は，使用者が膨大な量の未報告データを保持しているという事実を明確に示している。

　カンボジアで実施されたパイロット研究では，患者の有害事象報告にSMSテキストメッセージを使用することの実行可能性を評価した。調査集団は小さかったが，参加者の回答率は非常に高かった（71.7%）。高い割合は短く簡単な返信記号とSMSの使用法に関する患者教育にあると考えられた。この患者教育の効果的な戦略が立証され，肯定的結果をもたらした[32]。

　The Patient-Reported Outcomes Safety Event Reporting（PROSPER）協議体は，薬物治療のさらなるベネフィット−リスク特性の評価に患者視点の情報利用と「現実社会（リアルワールド）」のデータ活用を促進するため，安全性データ収集の中に患者の「声」を加えることを目的とする。患者は医師よりも早期に深刻な有害事象を特定し，データ精度を向上させる証拠が示されている[33]。ヨーロッパのWEB-RDRプロジェクトでは，スマートフォンによる患者報告だけでなく，新しい薬物安全性に対する洞察を得るため，インターネットの可能性を探索している。

　われわれは患者の視点，嗜好および経験が医薬品開発のあらゆる段階で考慮されるというヘルスケアの「患者中心」時代に突入しているため，患者の関与を前

向きに考えなければならない。データ収集は，臨床的解釈の必要ない形で，簡便な入力形式で，検査結果や他の臨床報告を転送可能で，使用者に合わせたものでなければならない[32]。

## 15.8 おわりに

　将来への道筋には，オンライン情報源とモバイル技術へのアクセス拡大，そして医療従事者と使用者双方によるそれらの利用がとても大きな役割を担うだろう。オンライン上では，対立する多くの課題がある。安全性未確立の医薬品を購入し，潜在的な害に患者自身をさらす可能性に関する規制がないという問題は，〔一方でオンラインが〕患者の病状や治療に関する情報の収集手段として使用されることと対立する。

　地域の報告システム作成に向けての明確な指示を出すあらゆる機会を通じて，患者自身がファーマコビジランスを実施すること，すなわち重要な貢献ができることを学べる教育システムが必要である。

　モバイル機器，ソーシャルメディアおよびその他のオンラインポータルを介したオンライン技術が世界中に普及している中，患者がより簡単に報告できるよう，それらの技術をファーマコビジランスに活用する準備を行う必要がある。さらに，報告プロセスを簡素化して，国民が薬物関連の懸念を効率的に報告できるようにし，参加者の関与を維持するための適切なフィードバックを提供する必要がある。

　ファーマコビジランスは，患者の健康全般と幸福を維持するための最良の治療結果が達成されるよう，重要リスクの早期特定を目的とした，患者ケアに不可欠な存在である。

### 参考文献

1. World Health Organisation The right to health. Fact Sheet No.31. http://www.ohchr.org/Documents/Publications/Factsheet31.pdf.Accessed 9 July 2015
2. World Health Assembly Resolution (2002) Quality of care : patient safety. WHA55-18. http://www.who.int/medicines/areas/quality_safety/safety_efficacy/ Accessed 9 July 2015
3. United Nations Population Fund (UNFPA) (2015) Ten things you didin't now about the world's population. http://www.unfpa.org/news/10-things-you-didn%E2%80%99t-know-about-world%E2%80%99s-population
4. Manyika J (2015) Four forces are upending everything you thought you knew. https://www.linkedin.com/pulse/four-forces-upending-everything-you-thought-knew-james-manyika?trk=prof-post.

Accessed 22 July 2015

5. Davis WS (1910) A day in Old Athens, chapter 10
6. Ridings JE (2013) The Thalidomide disaster, lessons from the past. Methods Mol Biol 947:575-586
7. McNaughton R, Huet G, Shakir S (2014) An investigation into drug products withdrawn from the EU market between 2002 and 2011 for safety reasons and the evidence used to support the decision making. BMJ Open 4, e004221
8. White RW, Harpaz R, Shah NH, DuMouchel W et al (2014) Toward enhanced pharmacovigilance using patient-generated data on the Internet. Clin Pharmacol Ther 96(2):239-246
9. Sultana J, Cutroneo P, Trifiro G (2013) Clinical and economic burden of adverse drug reactions. J Pharmacol Pharmacother 4 (Suppl 1):S73-S77
10. US Food and Drug Administration (FDA) (2015) From our perspective : the U.S. drug supply chain and patient safety. http://www.fda.gov/Drugs/NewsEvents/ucm446918.htm?source=govdelivery&utm_medium=email&utm_source=govdelivery
11. MHRA (2009) Drug safety update : counterfeit medicines : what pharmacists should know. https://www.gov.uk/drug-safety-update/counterfeit-medicines-what-pharmacists-should-know
12. Herxheimer A (2012) Pharmacovigilance on the turn? Adverse reaction methods in 2012. Br J Gen Pract
13. Royal College of General Practitioners (2014) An inquiry into patient centred care in the 21st century : implications for general practice and primary care. Report published in Nov 2014
14. Semigran HL, Linder JA, Gidengil C, Mehrotra A (2015) Evaluation of symptom checkers for self diagnosis and triage : audit study. BMJ Open Access
15. Raymond J (2015) What we lie to doctors about and why it matters. Newsweek.U.S. 1st July 2015. http://www.newsweek.com/what-we-lie-doctors-about-and-why-it-matters-78235.Accessed 27 July 2015
16. Beverly EA, Ganda OP, Ritholz MD, Lee Y et al (2012) Look who's (not) talking. Diabetes Care 35:1466-1472. http://www.ncbi.nlm.nih.gov/pmc/articles/PMC3379588/pdf/1466.pdf
17. Qato DM, Alexander C, Conti RM, Johnson BA et al (2008) Use of prescription and over-the-counter medications and dietary supplements among older adults in the United States. JAMA 300(24):2867-2878
18. Waljii R, Boon H, Barnes J, Austin Z, Welsh S, Baker GR (2010) Consumers of natural health products : natural-born pharmacovigilantes ? BMC Complement Altern Med 10:8
19. Knight JR, Campbell AJ, Williams SM, Clark DWJ (1991) Knowledgeable non-compliance with prescribed drugs in elderly subjects-a study with particular reference to non-steroidal antiinflammatory and antidepressant drugs. J Clin Pharm Ther 16:131-137. doi:10.1111/j.1365-2710.1991.tb00294.x
20. INSEAD, Knowledge (2015) The world's most tech-ready countries 2015. Article by Bruno Lavin, INSEAD Executive Director and Thierry Geiger, Senior Economist. http://knowledge.insead.edu/entrepreneurship-innovation/the-worlds-most-tech-ready-countries-2015-3953
21. Blenkinsopp A, Wilkie P, Wang M, Routledge PA (2007) Patient reporting of suspected adverse drug reactions : a review of published literature and international experience. Br J Clin Pharmacol 63(2):148-156
22. Robertson J, Newby DA (2013) Low awareness of adverse drug reaction reporting systems : a consumer survey. Med J Aust 199(10):684-686
23. Begaud B, Moride Y, Tubert-Bitter P, Chaslerie A, Haramburu F (1994) False-positives in spontaneous reporting : should we worry about them? Br J Clin Pharm 38:401-404
24. Petersen I, McCrea RL, Lupattelli A, Nordeng H (2015) Women's perception of risks of adverse

fetal pregnancy outcomes : a large-scale multinational survey. BMJ Open 5, e007390
25. Biswas P (2013) Pharmacovigilance in Asia. J Pharmacol Pharmacother 4 (Suppl 1 ): S7-S19
26. Yamamoto M, Kuboto K, Okazaki M, Dobashi A et al (2015) Patients views and experiences in online reporting adverse drug reactions : findings of a national pilot study in Japan. Patient Prefer Adherence 9:173-184
27. Action on Smoking and Health (ASH) (2013) The regulation of e-ciagettes and other nicotine products in the UK : Questions and Answers. http://www.ash.org.uk/files/documents/ASH_897.pdf
28. National ICT Accessibility Framework (ITU) (2015). Statistics confirm ICT revolution of the past 15 years. Press release. Geneva. 26 May 2015http://www.itu.int/net/pressoffice/press_releases/2015/17.aspx#.Vbt9jJNVhBd
29. Pal SN, Duncombe C, Falzon D, Olssen S (2013) WHO strategy for collecting safety data in public health programmes : complementing spontaneous reporting systems. Drug Saf 36 : 75-81
30. United Nations Population Fund (UNFPA) (2014) State of the world population report : the power of 18 billion. http://www.unfpa.org/sites/default/files/pub-pdf/EN-SWOP14-Report_FINAL-web.pdf
31. Freifeld CC, Brownstein JS, Menone CM, Bao W et al (2014) Digital safety surveillance : monitoring pharmaceutical products in Twitter.Drug Saf 37:343-350
32. Baron S, Goutard F, Njuon K, Tarantola A (2013) Use of a text message-based pharmacovigilance tool in Cambodia : pilot study. J Med Internet Res 15(4), e68
33. Banerjee A, Okun S, Edwards RI, Wicks R et al (2013) Patient-reported outcome measures in safety event reporting : PROSPER consortium guidance. Drug Saf 36 : 1129-1149

# 第16章
# RMPとPSURの相互関係が
# 照会手続きに与える影響

Elizabeth Storz

　欧州のファーマコビジランスに関する法律により，2012年に医薬品の安全性モニタリングに関する要件が新たに多数導入された。この欧州連合（EU）におけるヒト用医薬品に関する法律の変更は，過去およそ17年間において最大のものであった。これは，欧州の医薬品安全性モニタリング制度の見直しによってもたらされた変化であり，それによってファーマコビジランスに関連する既存の法律の変更およびその導入がされることとなった。

　具体的には，Directive 2001/83/ECがDirective 2010/84/EUによって改正され，またRegulation (EC) No.726/2004がRegulation (EU) No. 1235/2010によって改正された。例えば，Title IX（ファーマコビジランス）の条項（Article）の数が9から29に増え，Directiveで規定する範囲が大幅に広がった[*1]。また，ファーマコビジランスに関する新たな法律の運用面におけるさまざまな要件を含む新たなCommission Implementing Regulation (EU) No. 520/2012が成立した。

　これらのファーマコビジランスに関する新たな要件はすべて，販売承認の種類

---

[*1] 訳者注：EC（European Commission：欧州委員会）が制定した規則（Regulation）は，EU加盟各国で国内法よりも優先して導入される法律である。指令（Directive）は，各国で法制定のための手続きが必要な法令である。勧告（Recommendation）は法的拘束力や強制力はないものの，事実上EU加盟国内で運用されるよう図られるべきものである。

E. Storz
Takeda Pharma Vertrieb GmbH & Co KG, Berlin, Germany
e-mail: Elizabeth.Storz@takeda.com

©Springer International Publishing Switzerland 2017
I.R.Edwards, M.Lindquist (eds.), Pharmacovigilance,
DOI 10.1007/978-3-319-40400-4_16

（中央承認と国承認（各国または相互認証））に関わらず適用される必要があると強調された。2012年に導入された新たな規定の主な目標は，欧州連合各国におけるファーマコビジランス要件を調和し，また，複雑であいまいな箇所があった以前の規定を見直し，販売承認取得者の役割および責務を明確にすることであった。さらに，手続きの簡素化，作業重複の回避を通じリソースを確保するために所轄官庁および販売承認取得者両者の管理上の負担および作業量を減らすことが期待された。

本章では，いくつかの新たな要件について販売承認取得者の観点から十分に検討し，新しい法令の本来の目的，すなわち主に作業量および管理上の負担の軽減，ならびに処理の簡素化が達成されたかどうかを分析する。

2012年に改正された具体的な要件のいくつかは，医薬品のリスク管理計画（RMP），定期的安全性最新報告（PSUR）および照会手続きに関するものであった。

## 16.1　法律上義務付けられている文書：RMPおよびPSUR

リスク管理計画（RMP）および定期的安全性最新報告（PSUR）は，法律上義務付けられているファーマコビジランスの基本となる文書である。いずれも独立した文書であり，それぞれ規制の目的および目標が異なりそれぞれで完結されるべきものである。とはいえ，これら2つの文書は相補うものである。作業の重複を防ぐためには，両文書には相互利用できる共通の内容があると予想された。新たな法律によりRMPおよびPSURのモジュール構造は互換性のある新たなものとなり，販売承認取得者による文書の更新と異なる規制当局への文書の提出を容易にすることが目指された。RMPおよびPSURの法的根拠は，Directive 2001/83/EC, Regulation (EC) No. 726/2004およびCommission Implementing Regulation (EU) NO. 520/2012に規定されている。

RMPの定義はDirective 2001/83/ECのArticle 1 No. 28cに記載されており，それによれば，RMPとは「リスク管理システムの詳しい記述」を意味する[1]。RMPの法的根拠は，Directive 2001/83/EC（Article 8(3), 21a, 22a, 22c, 104, 104a, 106(c)および127a），Regulation (EC) No. 726/2004（Article 6, 9(4), 10a, 23(3)および26(c)）およびCommission Implementing Regulation (EU) No. 520/2012（Article 30から33およびAnnex 1）などの多くの条項に記載されている。特に，Commission Implementing RegulationのAnnex 1は，RMPの必須形式が，必要

なモジュールの概要とともに記載されているため，非常に有用である。

　RMPの主な目的は，リスク・ベネフィットの管理および承認前後にわたるその計画である。以前のRMPの主な目的は，回顧的にリスクを管理することであった。しかし，医薬品のリスク・ベネフィットバランスの評価は，ベネフィットに照らしてリスクを考慮することによってのみ正確に行うことができると認知された。

　RMPは7部構成である。特にRMPの一部である安全性検討事項はさらに小見出し（モジュール）に分けられており，医薬品の特質に合わせて内容を調整し，モジュールの追加や削除，PSURなどの他の文書への再利用が可能である。

　PSURに必要な内容は，Directive 2001/83/ECのArticle 107bおよびCommission Implementing Regulation (EU) No. 520/2012のArticle 34に記載されており，それらによれば，PSURには医薬品のベネフィット・リスクに関連するデータの要約，リスク・ベネフィットバランスの科学的評価，医薬品の販売数・処方量および医薬品が投与された推定人口に関連するデータが記載される。新しい様式では，リスクと比較したベネフィットの評価が強化されている。PSURの必須形式は，Commission Implementing RegulationのArticle 35，およびモジュールの概要を必要とされる付番とともに説明しているAnnex IIに記載されている。また，PSURの法的必要条件のいくつかについては，Regulation (EC) No. 726/2004（Article 9(4), 14(2), 25a, 26(1)および28）に記載されている。ただし，PSURの主な法的必要条件は，Directive 2001/83/ECのArticle 107bから107gに記載されている。

　PSURの主な目的は，承認後の製品のライフサイクルの決められた時点において，蓄積されたリスク・ベネフィットに関する情報に照らして創出される新たな情報を考慮して，総合的，包括的，簡潔的および批判的に医薬品のリスク・ベネフィットバランスの評価を行うことである。

## 16.2　RMPとPSURの相互関係

　すでに述べたように，PSURの"モジュール化アプローチ"は，RMPの安全性検討事項などの他の文書と併せてPSURの作成および評価を行う際に，必要に応じて特定の項の共通する内容を相互利用することを可能にし，重複を最小限に抑え効率を高めることを目標としている。Table16.1では，PSURおよびRMP間のいくつかの共有部分を示している。

表16.1 RMPとPSURの共通項目

| RMP 項目 | PSUR 項目 |
| --- | --- |
| Part II, module SV, section<br>規制当局およびMAHの安全性のための対策 | Part III, section 3<br>報告対象期間中に取られた安全性のための対策 |
| Part II, module SV, section<br>研究以外での市販後の曝露（医薬品使用） | Part III, subsection 5.2<br>市販後の経験から得られた集積および報告対象期間における曝露（医薬品使用）患者 |
| Part II, module SVIII<br>安全性懸念事項の概要<br>（PSUR報告対象期間の当初の時点における最新版のRMPに記載されたもの） | Part III, subsection 16.1<br>安全性懸念事項の概要 |
| Part II, module SVII<br>特定されたあるいは潜在的リスク | Part III, subsection 16.4<br>リスクの特徴 |
| Part V, section<br>リスク最小化活動の効果の評価 | Part III, subsection 16.5<br>リスク最小化活動の効果（期間中にもし行っていれば |

　例えば，PSURの5.2項およびRMPのモジュールSVのPart II 安全性検討事項では，市販後の累積使用患者数データが必要である。また，RMPおよびPSURではそれぞれ安全性の懸念に関する概要が必須であるため，いずれにも記載する必要がある。

　では，PSURおよびRMPの維持は他の文書にどのように影響を及ぼすだろうか。PSURを作成する際，販売承認取得者は，PSURで検討された特定されたリスクまたは潜在的リスクについて，それらが重要なものでありRMPの更新が必要であるかどうかを考慮する。さらに，所轄官庁に提出するPSURによる結論は，RMPにも反映させる必要がある。そのような場合，新たな重要な安全性の懸念を含む修正済みのRMPをPSURとともに提出し同時に評価されるべきである。しかし，重要な特定されたリスクまたは重要な潜在的リスクのすべてが，RMPで検討の対象となる安全性の懸念となるわけではない。また，所轄官庁がPSURの評価を行っている際に新たな安全性の懸念が特定された場合，販売承認取得者は，RMPを更新して所轄官庁に提出する必要がある。

　医薬品において法律上義務付けられているこれら2つの文書について言及されている要件を分析すると，RMPおよびPSURそれぞれの作成および定期的な維持だけでも，販売承認取得者はかなりの作業負担を強いられることは明白である。さらに，相互に更新が必要であるという意味でのこれらの文書の相互の影響およびその更新によって増加する作業量は，販売承認取得者側のスタッフの増員を要するという観点から，無視することはできない。

しかし，それだけでなく，疑義照会の手続きもまたRMPおよびPSURに記載すべき情報に影響を与え，その都度の時間のかかる更新を〔企業に〕要求する場合がある。

## 16.3　照会手続きの影響

　新たなファーマコビジランス法令により，照会手続きの概念が改正された。Directive 2001/83/ECが改正され，EUでの緊急の手続き（Urgent Union Procedures）と呼ばれる，Article 107iの照会手続きが導入された。既存のArticle 31の照会手続きが，現在，いわゆるファーマコビジランス照会として分類されている。さらに，Regulation (EC) No. 726/2004によれば，中央承認医薬品が関連する場合においては，いわゆるArticle 20照会手続きが実施される。しかし，照会手続きに関わる医薬品の販売承認の性質上，これらが実施されることはあまりない。

　一般的に照会手続きは，医薬品またはその同種同効薬の安全性またはリスク・ベネフィットのバランスに対する懸念がある場合に実施される。照会が実施される理由は，ファーマコビジランス活動によるデータの評価結果に基づいた，販売承認内容の差し止めまたは取り消し，販売承認の更新の不承諾，医薬品の供給の禁止，または適応症の削除，推奨用量の減量あるいは新たな禁忌などといった販売承認内容の大きな変更などの，緊急な安全性の問題に関連する。これらは，Article 107iの照会手続きの実施理由になる。

　ファーマコビジランス活動によるデータ評価の後，社会の関心があり，その結果として医薬品またはその同種同効薬の品質，安全性または有効性に関して懸念が生じる場合，Article 31の照会手続きが実施される。さらに，Article 107iの手続き開始の基準を1つも満たしてはならない。

　すべての照会手続きは，Directive 2001/83/ECのArticle 107jから107k，さらには同じDirectiveのArticle 31の手続きではArticle 32に記載されている手続きおよび期限に従う。

　Article 107iまたはArticle 31の照会手続きが終了すると，製品情報の変更，患者および医療従事者向けの情報および啓発資料の作成，リスク最小化策の実施，または市販後安全性研究（PASS）ならびに市販後有効性研究（PAES）の開始といったさらなる対策を行うことになる。

　照会手続きの結果，多くの場合，製品情報の変更が必要となる。より複雑な対

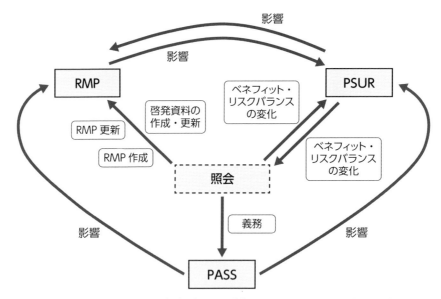

図16.1　RMPおよびPSURの照会手続きによる影響，ならびにPASSとの相互関係

策は，市販後安全性研究（PASS）の実施である。PASSは，Directive 2001/83/ECのArticle 1 No. 15に，「安全上の問題の特定，特徴付けまたは定量化，ならびに医薬品の安全性プロファイルの裏付け，またはリスク管理措置の効果の測定を目的として承認済みの医薬品に対して行う研究」と定義されている。

　照会手続きの結果による義務としてPASSの実施が必要となる場合，これらの研究で得られる結果をその医薬品のPSURにおいて記載し評価を行わなければならず，それによりベネフィット・リスクバランスに影響を及ぼすことがある。また，PSURに研究の実施について言及しなければならない。また反対に，PSURの評価においてベネフィット・リスク評価が変更されることにより，照会手続きが実施されることもある。

　また，実施したPASSによる新たに特定されたリスクに関する結果について，必要な場合RMPにも含めることがある。照会手続きを開始する前にその医薬品のRMPが存在しない場合，照会手続きまたはPASSの結果による対策としてRMPを完全に新規の文書として作成することがある。

　しかし，照会手続きは別の影響を及ぼすことがある。リスク最小化策の1つとして，患者および医療従事者向けに，欧州製品情報概要（SmPC）および添付文書（PL）に記載されている情報について補足説明するための啓発資料がある。そのような啓発資料は，RMPの一環である。したがって，照会手続きの結果，

既存の啓発資料の更新が必要となることがある．また，資料を完全に新規に作成しなければならなくなる場合もある．

図16.1に，RMPおよびPSURの照会手続きによる影響，ならびにPASSとの相互関係の概要を示す．

前述したように，照会手続きは，RMPの更新または新規作成およびPASSの実施などさまざまな影響を及ぼす可能性がある．また，照会手続きの結果，その医薬品のリスク・ベネフィットバランスが変更されPSURが影響を受けたり，あるいはPSURより特定されたリスク・ベネフィットバランスが変更となり照会手続きの実施が必要になったりする．

## 16.4 結論

このことから，改正されたファーマコビジランス法令の目的は達成されたのかという疑問が生じる．要するに，継続的なベネフィット・リスク評価により得られた最新のデータでPSURおよびRMPを適時に更新すること，ならびに照会手続きによって義務となる可能性のある新たな要件の管理を維持することは，販売承認取得者にとって時間のかかる永久的な課題である．改正されたファーマコビジランス法令の主な目的の1つ，すなわち販売承認取得者の管理上の負担および作業量を減らすことが達成されていないことが明確に強調される．また，対処しなければならない新たな要件のため，手続きの簡素化も達成されていない．作業の重複を防ぐためにRMPとPSURにいくつかの共通部分を持たせるという構想さえも，概して作業量の減少に大きな影響を及ぼしたとは言えない．法的必要条件が増え，その結果として作業量も増えたため，ファーマコビジランスに関わる人員配置の要望が増えた上に，今後もさらに増えていくと言える．また，新たに開始された多くの照会手続きが次第に増えていくと考えられる中で，医薬品販売承認取得者の医薬品がそのような手続きに該当してくるかどうか，また，ファーマコビジランスに関わるスタッフを一時的に増員する必要があるかどうかを予測することは不可能である．

では，RMPおよびPSURの存在自体は，医薬品をより安全なものにしているのか．答えは，イエスでもあり，ノーでもある．ノーである理由は，PSURは改正されたファーマコビジランス法令が施行される前から存在していたからである．また，RMPも一部の製品に対して存在しており，PASSもまた実施されていた．一方，イエスである理由は，販売承認取得者は現在，RMPおよびPSUR

の変更やそれぞれが相互に影響し合う文書の対処を行いながら，自身の医薬品のリスク・ベネフィットバランスの変更の影響について以前にも増して注意深く監視することを余儀なくされているからである．さらに，ファーマコビジランス法令が変更されて以来，PASSの法的根拠はより一層規制されたため，医薬品のリスク・ベネフィットに関するさらに多くの情報を，これらの研究から収集することが現在，または今後も可能となり，その後の医薬品の安全性に影響を及ぼすことになる．

したがって，医薬品販売承認取得者の観点からすれば，新たな法的必要条件により作業量が膨大となり，現在この状況を変える明確な方法はない．

**参考文献**

1. Directive 2001/83/EC of the European Parliament and of the Council of 6 November 2001 on the Community code relating to medicinal products for human use amended by Directive 2010/84/EU of the European Parliament and of the Council of 15 December 2010 (OJ L 348,31.12,2010, p.74)
2. Regulation (EC) No 726/2004 of the European Parliament and of the Council of 31 March 2004 laying down Community procedures for the authorisation and supervision of medicinal products for human and veterinary use and establishing a European Medicines Agency amended by Regulation (EU) No 1235/2010 of the European Parliament and of the Council of 15 December 2010 (OJ L 348,31.12.2010, p.1)
3. Commission Implementing Regulation (EU) No 520/2012 of 19 June 2012 on the performance of pharmacovigilance activities provided for in Regulation (EC) No 726/2004 of the European Parliament and of the Council and Directive 2001/83/EC of the European Parliament and of the Council (OJ L 159, 20.06.2012, p.5)
4. Guideline on good pharmacovigilance practices (GVP) Module V-Risk management systems (Rev 1); EMA/838713/2011 Rev 1 (2014)
5. Guideline on good pharmacovigilance practices (GVP) Module VII-Periodic safety update report (Rev 1); EMA/816292/2011 Rev 1 (2013)

# 第17章
# 医薬品安全性をモニタリングするためのその他の情報源：現状と今後の展望

Marco Tuccori and Magnus Wallberg

*人類にとっての選択は自由と幸福の間にあり，人類の大部分にとっての幸福はより良いものである。ジョージ・オーウェル著 「1984」より*

ファーマコビジランスの主なゴールは，医薬品の副作用（ADR）の特定と特性評価を可能な限り早期に実施することであり，加えて，医薬品の主たるベネフィットのバランスを崩すようなリスクに患者が曝されることを可能な限り最小限に抑える施策を実施することである。このプロセスでは，新規医薬品に対して，前臨床研究，承認前臨床試験，製造販売承認後研究（副作用自発報告および観察研究を含む）の3種類の異なる安全性に関するフィルターの実施を課している。これら安全性に関するフィルターには，薬物治療のリスクの特定を遅らせるかもしれない落とし穴がそれぞれに存在し，その結果，医薬品が引き続き使用され，何百万人もの人々に影響が及ぶほどの傷害が発生する場合がある。

特に，副作用自発報告や観察研究は，ランダム化臨床試験でよく知られている限界点を克服するために，医薬品安全性の評価に特有のツールとして活用されてきた。しかし，これらのアプローチにもそれぞれに関連する限界点を有してい

---

M.Tuccori (✉)
University Hospital of Pisa, Pisa, Italy
e-mail:marco.tuccori@gmail.com

M.Wallberg
Uppsala Monitoring Centre, Uppsala, Sweden

©Springer International Publishing Switzerland 2017
I.R.Edwards, M.Lindquist (eds.), Pharmacovigilance,
DOI 10.1007/978-3-319-40400-4_17

る。したがって，医薬品安全性に対する現時点の研究は，新しいデータソースや新しい分析手法を検討することで，これらの限界点を克服する方向に向かって進んでいる。現時点で取り組み中の活動に着目することで，確度の高い将来予測を行う上で貴重な手がかりを得ることができるかもしれない。それは，単に地面の足跡を見つけて，その方向に従うだけのことである。

## 17.1 副作用自発報告における現状での限界点

副作用自発報告に対する限界点は，医学文献において広く議論されてきている[1]。最もよく知られている主な限界点は，間違いなく過小報告である。薬物に関する問題と，患者の基礎疾患に関する問題とを区別することは困難であり，その結果，過小報告が生まれるのが臨床での現状である。このような状況は，治療されている疾患が，がん，糖尿病および関節リウマチなどの重要な併存疾患を有する場合に頻繁に起こる。同様に心血管イベントの場合のように，薬物に関連しない原因によって発生する事象の発生が対象集団において頻繁に起こる場合，薬物の因果的役割は十分に検討されない。しかし，ほとんどの場合，過小報告が生じる要因としては，日常の臨床活動において副作用自発報告を優先度の高い活動として考えることができないためである。副作用自発報告を継続的な活動として医療従事者に課す取り組みは，これまで限られた成果しか得られてこなかったこと，また，副作用自発報告のグローバルシステムは，限られた介助者のグループや患者からの多大な貢献によって維持されている状況であることを認識しなければいけない。この状況は，副作用自発報告が役に立たないことを意味しているのではなく，単にこの取り組みが本来の考えられている潜在的機能に対して最小限の割合しか利用されていないことを意味している。

副作用自発報告の主な限界点の2つ目は，曝露に関する信頼性の高い分母情報が常に欠如していることである。したがって，副作用自発報告のデータベースが提供することができる最良の薬剤疫学情報としては，シグナル検出の基礎となる不均衡性である[2]。

副作用自発報告の主な限界点の3つ目は，データの品質が不十分なことである。理論的には，副作用自発的報告は，観察研究を実施するにあたっての根拠データを示す役割があり，したがって，事象発現までの時間，合併症や併用治療薬など研究デザインを検討する際に必須となる臨床上の詳細情報を提供すべきである。この情報は，代替指標の使用（例えば高血圧症の代替指標として降圧薬使用の

データを用いる）によって，頻繁に不完全もしくは部分的な情報となる．自発報告データの質が不十分であると，その後の観察研究のデザインに影響を及ぼし，最悪の場合には，治療に関するリスクに対して誤った結論を導き出す可能性がある．

## 17.2 製造販売承認後に実施する観察研究における現状での限界点

　観察研究の実施可能性は，データを紙から電子媒体へと確実に移行させる情報技術の進歩により，過去20年間で指数関数的に増加している．さらに，コンピュータの能力も進化し，以前は扱えなかった膨大なデータセットを，今では管理することが可能になっている．この画期的な変化は，薬物治療の臨床アウトカムを調査する際の実施可能性に対して非常に大きな強みとなっている．しかし，これは異なるデータや経験を用いた観察研究の実施を可能にし，同じトピックに対して複数の研究が実施され，大きく異なる結果が得られてしまう状況となっている[3, 4]．ランダム化臨床試験とは異なり，観察研究の実施する際の標準的ルールがないために，このような状況が発生している．毎年公表されている数千の観察研究の中で，わずかなパーセンテージの最終結果のみが，品質レベルが満足できる内容であり，臨床的および規制上の意思決定の両方に活用することができる状況である．

　まれな臨床アウトカムに対する実施可能性は，観察研究の主な限界点の1つである．まれなイベントを対象に実施する研究では，膨大な調査対象症例が必要となり，大規模な医療管理データベースのみが利用可能である．このような環境下において，データの完全性は，異なる医療管理データベース（例えば，アウトカム情報を含むデータベースと曝露情報を含むデータベース）を結合できる可能性に依存するであろう．また，これらのデータベースは異なるコーディングシステムを有していると思われることから，データベースの連結は，データベース間で相互の情報交換を形成できるかどうかに依存するであろう．コーディングシステムが特定の臨床上の問題を同定することができない場合には，コード化も課題になると考えられる．例えば，スタチンと横紋筋融解との関連性は，"横紋筋融解"のコードがREAD辞書（データベースで使用されているコード体系）に含まれていなかったため，2009年までは英国 CPRD（Clinical Practice Research Datalink：非常によく知られている大規模なプライマリケア記録のデータベースとして医薬品安全性研究に繰り返し使用されている）にて有効に調査することはできなかっ

た[5, 6]。データベース間の相互の情報交換の問題は，地理的に定義された対象集団の異なるデータが記録された2つの異なるデータベースの連結に限定されず，サンプルによる検出力を向上するために地理的に異なる対象集団に関する情報を含むデータベースの集積が求められる際には，その問題がより顕著になる。したがって，データベース間の調和は，解決すべき重要な課題である。

　自発報告と同様に，データの品質は，医療管理データベースで実施される観察研究の主な問題の1つである。これらのデータベースは異なる目的（通常は医療サービスの経済的な管理）で設計されているため，特に記録対象と関係のないデータ項目について，しばしば臨床情報の情報量が限られる場合や，質が不十分な場合がある[3]。例えば，喫煙習慣およびアルコール摂取は，多くの臨床アウトカムを調査するために必須の共変量であるが，いずれも正確に記録されておらず，適切にコード化されていない。時には，関心のある情報が一部の患者に対してのみ利用できる場合がある。また，未知の曝露をカテゴリ化する場合や，多重代入法を計算する場合など人為的アプローチの使用が必要となる場合がある。この課題は，医療管理データベースのみに当てはまるものではなく，医療管理データベースに比べると規模は小さいがよりデータソースの品質が高いと考えられている疾患レジストリや治療レジストリにも該当する。

## 17.3　限界点の克服：今後のファーマコビジランスに対するプロジェクトや安全性情報の新たな情報源のための探究

　副作用を早期に検出する能力に対する前述の重要な限界点は，いくつかの重要なファーマコビジランス国際プロジェクトにおいて主題となっており，将来のファーマコビジランスの進むべき先を検討している[7]。これらのプロジェクトでは，従来の手法を置き換えるのではなく，統合を目指している。次項以降，各プロジェクトの概要を簡単に示す。

## 17.4　EU-ADR（2008-12年）

　EU-ADRデータベースネットワークは，3つの国（イタリア，オランダ，デンマーク）に設置された7つの確立された欧州の医療データベースで構成されている。これらのデータベースには，臨床情報と薬剤処方が記録されたプライマリケアデータベース（ヘルスサーチ，統合プライマリケア情報，Pedianet）が含まれ

ている．また，明確に定義された対象集団からの薬剤‑処方データが，退院時診断のレジストリや臨床情報を収集した他のレジストリに紐づけられている網羅的なレコード連結システム（Aarhus University Hospital Database，PHARMO，イタリアのLombardyやTuscany地域データベース）も含まれている[8]．

EU‑ADRネットワークは，1995年から2010年までの2,000万人以上の患者のフォローアップデータを有している．薬物曝露は，各データベースの特性に従って，調剤／処方日付や配薬（与薬）システム／投薬レジメンを用いて推定する．イベントに対するコーディング方法がデータベース間で均質でないため，統合医学用語システム（Unified Medical Language System：UMLS）の基本的考え方を使用した調和システムが公開され，データベース所有者はデータ抽出のための検索要件を構築した．データは手元の端末で処理され，その後Jerboa™を使用して蓄積される（個人識別可能なデータを共有せずに複数の医療データベースにアクセスする）[9]．医薬品の処方箋は，国によって異なる国の製品コードを使用して，各所でコード化されている．しかし，ほとんどの国では，これらの製品コードを解剖治療化学分類法（ATCコード）に関連付けている[10]．ATCコード第5レベルは，EU‑ADR入力ファイルにおいて，医薬品コードとして使用されている．EU‑ADRに含まれるそれぞれのデータベースでは，疾病を記述する4つの命名システム（International Classification of Diseases（ICD9‑CMおよびICD10）[11]，国際プリマケア分類（ICPC）[12]およびREADコード（RCD）分類[13]）のいずれか1つが使用されている．これらの異なる用語は，Unified Medical Language System（UMLS）[14]を使用して関連づけられる．UMLSは，EU‑ADRプロジェクトで使用される4つの命名システムを含む150以上の用語集を取り扱うための生物医学用語統合システムである．データベースから特に注目する事象を明確にする方法は，次の7段階の反復プロセスで行われる．(1) 文献から確立された臨床上の基準を用いた該当事象の定義；(2) 該当事象に対応するUMLSの基本的考え方の特定：(3) データベース所有者およびファーマコビジランス専門家による医学概念の改訂および検証，(4) 医学概念の各データベース用語への翻訳；(5) データの抽出および事象発生率の計算；(6) 検索要件構造の比較‑最終的にデータベース間の主要な不一致を検出し，調和させる．(7) Jerboa™のイベント入力ファイルを作成する．EU‑ADRは，潜在的な副作用の相対的リスクを検出し，大規模な医薬品安全性モニタリングの道を開く効果的な方法で，多様かつ異なる構造のデータを組み合わせる可能性を実証した．示されたこの共通データの枠組みでは，患者レベルの機密情報の共有を最小限に抑えつ

つ定期的に収集された複数の医療データを活用する[15, 16]。

## 17.5 Observational Medical Outcomes Partnership（OMOP）およびObservational Health Data Sciences and Informatics（OHDSI）(2008-13年, 活動中)

　Observational Medical Outcomes Partnership（OMOP）は，米国議会と食品医薬品局（FDA）が主導して2008年に正式に開始された公的機関と民間機関の5年間のパートナーシップである。OMOPの目的は，医薬品の効果に関する調査を目的とした観察研究の実施のために，医療管理データベースを適切に利用することについて情報を提供することである[17, 18]。このプロジェクトは，異なるタイプの長期間のデータセットである均質でない情報源から収集された膨大な量のデータを分析する際に，最も信頼性の高い方法を特定することを目的とされた。学界，産業界および政府機関の研究者が，以下の目標を達成するために5年間活動した：(1) 真の相関を特定しかつ偽の相関を回避するためのいくつかの分析的手法の実績を経験則的に評価するための方法論的研究の実施；(2) 医療によって提供される活動の範囲内で記録を残す目的で使用されるさまざまな均質でないデータソースを，変換し，特性を明確にし，分析するツールおよびスキルの開発；(3) 大規模な研究団体が科学の進歩において協力するために用いるツールの共有。

　プロジェクトが終了した後も，科学者たちはまだいくつかの研究目的でOMOP共通データモデルとOMOP辞書を使用している。これらのツールは，http://omop.org/CDM（2015年11月下旬）に公開され，管理されている。OMOPは，多くの異なるフォーマットでさまざまな目的のために収集されたさまざまな情報源から，さまざまな種類の観察データ（払戻請求および電子医療記録）を受領することができる共通構造を作成する可能性を実証した。医薬品安全性に対する積極的サーベイランスを達成することができる広範な統計ツールおよび方法の開発および試験に成功した。

　OMOPによって作成されたツールの中には，標準データ形式で観測データを編成する共通システム（図17.1），共通データモデルが含まれている。また，異なるデータソースからデータを抽出し，他のフォーマットをOMOPフォーマットに変換するシステムを有している（抽出（extract），変換（transform），および読込（load）：ETL）。

　さらに，観察研究において最も頻繁に使用されるアウトカム（関心のある健康

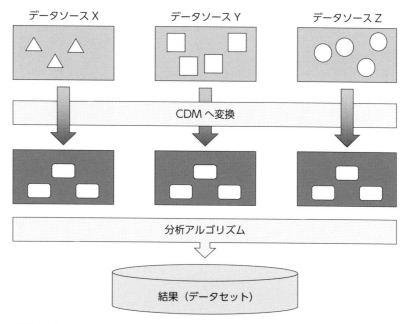

図17.1 異なるデータソース（X，Y，Z）は，共通データモデル（CDM）と共通コーディング基準に変換される。変換されたデータセットに対してCDM用に調整され開発されたアルゴリズムを使用して，要求した結果を取得することができ，利用可能かつさまざまな種類のデータソースを含めた分析を容易に実施することができる。データ保護と所有権を提供するために，CDMデータセットは異なるサイトに配置し，結果のデータセットを蓄積するのみとなっている。

上のアウトカム：HOI）を定義するためのコード辞書も作成されている。Observational Source Characteristics Analysis Report（OSCAR）は，OMOP共通データモデル内のすべての観察された医療データを要約するための体系的手法を提供する。OSCARは，共通データモデル内のすべての関連テーブルのための構造化された出力統計を作成して積極的サーベイランスの要件に対応するために特定のデータソースの潜在的メリットを迅速に要約し解釈することを推進する。

データは，OSCAR Unified Checking（GROUCH）の一般レビューにて確認されている。GROUCHは，OSCARによる概要から観察された不確かで疑わしいデータ（妊娠中の男性または前立腺疾患を有する女性など）に対する警告について，それぞれのデータソースに関する概要報告を作成できるツールである。最後に，OMOPはNatural History Analysiプログラム（NATHAN）を開発した。NATHANは，人口統計学的要因（年齢および性別）とイベント発症前，発症中，発症後の併存疾患，併用薬および保健サービスの利用などの，関心のある母集団に関する特徴を要約するための標準化された報告書である。

特に，OMOPは，Observational Health Data Science and Informatics（OHDSI）

の作成に影響を与えた。OHDSIは，研究者や観察的健康データベースの国際的なネットワークであり，コロンビア大学に中央調整センターが設置されている。[19]。OHDSIの目標は，人口レベルの推定や患者レベルの予測のために，観察的健康データベースの大規模な分析を通じて，疾患の自然史，医療提供，医療介入の効果について信頼できる科学的エビデンスを創製し，医学的な意思決定を変えることである。OMOPと同様に，OHDSIは，研究の標準化と調和のために興味深いオープンソースツールを作成している（http://www.ohdsi.org）。

2015年11月現在，OHDSIネットワークは，10ヵ国の約100の会員組織が所有する6億人の患者を対象とするデータセットにアクセス可能である。ネットワークに含まれるいくつかのデータセットの検証は現在進行中であるため，実際に網羅されている対象集団はおそらく6億より少なくなることに注意が必要である。メンバーとして加盟しているそれぞれの組織は自らのデータにのみアクセスできるが，本ネットワークでは，同じ共通データモデルと同じコーディング基準が使用されているため，ある特定の健康上の問題を調査するために個々に作成されたデータ検索要件は，理論上は，どのような検索要件もすべてのデータセットに対して再現することが可能である。しかし，さまざまな情報源とそれらデータの特性について慎重に考慮しなければならない。

## 17.6 SENTINELプロジェクト（2008年～活動中）

SENTINELプロジェクトは，2008年に米国で開始された長期間の取り組みであり，FDAによって承認された医薬品の安全性を監視するための全国的な電子システムの作成を目的とされた[18]。この取り組みは，米国食品医薬品局（FDA）改正法（Food and Drug Administration Amendments Act：FDAAA）の要件に応える形で設置され，この中には，学界，政府機関および民間団体が協働する必要性が盛り込まれ，医薬品の安全性を評価するために複数の医療管理データソースから情報を提供できるシステムを開発することが求められた。このプロジェクトは，Mini-Sentinelというパイロットプロジェクトとして開始され，医薬品だけではなく，ワクチン（専門部署名：Post-Licensure Rapid Immunization Safety Monitoring, PRISM）や血液製剤を含む生物製剤（Blood Safety Continuous Active-Surveillance Network, Blood-SCAN）が対象となった。

Mini-Sentinelは，日常的に電子医療データを分析し，FDAの医薬品の安全性に関する懸念に応えている。このシステムは，患者または介護者によるFDAへ

の自発的データ伝送を必要としていない。また，医薬品の適正使用に関する規制による決定（dear doctor letters[*1]やblack box warnings[*2]）の影響を評価するために使用されることがある。さらに，医薬品安全性に関する緊急事態が発生した場合には，FDAの情報要請に迅速な回答（数日または数週間）を提供することができる。Mini-Sentinelレポートでは，患者のプライバシーを保護するために，結果は集計データとして提供している。

Mini-Sentinelプログラムは，現在，1億人，29億回の処方，24億回の診察，急性イベントによる3,800万回の入院に対する医療記録を評価することができる。(http://www.fda.gov/downloads/Safety/FDAsSentinel Initiative / UCM268035.pdf)。Mini-Sentinel活動は，3つの方向に焦点が当てられている：(1) 評価（医薬品の曝露，特定の診断および医療処置の発生，医薬品を曝露した人々の健康アウトカム，FDAによる規制措置や介入への影響）；(2) 方法（方法の開発，コード化システムの評価，実施および検証による臨床アウトカムの特定を含む）；(3) データ活動。Mini-Sentinelは，データ共有に協力する医療機関が，既存の環境で電子データに対する物理的および操作上の制御を維持する分散型データアプローチを使用している。分散型アプローチの主な利点は，識別可能な患者情報を共有する必要性を最小限に抑えることである。

Mini-Sentinel Common Data Modelによって，参加医療機関の管理情報と臨床情報を標準化しており，前のセクションで説明したOHDSIネットワークで使用されている方法と非常によく似た方法である。これらの2つの共通データモデルを比較したところ[18]，基本的考え方のデザインがわずかに異なるにもかかわらず，いずれの共通データモデルも作成された際の目的を達成していた。分析の結果における主な違いは，アルゴリズムの実装に由来する。

## 17.7 PROTECT（2009年〜活動中）

Pharmacoepidemiological Research on outcomes of Therapeutics by European Consortium（PROTECT）は，European Medicine Agency（EMA）が調整したさまざまな関係団体を代表する34の協力機関[*3]によって管理されたプロジェクトである。2009年9月に開始され，EUと製薬業界団体（EFPIA）との間の大規

---

[*1] 訳者注：日本の緊急安全性情報に相当するもの
[*2] 訳者注：日本の添付文書の警告欄に相当するもの
[*3] 訳者注：EMAのほか，大学や製薬企業が含まれる

模な官民パートナーシップであるInnovative Medicine Initiative（IMI）による資金提供を受けている。このプロジェクトの主な目的は，副作用の早期に検出する能力を改善する新しいツールおよび方法の一連の開発を通じて，薬物療法のベネフィットリスク比のモニタリングを強化することである。データのさまざまな情報源が考慮され，情報が統合されて，ベネフィットリスクバランスの定義が達成される。このプロジェクトは，新しい方法論を現実の状況でそれぞれ検討することを目的とし，関係者（患者，処方者，保健当局，製薬企業）に，リスク管理や医薬品のベネフィットの継続的な評価を支援するための正確で有用な情報を提供する。さまざまな種類のデータセットにおけるデータマイニング，シグナル検出および評価のための標準的で構造化された方法論が開発および検討されている。データセットには，自発的副作用報告データベース，レジストリやその他の医療管理電子データベースが含まれる。臨床試験や自発報告，観察研究の結果に関する組み合わせのためのツールや，ベイズモデルや多基準意思決定分析（MCDA）やその他の分析手法に関する比較のためのツールを開発中である。その他分析手法には，モデリングの強化や結果の提示の改善に関する手法が含まれる。患者からのデータの直接収集は優先事項となっている。PROTECTは，自然言語を使用する患者に専用のウェブベースの（モバイルアプリケーションおよびモバイルメッセージ通信システムを含む）データ収集システムを試行する予定である。患者が記録したデータの共通言語への移行可能性と，レジストリおよび医療管理データベースとのリンクを作成する可能性も検討される予定である。

　プロジェクトは7つのワークパッケージ（WP）で構成され，そのうち4つは新しいアプローチと新しい方法論の開発に専念している。特に，WP2は，異なるデータを使用していくつかの安全性の問題の調査を目的とした薬剤疫学研究に関するデザイン，実施，分析を行うための方法論の基準について開発，検討し普及することに注力している[21]。WP3は，自発的副作用報告，電子的健康記録，臨床試験からシグナル検出を実施するための新しい方法論の開発に加え，既存のアプローチに対する評価に焦点を当てている。例えば，2015年9月，WP3は，Medical Dictionary for Regulatory Activities（MedDRA）用語とコードを用いてEMAによって[*4]，EU中央方式で承認された医薬品に対するすべての予測できる副作用に関する辞書を出版した。WP4は，ウェブやスマートフォンアプリ

---

[*4] 訳者注：原文ではEMAとなっているが，実際に承認を与えるのはEUでありEMAは日本のPMDAと同様に承認勧告までを担う

ケーションのような現代版伝達手段を利用することで，消費者からデータを収集するための新しいアプローチの開発に専念している。消費者の関与は，通常医療管理データベースに記録されていない生活習慣，食事，OTC医薬品の使用に関するデータを収集することを可能にすると考えられている。このような背景において，WP4は，インターネットを介して，妊婦の集団における医薬品の使用を監視することを目的とした探索的調査を推進し，非常に良好な結果を得た[22]。WP5は，ベネフィットリスク比の評価のための方法を開発することに専念しており，それを下支えするモデリング図形を駆使した方法や特に重視した結果の提示方法を含む。

## 17.8　WEB-RADR（2014年〜活動中）

　WEB-RADRプロジェクト（http://web-radr.eu/）[23]は，IMIが資金を提供し，さまざまなファーマコビジランスや薬剤疫学の関係者によるコンソーシアムが主導している。2014年9月に設置され，主な目的は，ソーシャルメディアデータをデータマイニングする手法（例えば，自由記述のデータ検索のアルゴリズムを改善）や患者や医療提供者による有害事象を報告するためのモバイル技術を開発することである。このプロジェクトは7つの作業パッケージで構成され，それぞれ担当する機関によって調整されている。例えば，WP2bは世界保健機関（WHO）のウプサラモニタリングセンターと連携し，ファーマコビジランスの目的のために，ソーシャルメディアの内容を分析する新規と既存の分析ツールを開発またはつなぐことを目的としている。分析される主なソーシャルメディアストリームはTwitterとFacebookであるが，患者コミュニティから発信されるいくつかの特定のストリームも見出されている（WP2a）。取得されたデータは，マイニングプロセスの最後のステップとして手動で収集・整理・要約・共有され，Medwatcher Socialのツールで利用可能になる。

　データの処理を合理化するために既存の報告基準に従って報告するスマートフォンアプリ（WP3a）を開発する予定である。しかし，選択された医薬品に関する安全性情報を提供することによって報告者／利用者に「見返り」があるようにも設計されている。アプリケーションによって収集されたデータは調査され，従来の手法で収集されたデータと比較される予定である。

## 17.9　今後の展望：人々の健康および医薬品安全性に対するグローバルな管理に向けて発展すると考えられる視点

前述の事例から，将来的に医薬品安全性の評価を実施する際に最も関連する課題して示すことができる点は次の通りである。

(a) コードの統一

定義およびデータ形式

薬物および医学的イベントは，世界的に認知され承認されたコード化システムを用いてコーディングする。同様に，すべての人口統計情報および臨床情報は，共通データモデルに基づいてコーディングされ，編成される。あるいは，異なるコーディングシステム間で変換できる連結用の用語を開発する。

(b) 手法の統一

共通分析基準が確立されなければならず，規制による意思決定は，これらの標準化された方法によって得られた結果に基づいて行われるべきである。個々の医薬品-事象間の相関性は，その臨床状況および特徴に照らして分析されるべきであるため，具体的な薬剤疫学基準が，曝露（対象医薬品）およびアウトカム（有害事象）の特性に基づいて発行されるべきである。

(c) データ品質の改善

記録が不十分なデータによる誤分類は，大きな課題である。医療従事者に，経済的なインセンティブを示すことによって，おそらく記録の質の改善が活性化されるであろう。この戦略は，英国のプライマリケアで実践したところ，データの質の大幅な改善が認められており，通常管理データベースでは利用できない変数（すなわち，BMI，喫煙習慣）に関する影響を評価することを可能にしている[24]。

(d) 患者の関与

患者がデータの質と完全性の向上に寄与することで，価値ある調査の実施を可能にするであろう[25]。何年にもわたって情報科学技能が向上しており，将来的には各患者（高齢者を含む）は，ウェブ，モバイル機器またはウェアラブル記録機器などを介して，個人の健康情報を共有または記録することができるようになるだろう。この可能性は，今後の医薬品安全性評価において確実に有効活用されるであろう。これには，プライバシーに関連する課題を克服するような個人情報の使用について，患者に対して特有のインフォームドコンセントを示す可能性も含まれる。

(e) データ入力の重複の回避

　同じデータがしばしば異なるデータベースに記録されることがあるため，今日では複数のデータ入力に対して多くの時間とエネルギーが費やされている。さらに，観察研究に従事する研究者は，関心のある情報を含む異なるデータベースの連結に多くの時間を割いている。複数のデータ入力によって時間とともに更新される単一のデータ入力方法によって記録された情報をすべて含む特定のデータベースを用いて観察研究が行われることを，将来的に期待することは合理的である。

(f) 巨大なサンプルサイズ

　まれな出来事，まれな曝露もしくは，まれな臨床状況に対する医薬品の安全性を調査する可能性は，対象患者の巨大なサンプルサイズを確保できる可能性と強く関連している。この目標は，標準化されたコードを使用して情報を共有する多国間データベースでのみ実現できる。おそらく多国間データベースの作成は進歩するであろう。各国は特定の品質基準要件を達成した場合にのみ，そのグループに含まれることになる。先進国は，技術改善計画を支援することによって，新興国が多国間データベースの中に含まれるようになることを支援するであろう。

(g) リスクベネフィットバランスの維持

　安全性の問題の結果として規制による決定が行われなければならない場合には，医薬品のベネフィットが重要な役割を果たすことは疑いの余地がない。標準化された方法論が確立していないために，残念ながら，現在のところ，明らかにベネフィットリスクバランスを明らかに確立できる情報を提供できるような観察研究はほとんどない状況である。将来の医薬品安全性に関する調査では，より適切な意思決定プロセスのためにも，治療のベネフィットに関する情報を提供できるようにするべきである。

## 17.10　ファーマコビジランスは，オーウェルの「偉大な兄弟[*5]」のようになるのか？

　将来，データ登録が求められる人々の活動は，個人電子ID（eID）の使用によって規制されることになるであろう。このようなeIDは，保健サービスにアクセスするだけでなく，他の活動にも使用されることになるだろう。例えば，学校の登録，保険申請，納税，ジムメンバーシップ，クレジットカード，携帯電話ア

---

[*5] 訳者注：ジョージ・オーウェルの小説「1984年」に登場する独裁者のイメージ

プリケーションの使用登録，ソーシャルネットワークへのアクセス，さらには店舗でのすべてのものに対する購入などが含まれる。これは，例えば，個人のeIDを用いて利用者の特定を認可されたアプリを通じて実現することができる。このシステムは，たばこやアルコールの摂取，食事，身体活動，収入，および教育レベルを含む，各個人のすべてのパラメータの測定値を提供することができるようになるだろう。これらのeIDが各国で標準化され，使用されることによって，品質の高いデータを有する膨大な数の対象患者をモニタリングすることができるかもしれない。リアルタイムで臨床パラメータを自動的に記録する積極的データ追跡手段がすでに利用可能であり，これが将来的に実運用されることで対象患者の継続的なモニタリングが可能となるであろう[26]。これらのデータは，医薬品のベネフィットリスクバランスを評価するために日常的かつ自動的に分析することができるため，規制当局は意思決定のための最善の情報を得ることができる。分析は，新しいアプローチが利用可能になるたびに実装できる標準化された方法論に基づいて行われるべきである。

この「偉大な兄弟的」アプローチの主な課題は，個人のプライバシーを保護することである。これらeIDは，特定のコードを個人に割り当てることができ，さまざまなレベルで情報を匿名化することでプライバシーを保証するであろう。しかし，患者の許可なくこれらのコードを実際に開示できないよう確実に取り扱うことは，非常に難しい課題である。このシナリオは少々気味が悪いが，現状の生活環境のデジタル化による世界的な動きに基づいており，よりもっともらしく考えられる。われわれは，データが賢明に活用されることを願うのみである。

## 参考文献

1. de Almeida Vieira Lima LM, Nunes NG, da Silva Dias PG et al (2012) Implemented data mining and signal management systems on spontaneous reporting systems' databases and their availability to the scientific community-a systematic review. Curr Drug Saf 7(2):170-175
2. Hauben M, Zhou X (2003) Quantitative methods in pharmacovigilance : focus on signal detection. Drug Saf 26(3):159-186
3. Suissa S, Garbe E (2007) Primer : administrative health databases in observational studies of drug effects - advantages and disadvantages. Nat Clin Pract Rheumatol 3(12):725-732
4. de Vries F, Zeegers M, Goossens ME (2013) Pioglitazone and bladder cancer : two studies, same database, two answers. Br J Clin Pharmacol 76(3):484-485
5. Black C, Jick H (2002) Etiology and frequency of rhabdomyolysis. Pharmacotherapy 22(12):1524-1526
6. Garcia-Rodriguez LA, Massao-Gonzalez EL, Wallander MA et al (2008) The safety of rosuvastatin in comparison with other statins in over 100,000 statin users in UK primary care. Pharmacoepidemiol Drug Saf 17(10):943-952

7. Huang YL, Moon J, Segal JB (2014) A comparison of active adverse event surveillance systems worldwide. Drug Saf 37(8):581-596
8. Coloma PM, Schuemie KJ, Trifiro G et al (2011) Combining electronic healthcare databases in Europe to allow for large-scale drug safety monitoring : the EU-ADR Project. Pharmacoepidemiol Drug Saf 20(1):1-11
9. Avillach P, Coloma PM, Gini R et al (2013) Harmonization process for the identification of medical events in eight European healthcare databases : the experience from the EU-ADR project. J Am Med Inform Assoc 20(1):184-192
10. World Health Organization. The anatomical therapeutic chemical classification sysytem. http://www.who.int/classifications/atcddd/en/.Accessed 31 Jan 2016
11. World Health Organization. International Classification of Diseases. http://www.who.int/classificaions/icd/en/. Accessed 31 Jan 2016
12. World Health Organization. International Classification of Primary Care, Second edition (ICPC-2). http://www.who.int/classifications/icd/adaptations/icpc2/en/. Accessed 31 Jan 2016
13. Health and Social Care Information Centre. Read Codes. http://www.hscic.gov.uk/. Accessed 31 Jan 2016
14. National Institute of Health. Unified Medical Language System (ULMS). http://www.nlmnih.gov/research/umls/. Accessed 31 Jan 2016
15. Patadia VK, Coloma P, Schuemie MJ et al (2015) Using real-world healthcare data for pharmacovigilance signal detection-the experience of the EU-ADR project. Exp Rev Clin Pharmacol 8(1):95-102
16. Patadia VK, Schuemie MJ, Coloma P et al (2015) Evaluating performance of electronic healthcare records and spontaneous reporting data in drug safety signal detection. Int J Cli Pharm 37(1):94-104
17. Makadia R, Ryan PB (2014) Transforming the premier perspective hospital database int the Observational Medical Outcomes Partnership (OMOP) common data model. EGEMS (Wash DC) 2(1):1110
18. Xu Y, Zhou X, Suehs BT et al (2015) A comparative assessment of observational medical outcomes partnership and mini-sentinel common data models and analytics:implications for active drug safety surveillance. Drug Saf 38(8) :749-765
19. Hripcsak G. Duke JD, Shah NH et al (2015) Observational Health Data Sciences and Infomatics (OHDSI):oppotunities for observational researchers. Stud Health Technol Inform 216:574-578
20. Groenwold RH, Klungel OH, Altman DG et al (2013) Adjustment for continuous confounders : an example of how to prevent residual confounding. CMAJ Can Med Assoc J 185(5):401-406
21. Udo R, Tcherny-Lessenot S, Brauer R et al (2016) The risk of acute liver injury associated with the use of antibiotics-evaluating robustness of results in the pharmacoepidemiological reserach on outcomes of therapeutics by a European consortium (PROTECT) project. Pharmacoepidemiol Drug Saf 25 Suppl 1:47-55
22. Dreyer N, Blackburn S, Mt-Isa S et al. PROTECT pregnancy study: and exploratory study of self-reported medication use in pregnant women. http://www.imi-protect.eu/documents/DreyeretelPROTECTPregnancyStudy-AnExploratoryStudyofSelf-ReportedMedicationUseinPregnatWompdf. Accessed 23 Feb 2016
23. Ghosh R, Lewis D (2015) Aims and approaches of Web-RADR:a consortium ensuring reliable ADR reporting via mobile devices and new insights from social media. Expert Opin Drug Saf 14(12):1845-53
24. McGovern MP, Boroujerdi MA, Taylor MW et al (2008) The effect of the UK incentive-based

contract on the management of patients with coronary heart disease in primary care. Fam Pract 25(1):33-39
25. Inch J, Watson MC, Anakwe-Umeh S (2012) Patient versus healthcare professional spontaneous adverse drug reaction reporting : a systematic review. Drug Saf 35(10):807-818
26. Mercer K, Giangregorio L, Schneider E et al (2016) Acceptance of commercially available wearable activity trackers among adults aged over 50 and with chronic illness : a mixed-methods evaluation. JMIR mHealth uHealth 4(1).e7

# 第18章
# 環境保護の視点のファーマコビジランス

Giampaolo Velo

　"人類の故郷-地球-は危機に瀕している。破壊されるリスクにあるのは，地球そのものではなく，人間が生存するに適した環境の条件である"[1]。環境状態が深刻であることについて国民の意識を高める活動に貢献しノーベル平和賞を受賞したアル・ゴアは，2017年にこのように発表した。医薬品を含む化学物質はこの問題の要因として関与している可能性がある。

　地球規模で対応をとる必要性については，2015年10月にジュネーブで行われた国連環境計画の会議にて初めて国際的に認められた。この動きは小さいながらも重要な進展であった。すなわち，人間と生態系が医薬品による汚染からの保護を必要としており，人の健康と環境への悪影響を最小限に抑えるやり方で化学物質を製造することを目指していくことに，医薬品業界と非政府組織が初めて公式に合意したのである[2]。20世紀には，100,000以上の新しい化学薬品が市場に出され，それらの多くは医薬品として，日常生活，産業や農業で使用されてきた。これは，人間の健康，動物種ならびに環境に対する直接的間接的な影響を考慮することなく"盲目的に"行われてきた[3]。

　毎年，推定100,000トンの抗菌薬が世界中で使用されている[4, 5]。大量に医薬品を使用している国を示すと，米国，日本，フランス，ドイツ，イタリア，スペ

---

G. Velo
Department of Diagnostics and Public Health, Section of Pharmacology,
University of Verona, P.le L. Scuro, 10, 37134 Verona, Italy
e-mail：giampaolo.velo@univr.it

©Springer International Publishing Switzerland 2017
I.R.Edwards, M.Lindquist (eds.), Pharmacovigilance,
DOI 10.1007/978-3-319-40400-4_18

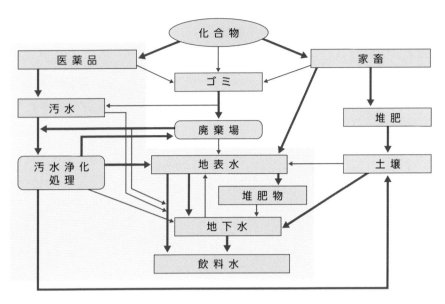

図18.1　環境中の薬の分布[7]

イン，英国の順になる[6]。これらの薬は，いったん人間が使用した後にはどこに行きつくか？　その答えは「環境の中」である（図18.1）。

　実際には，医薬品は体内から尿や糞便の中に，薬物そのままの形または代謝産物として排泄され，一部は有効なままである（図18.2）。すなわち，下水処理場の浄化プロセスはしばしば薬物を除去する効果がなく，その結果，川，湖，海，地下水や，飲料水にさえも検出されている。

　薬物からの汚染物質のかなりの部分は，その不適切な処理によっても決められる。2012年，ヴェローナ大学病院の臨床薬理学部門は，ヴェローナ州の24％にあたる220の薬局を対象としたEcofarmaco研究を実施した[8]。この研究によると，8,414人中22％が，ゴミ，トイレ，台所の流しに未使用もしくは期限切れの薬剤を廃棄していた。その結果が生態系の汚染の一因となっている（図18.3）。ヴェローナ州だけでも毎年約3,000万箱の医薬品が流通されていることを考えると，この結果を熟考する必要があり過小評価すべきではない。このヴェローナのデータは，患者が医薬品の処分方法についてどのように考え，実践しているかについて，ならびに世界中のさまざまな薬物の廃棄および分解システムについて最近の文献を調査したTongらのレビュー[9]と一致している。

　これまでの報告[10, 11]にて確認されたように，特にインドなどの新興国においては，大量の医薬品が環境に入っていく起点が医薬品工場であることを念頭に

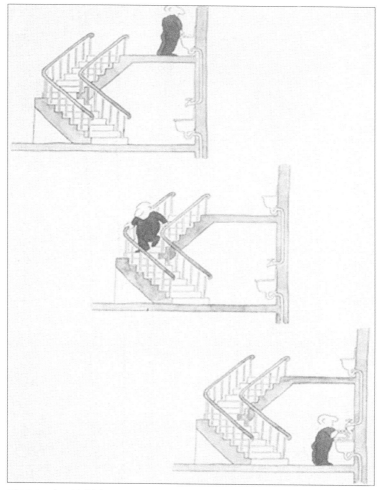

図18.2 水の循環[7]

置いておく必要がある。世界市場におけるジェネリック医薬品の主要な生産拠点であるインドでは、およそ90の医薬品原薬製造業者のために稼働している下水処理施設の排水サンプルは、今まで報告されてきた他の排水よりもはるかに高濃度の医薬品を含んでいた。最も多く含まれていたのはシプロフロキサシン（最大31,000 μg/L）で、これは細菌毒性レベルの1,000倍以上であった。このような高濃度の広域スペクトル抗生物質が含まれていることにより、薬物への耐性が形成されることが懸念される[12]。

他の研究では、当該地域における表層水と地下水の分析が行われた：2つの湖において、シプロフロキサシン（最大6.5 mg/L）、セチリジン（最大1.2 mg/L）、ノルフロキサシン（最大0.52 mg/L）、エノキサシン（0.16 mg/L）が非常に高濃

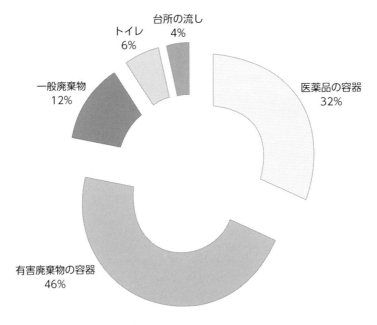

図18.3 エコファーマコプロジェクト[8]

度で認められた。6つの村の井戸は薬物で汚染されており，中には濃度1 mg/L以上もあった[13]。一部の薬物については，欧米諸国でも同様に追跡されている。たとえば，テムズ川におけるフルオキセチン[14]，ポー川におけるコカイン[15]，ナイアガラ川，オンタリオ湖，エリー湖における抗うつ薬，抗てんかん薬ならびにスタチン[16]について報告されている。河川や湖においては，以下の分類に属する化合物も認められた。それは，ペニシリン，テトラサイクリン系薬，キノロン系薬，マクロライド系薬，スルホンアミド，抗炎症鎮痛薬，心血管系治療薬，脂質異常症治療薬，利尿薬，糖尿病治療薬，胃腸薬，中枢神経系治療薬，気管支拡張薬，エストロゲン，抗がん剤，および造影剤であった[17]。

水道水ですら薬で汚染されることがあることについても強調しなければならない（表18.1）。

2011年2月，the French National Agency of Health Securityは，分析されたフランスの飲料水サンプルの4分の1に，微量の医薬品，特に抗てんかん薬や抗不安薬が含まれていたと報告し，同年5月30日にはPNRM（a Plan National sur les Rèsidus de Mèdicaments dans l'eau）が発表された[6]。パリ第11大学の情報誌（The Magazine d'Information Universitè Paris-Sud 11）ではこのことが，"Vous prendrez bien un petit comprimé. dans votre verre d'eau!,"（あなた方は

表18.1 飲料水中に検出された薬物[18]

| 化合物 | 治療薬の分類 | 最大濃度 (ng l$^{-1}$) | 国 | 参照文献 |
|---|---|---|---|---|
| Bezafibrate ベザフィブラート | 脂質異常症治療薬 | 27 | ドイツ | Stumpf（1996） |
| Bleomycin ブレオマイシン | 抗悪性腫瘍薬 | 13 | UK | Aherne（1990） |
| Clofibric acid | 脂質異常症治療薬 | + | UK | Fielding（1981） |
| | | 70 | ドイツ | Stumpf（1996） |
| | | 165 | ドイツ | Stan（1994） |
| | | 270 | ドイツ | Heberer（1997） |
| | | 5 | イタリア | Zuccato（2000） |
| Carbamazepine カルバマゼピン | 抗てんかん薬 | 24 | カナダ | Tauber（2003） |
| | | 258 | 米国 | Stachelberg（2004） |
| Diazepam ジアゼパム | 抗不安薬 | 10 | 英国 | Waggot（1981） |
| | | 23 | イタリア | Zuccato（2000） |
| Diclofenac ジクロフェナク | NSAID | 6 | ドイツ | Stumpf（1996） |
| Gemfibrozil | 脂質異常症治療薬 | 70 | カナダ | Tauber（2003） |
| Ibuprofen イブプロフェン | NSAID | 3 | ドイツ | Stumpf（1996） |
| Phenazone | NSAID | 250 | ドイツ | Zuhlke（2004） |
| | | 400 | ドイツ | Reddersen（2002） |
| Propyphenazone | NSAID | 80 | ドイツ | Zuhlke（2004） |
| | | 120 | ドイツ | Reddersen（2002） |
| Tylosin | 抗菌薬 | 1.7 | イタリア | Zuccato（2000） |

水道水で薬を飲んでいる）という風変わりな方法で宣伝された。この研究の目的は，予防手段に従った介入を行うために，環境と健康への影響について理解することであった。欧州共同体は，環境，人間，動物，植物の健康に影響を与えるかもしれないという懸念に対する合理的根拠がある場合に，予防原則の適用を提唱している[19]。

## 18.1 エコファーマコビジランスの現状

エコファーマコビジランス（Ecopharmacovigilance）とは，環境中に存在する医薬品に関連した，ヒトおよび動物に対する有害作用やその他の問題の検出，評価，理解，予防に関する科学および活動と定義することができる（2007年にGiampaolo Veloによって新造された用語[20]）。

環境中に薬物が存在するという問題はまだ議論されて日が浅く，多くの国がこれに取り組んでいる最中である。国際医師会（ISDE）などの学会；2009年にシンガポールで「飲料水に含有されるPPCP（医薬品およびパーソナルケア製品）」に関する会議を開催した世界保健機関（WHO），さらにイタリアのEttore Majorana財団科学文化センターがこの問題に積極的に取り組んでいる。2009年，コミュニケーション，医薬品および患者の安全に関するエリス声明は，「環境中に広範に拡散した薬物および薬物代謝産物の存在が，ヒトに対して直接的および間接的にリスクを生じる可能性を示している。

- 潜在的リスクの性質と程度をさらに調査し，評価する必要がある。
- 医薬品の安全な処分を促進し，適切な設備を整えて使用する必要がある。
- 環境中への薬物排出を減らすために，教育を含むさらなる措置が必要であろう。
- 理性的な薬物使用の推進によって，環境中に流入する薬物量を減らすことができるだろう。」と述べている[21]。

エコファーマコビジランスに関するさまざまな問題を扱い，議論する国際的なイベントをいくつかあげると2010年9月，フランス環境保護庁（AcadémieNationale de Pharmacie）によるワークショップ「エコファーマコビジランス：Which Future?」が開催された。2010年11月には，国際ファーマコビジランス学会（ISoP）がガーナでワークショップ「健康的な未来のためのエコファーマコビジランス」を開催した。2011年10月には，ロンドンの英国王立医学協会（RSM）においてワークショップ「環境の中の薬物：より良い健康のためのエコファーマコビジランス」が開催された[22]。2014年9月，欧州委員会（健康消費者保護局および環境局）は，ブリュッセルで「医薬品による水質汚染への戦略的アプローチ作成に関するEUワークショップ」を開催した。

環境中の医薬品がヒトや動物に与えるリスクを評価するために，Pharmasと呼ばれるヨーロッパのプロジェクトが開始され，学術，研究，および産業からなる団体のコンソーシアムが設立された。このプロジェクトは，特に，現在広く使用されている2種類の薬物，つまり抗生物質と抗がん剤に専念している[23]。

## 18.2 動物へのリスク

環境中の薬物の存在は，複数の動物種に対して害を与える。多くのデータが，

ある種の動物，特に魚類において環境中の薬物が有害な影響を及ぼすことを示している。ホルモン補充療法，経口避妊薬，およびヒト内因性に生産されたエストロゲンが魚類の内分泌系に及ぼす影響には根拠がある。ごく低濃度（数ng/L）でも，水生環境におけるそれらの存在は，ニジマスなどの雄の「雌性化」に寄与している可能性がある河川に存在するエストロゲン様物質に曝露された雄は，雌に典型的なタンパク質を産生する[24, 25]。PPBレベル（mg/L）で淡水中に存在するだけでも，これらの物質は，雄のローチ魚（Rutilus rutilus）に間性および精巣における卵の発生を起こすとされる[26, 27]。コイ科の魚類でも同様の変化が見られ，その結果，雄雌比が変化する。Kiddらはカナダの実験湖で興味深い研究を行った。7年間，エストロゲン17α-エチニルエストラジオールを5-6 ng/Lの濃度で湖に混入した。その結果，これらの湖に棲息していたミノー（ファットヘッドミノー）がほぼ絶滅した[28]。

ある研究では，フロリダのApopka湖（エストロゲン様物質で顕著に汚染）とWoodruff湖のワニを比較した。汚染されていないWoodruff湖のワニと比較して，Apopka湖のワニは陰茎サイズが24%，テストステロンレベルが70%減少していた[29]。

ジクロフェナクに起因するパキスタンのハゲワシ（Gyps bengalensis）の大量死は有名である。ジクロフェナクはハゲワシに対して強い毒性を有する。このジクロフェナクの投与を受けた家畜の屠体の摂取によって，このハゲワシの集団の95%以上が急性腎不全で死亡した[30]。ジクロフェナクはまた，淡水中に検出される濃度において，ニジマスの腎臓およびエラに害を発現する[31]。

## 18.3 ヒトへのリスク

ヒトにとって，環境中に薬物が存在することによる有害な影響は何か？ 濃度は低い（排水や下水，100～1,000 ng/L，河川や湖沼，10～100 ng/L，飲料水，1～10 ng/L，海水，0.1～1 ng/L）。このため，ヒトに対する潜在的なリスクしか語ることはできないかもしれない。しかし，われわれは性ホルモンが非常に低い濃度でも薬理学的作用を有することや，抗生物質への曝露が細菌の耐性形成に寄与する可能性を知っている。たとえ非常に低濃度であったとしても慢性的な薬物への曝露がヒトに及ぼす影響は未知であることを，われわれは忘れてはいけない。非常に低濃度であっても生涯にわたって摂取され続けた薬物間の相互作用についても，同様である。幼児や子供，妊婦，高齢者，特定疾患の患者などの特別

な集団は，薬物動態や代謝に変化が生じたため，そのような曝露に対して特に脆弱である可能性がある。最後に，生態系は隔離された区画で構成されているわけではなく，医薬品はさまざまな方法で食物連鎖に入る可能性があることを覚えておく必要がある。ヒトの精子濃度が1940年から1990年にかけてほぼ50％低下したことを述べたCarlsenらの発表は興味深いものであった[32]。このようなニュースは多くのメディアの注目を集め，ヒトとエストロゲン様の環境化学物質との因果関係が考察された。しかし，最終的な結論には達していない[33, 34]。

MargelとFleshnerは，BMJに女性の経口避妊薬と前立腺がん発生との間に相関関係があるとする主旨の論文を報告している。そして，この効果には環境中のエストロゲンが介在していると仮説している[35]。著者らが指摘したように，これは生態学的研究であり，このトピックはさらに調査されるべきものである。2012年には，この研究に対する訂正がBMJに報告された。前立腺がんによる死亡率と経口避妊薬の使用との相関は統計的に有意ではなかった。このため，より正確なタイトルは「経口避妊薬の使用と前立腺がん発生率の間に存在する相関関係：生態学的研究」であるべきだった[36]。これらの物質は飲料水と共に摂取されるため，われわれは人体から排泄された薬物がどのように環境や，さらには飲料水にまで到達するかを理解できる。

抗生物質に対する耐性菌の問題は，緊急かつ重要な問題である[37, 38]。興味深い例はアボパルシンである。1970年代後半から家畜（特に家禽）の成長促進剤として多くのヨーロッパ諸国で使用されたアボパルシンは，バンコマイシンと化学的に類似している。1980年代，バンコマイシン耐性腸球菌の多くの症例がヨーロッパの一部の国で観察されたが，1990年代まで，耐性菌の出現が農場でのアボパルシンの広範な使用と関連することはわからなかった[39]。1997年，アボパルシンの農場における成長促進剤としての使用は，全欧州共同体加盟国で禁止された[40]。しかし，禁止された8年後になっても，耐性菌は農場の動物だけでなく職員にも残存した[41]。抗生物質はまた，魚の細菌感染を防ぐために使用され，定期的に水槽の水に加えられる。それらの大量の使用は耐性菌の出現につながるだろう。英国だけで毎年4500万匹以上の魚が輸入されており，イギリス家庭の約14％が水槽を持っていると推定されると説明すれば，この現象の規模がイメージできるだろう[42]。あるオーストラリアの研究が，家庭内で熱帯淡水魚を含む水槽を有することが，特に5歳未満の小児における多剤耐性サルモネラ菌感染の危険因子であることを示しているのは興味深い[43]。

## 18.4 規制フレームワーク

欧州では各種の指令が発令されており，欧州委員会レベルで注目されていることを示している。欧州議会および理事会の指令2004/27/ECは，製薬企業が，医薬品の中央承認審査方式による販売承認申請の際に，申請資料として環境リスク評価を提出することを要求している。このことは，薬物による環境汚染を重要視していることの表れである。第8条では，具体的な対応をとる前にケースバイケースで環境への影響の評価を行う必要性が求められている[44]。一方，動物用医薬品（指令2004/28/EC）では，環境リスクが許容できず，リスク管理が不可能な場合には，販売承認が与えられない[45]。

2010年の欧州議会および欧州理事会の指令84/EUは，以下のように述べている。「医薬品残留物による水や土壌の汚染は，新たな環境問題である。加盟国は，公衆衛生に影響を及ぼす可能性のある，医薬品の環境への影響のリスクを監視し，評価する措置を検討するものとする」[46]。

2013年8月には，「水政策の重点課題」に関する新法案が承認された。欧州委員会は，「利用可能な情報から水質環境への，または水質環境を通じて，欧州連合レベルで重大なリスクをもたらす可能性が示され，モニタリングデータが不足している物質から選択された化合物の監視リスト」を作成した。3剤（ジクロフェナク，17-$\beta$-エストラジオール，および17-$\alpha$-エチニルエストラジオール）が，「これらによって引き起こされるリスクに対処するための適切な措置の決定を容易にするためのモニタリングデータを収集する目的で」この監視リストに載せられた[47]。

## 18.5 とるべき行動とは？

われわれはどう介入できるか？
- すべての医療従事者に対する大学レベルでの薬理学（代謝物および排泄形態に関する知識を含む）の指導の促進。
- 医療従事者による医薬品の理にかなった使用の推進による，環境に流入する薬物量の削減。
- 消費者に対する薬物使用に関する教育の向上。

---

[*1] 訳者注：製薬工場における対応の必要性は言わずもがなのことである。

- 医療従事者だけでなく一般市民に対する医薬品の処分に関する教育の向上。
- 薬剤の使用が広範で，特に有害なクラスのものが投与される病院も含め[*1]，残留薬剤を減少させるために紫外線や酸化プロセスを使用した技術的に高度な廃水浄化システムを推奨する。
- 環境汚染および，特に飲料水や食品加工に使用する水に対する十分なモニタリングを確実に行う。
- 環境中で容易に生物分解可能な，いわゆるグリーンドラッグ（無害となるような設計）に対する研究を行うこと。医師は，患者に処方する際に，薬剤の生物分解性を付加価値として考慮すること。
- 予防原則の推進：単にリスクが確かなことではないことを理由に，リスクを否定してはならない。逆にヒトの健康と環境に与える悪影響を予防するため，そのような悪影響の可能性について，事前に知るように努めること。

われわれが考えるべきこと，やるべきことは数多くある。しかし，われわれが生活する環境について，われわれの知識はあまりにも乏しい。

**参考文献**

1. Gore A (2007) Moving beyond Kyoto. The New York Times, 1 July 2007, p413. Available at：http://www.nytimes.com/2007/07/01/opinion/01gore.html. Accessed 31 Oct 2015
2. Time to get clean (2015) Nature 526：164. Available at：http://www.nature.com/news/time-to-get-clean-1.18521. Accessed 31 Oct 2015
3. Kummerer K, Velo GP (2006) Ecopharmacology：a New topic of importance in ecopharmacovigilance, Drug Saf 29(5):371-373
4. Velo GP, Moretti U (2010) Ecopharmacovigilance for better health. Drug Saf 33(11):963-968
5. Wise R (2002) Antimicrobial resistance：priorities for action. Antimicrob Chemother 49:585-586
6. Direction Generale de la Sante (France). Plan National sur les Residus de Medicaments dansl'Eau (PNRM), 2011 May 30. Available at：http://sante.gouv.fr/plan-national-surles-residus-de-medicaments-dans-les-eaux-pnrm-2010-2015.html. Accessed 31 Oct 2015
7. Kummerer K, Velo GP (2006) Workshop "Ecopharmacology" Verona
8. "Progetto Ecofarmaco" – Verona 2012. Results available at：http://www.farmacieverona.it/dettaglio_info.asp?Tipo=1 & VoceT=58&VoceD=301&PercorsoBack=Tipo%3D%26Voce%3D58. Accessed 31 Oct 2015
9. Tong AYC, Peake BM, Braund R (2011) Disposal practices for unused medications around the world. Envion Int. 37:292-298
10. Carlsson G, Orn S, Larsson DGJ (2009) Effluent from bulk drug production is toxic to aquatic vertebrates. Environ Toxicol Chem 28:2656-2662
11. Gunnarsson L, Kristiansson E, Rutgersson C et al (2009) Pharmaceutical industry effluent diluted 1:500 affects global gene expression, cytochrome P450 1A activity, and plasma phosphate in fish. Environ Toxicol Chem 28:2639-2647

12. Larsson DG, de Pedro C, Paxeus N (2007) Effluent from drug manufactures contains extremely high levels of pharmaceuticals. J Hazard Mater 30:751-755
13. Fick J, Soderstrom H, Lindberg R, Phan C, Tysklind M et al (2009) Contamination of surface, ground, and drinking water from pharmaceutical production. Environ Toxicol Chem 28:2522-2527
14. British Environment Agency, 2004 Report
15. Zuccato E, Chiabrando C, Castiglioni S et al (2005) Cocaine in surface waters：a new evidence-based tool to monitor community drug abuse. Environ Health 4: 14-20
16. Heberer T (2002) Occurrence, fate, and removal of pharmaceuticals residues in the aquatic environment：a review of recent research data. Toxicol Lett 131:5-17
17. Kummerer K (2008) Pharmaceuticals in the environment：sources, fate, effects and risks. Springer-Verlag Berlin Heidelberg
18. Modified from Jones OA, Lester JN, Woulvoulis N (2005) Pharmaceuticals：threat to drinking water？TGrends Biotechnol 23(4):163-167
19. Communication from the Commission on the precautionary principle, point 3：2nd Febrauary 2000. Availabel at：http://eyr-lex.europa.eu/legal-content/EN/TXT/PDF/?uri=CELEX:52000DC0001. Accessed 31st Oct 2015
20. Velo GP (2997) Why ecopharmacovigilance. Drug Saf 30 (10):947
21. Edwards IR, Hugman B, Lindquist M, Velo GP et al (2010) Erice statement 2009：communication, medicines and patient safety. Br J Clin Pharmacol 69(2):207-208
22. Watts G (2011) Something in the wter. BMJ 343:d7236
23. Pharmas Project-ecological and human health risk assessments of antibiotics and anti-cancer drugs found in the environment. Available at：http://www.pharmas-eu.net. Accessed 31 Oct 2015
24. Hazardous substances in Europe's fresh and marine waters – an overview (2011) European Environment Agency Technical report 8
25. Knudsen FR, Schou AE, Wiborg ML et al (1997) Increase of plasma vitelllogenin concentration in rainbow trout (Oncorhynchus mykiss) exposed to effluents from oil refinery treatment works and municipal sewage. Bull Environ Contam Toxicol 59：802-806
26. Richman C, Castensson S (2008) Impact of waste pharmaceutticals：an environmental hazard of " greenwash"? Pharm J 280:335-342
27. Liney KE, Jobling S, Shears JA et al (2005) Assessing the sensitivity of different life stages for sexual disruption in roach (Rutilus rutilus) exposed to effluents from wastewater treatment works. Environ Health Perspect 113(10):1299-1307
28. Kidd KA, Blanchfield PJ, Mills KH et al (2007) Collapse of a fish population after exposure to a synthetic estrogen. Proc Natl Acad Sci USA 104(21):8897-8901
29. Guillette LJ Jr., Pickford DB, Crain DA et al (1996) Reduction in penis size and plasma testosterone concentrations in juvenile alligators living in a contaminated environment. Gen Comp Endocrinol 101:32-42
30. Oaks JL, Gilbert M, Virani MZ et al (2004) Diclogenac residues as the cause of vulture population decline in Pakistan. Nature 427:630-633
31. Schwaiger J, Ferling H, Mallow U, Wintermary H, Negele RD (2004) Toxic effects of the nonsteroidal anti-inflammatory drug diclofenac：Part Ⅰ:histopathological alterations and bioaccumulation in reinbow trout. Aquat Toxicol 68(2):141-150
32. Carlsen E, Giwercman A, Keiding N et al (1992) Evidence for decreasing quality of semen during past 50 years. BMJ 305:609-613
33. Sherins RJ (1995) Are semen quality and male fertility changing? N Engl J Med 332(5):327-328

34. Auger K, Kunstmann JM, Czyglik F et al (1995) Decline in semen quality among fertile men in Paris during the past 20 years. N Engl J Med 332:281-285
35. Margel D, Fleshner NE (2011) Oral contraceptive use is associated with prostate cancer : an ecological study. BMJ Open. Avilable at : http://bmjopen.bmj.com/content/1/2/e000311.full. Accessed 31 Oct 2015
36. Correction to Margel and Fleshner (2012) BMJ Open 2. Available at : http://bmjopen.bmj.com/content/2/3/e000311corr1.full. Accessed 31 Oct 2015
37. Kummerer K (2004) Resistance in the environment. J Antimicrob Chemother 54:311-320
38. Costa VM, McGrann KM, Hughes DW et al (2006) Sampling in the antibiotics resistome. Science 311:374-377
39. Midvedt T (2011) Penicillins, cephalosporins, other beta-lactam antibiotics, and tetracyclines. Meylers Side Effects Drugs Ann 33:491-508
40. Commission Directive 97/6/EC of 30 January 1997 amending Council Directive 70/524/EEC concerning additives in feeding stuffs (1997) Off J Eur Comm L 35 : 11-13. Available at : http://eur-lex.europa.eu/legal-content/EN/TXT/?uri=CELEX:31997L0006. Accessed 31 Oct 2015
41. Sorum M, Johnsen PJ, Aasnes B et al (2006) Prevalence, persistence, and molecular characterization of glycopeptide-resistant enterococci in Norwegian poultry and poultry farmers 3 to 8 years after the ban on avoparcin. Appl Environ Microbiol 72(1) :516-521
42. Verner-Jeffreys DW, Welch TJ, Schwarz T et al (2009) High prevalence of multidrug-tolerant bacteria and associated antimicrobial resistance genes isolated from ornamental fish and their carriage water. PLoS One 4(12) : e8388. Available at :http://journals.plos.org/plosone/articl?id=10.1371.journal.pone.0008388
43. Mustro J, Kirk M, Lightfoot D et al (2006) Multi-drug resistant Salmonella Java infections acquired from tropical fish aquariums. Commun Dis Intell 30(2):222-227
44. Directive 2004/27/EC of the European Parliament and of the Council of 31 March 2004 amending Directive 2001/83/EC on the Community code relating to medicinal products for human use (2004) Off J Eur Commun n.L 136:34-57 Available at : http://eur-lex.europa.eu/legal-content/EN/TXT/?qid=CELEX:32004L0028. Acccessed 31 Oct 2015
45. Directive 2004/28/EC of the European Parliament and of the Council of 31 March 2004 amending Directive 2001/82/EC on the Community code relating to veterinary medicinal products (2004) Off J Eur Commun L 136:58-84. Available at : http://eur-lex.europa.eu/legal-content/it/TXT/?uri=CELEX:32004L0028. Accessed 31 Oct 2015
46. Directive 2010/84/EU of the European Parliament and of the Council of 15 December 2010 amending, as regards pharmacovigilance, Directive 2001/83/EC on the Community code relating to medicinal products for human use (2010) Off J Eur Commun L 348:74-99. Available at : http://eur-lex.europa.eu/legal-content /EN/TXT/?qid=1436776435438&uri=CELEX:32010L0084. Accessed 31 Oct 2015
47. Directive 2013/39/EU of the European Parilament and of the Council of 12 August 2013 amending directives 2000/60/EC and 2008/105/EC as regards priority substances in the field of water policy (2013) Off J Eur Commun L 226:1-17. Avilable at:http://eur-lex.europa.eu/legal-content/EN/TXT/?uri=celex:32013L0039. Accessed 31 Oct 2015

## ファーマコビジランス
論評、そして進展

定価　本体16,500円（税別）

平成30年10月15日　発行

| | |
|---|---|
| 監　訳 | 野村　香織（のむら　かおり） |
| 編　集 | ファーマコビジランス＆リスクマネジメント研究会 |
| 発行人 | 武田　正一郎 |
| 発行所 | 株式会社　じほう |

　　　　　101-8421　東京都千代田区神田猿楽町1-5-15（猿楽町SSビル）
　　　　　電話　編集　03-3233-6361　販売　03-3233-6333
　　　　　振替　00190-0-900481
　　　　　＜大阪支局＞
　　　　　541-0044　大阪市中央区伏見町2-1-1（三井住友銀行高麗橋ビル）
　　　　　電話　06-6231-7061

©2018　　　　　　　　　　組版　(有)テクスト　　印刷　(株)暁印刷
Printed in Japan

本書の複写にかかる複製，上映，譲渡，公衆送信（送信可能化を含む）の各権利は株式会社じほうが管理の委託を受けています。

JCOPY ＜(社)出版者著作権管理機構 委託出版物＞
本書の無断複製は著作権法上での例外を除き禁じられています。
複製される場合は，そのつど事前に，(社)出版者著作権管理機構（電話 03-3513-6969, FAX 03-3513-6979，e-mail：info@jcopy.or.jp）の許諾を得てください。

万一落丁，乱丁の場合は，お取替えいたします。
ISBN 978-4-8407-5119-3